# 那些年 那些事

張博雅任衛生署長的一步一腳印……

# 那些年那些事

張博雅任衛生署長的一步一腳印



輯一

## 政策高瞻遠矚，使命必達

輯二

## 業務力求精進，福國利民



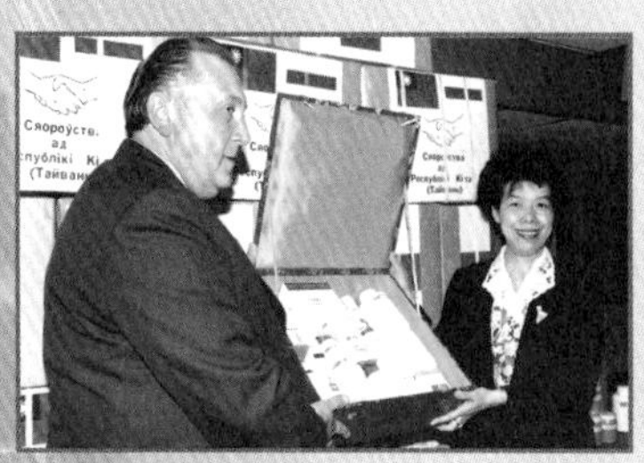

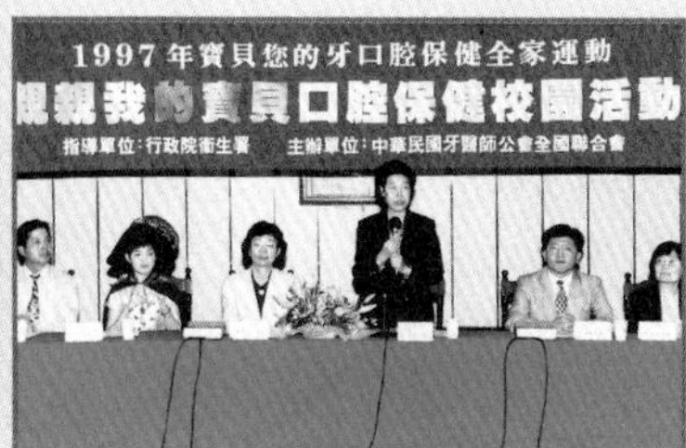


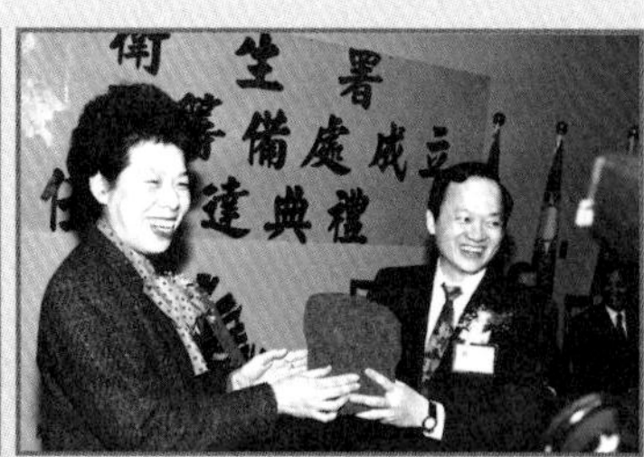

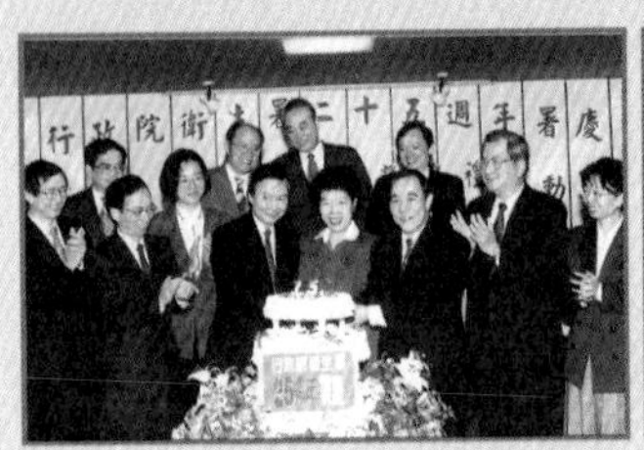
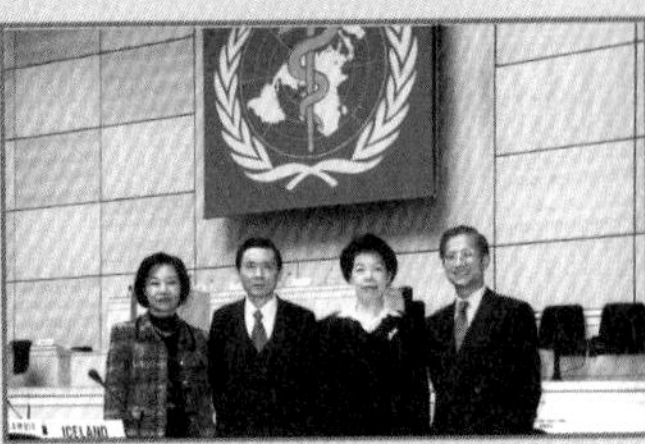
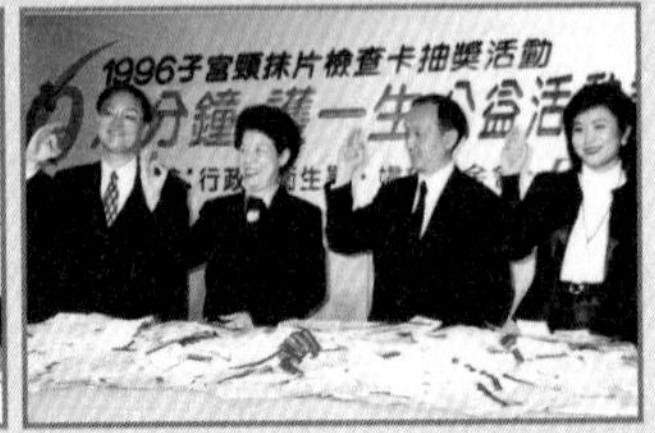


輯三

## 傑出的領導人，淡定堅持

# 那些年那些事

## 張博雅任衛生署長的一步一腳印

策劃序

# 信念與堅持

文／賴進祥（財團法人寶佳公益慈善基金會董事長）

寶佳集團創辦人林陳海先生，出身農家，事業有成。在我民國一〇五年元月，結束四十多年公務人員生涯要退休的時候，請我吃飯，跟我提及，這個社會給他很多機會，他要好好回饋這個社會。囑我幫他成立一個慈善性質的基金會，讓他得以早日實現這個願望。

遵照他的指示，我們的基金會於當年七月一日正式成立開始運作，至今剛好屆滿四年，在這期間我們完成很多善行，其中比較大者包括：推動「資助弱勢家庭學生春風計畫」，認養一千六百多名清寒學生，長期給予生活資助，每年資助金額超過四千萬元；與衛生福利部合作，共同執行「捐贈A型肝炎疫苗十年計畫」，依該計畫我們將於十年之內斥資十六億元，購買四百萬劑A型肝炎疫苗，無償捐贈給疾病管制署，提供全國新生兒童免費接種；此外，今年五月中旬，我們又以實物捐贈方式，將總價值大約十億元的尖

端、精密醫療儀器，無條件捐贈給台大癌醫中心醫院，以利其發展為整合學術研究與臨床醫療的國際一流癌症醫院，嘉惠全國癌症病友。

在推動公益與慈善的過程中，我們常勉勵自己，要盡量多做一點，以便讓基金會發揮最大功能。

去年六月某一天，接到我的前長官——監察院張院長博雅來電表示：今年的七月底，監察院長任期屆滿，她的公職生涯，也將從此告一段落，雖然一生擔任多項公職，但是至今仔細回想起來，最值得她懷念，最具有成就感，就是以前擔任行政院衛生署署長那段期間，所有同仁休戚與共，整個團隊士氣如虹，使得我們排除一切困難，完成許多不可能的任務，如能出版一本專書，記述當時那些故事，不僅可讓民眾瞭解我們努力的過程，也能夠有利於許多寶貴經驗的傳承，更足以替大家留下一些紀念。詢問我是不是可以協助促成，我未經任何思索，就接下這份工作，並且主動爭取由我們基金會與董氏基金會，共同負責執行策劃出版事宜。

有鑑於衛生署以前那些主管幹部，就業務的推動，身歷其境，參與其事，對當時的狀況，知之甚詳，感念最深，因此我們特別向這些人邀稿。

請他們就當時所推動的業務，對社會有貢獻、令自己最懷念、讓民眾受感動、或具有可讀性，使人看了不禁莞爾的軼聞或趣事，寫成一篇文章，藉供編成專書，俾於今年七月公開出版問世。

我們總共收到二十六位同僚，撰寫專文，共襄盛舉，回顧那段輝煌的過去，描述一些可敬的事蹟，也詳細記載了許多衛生政策訂定過程的波折與艱辛，以及不為人知的信念與堅持。憑他們的用心，把政治性的題材變得活潑，把專業性的知識變得通俗，經他們的妙筆，讓事蹟不再冰冷而得以生趣，讓史料不再死板而得以活現。

現在的台灣人最感到驕傲的，就是我們享有令全球羨慕的全民健康保險，但在當年實施健保的過程中，有著很多大家不知道的祕辛，此書可以告訴您，背後真相是什麼，而且也可以讓您瞭解到，那時衛生署署長張博雅，如何運用智慧，領導這個團隊，軟土種大樹，爛牌打到胡，因此這本書，值得您閱讀。

讀好書，行好事，與大家共勉之。

出版序

# 記錄台灣醫療衛生令人驕傲的歷史

文／姚思遠（董氏基金會執行長）

張博雅院長的璀璨事業軌跡中，董氏基金會代表的或許只是幾個小小的偶發事件，但對董氏基金會的公益志業而言，張院長在許多關鍵轉折處，都提供了無可取代的決定性協助。

1987年台灣開放洋菸進口，美國政府同時要求我國進一步開放菸品廣告促銷與贊助（當時台灣僅准許零售商掛菸酒專賣牌，沒有任何菸品廣告與促銷）。董氏基金會結合婦幼及環保等21個民間團體，成立「中華民國拒菸聯盟」，並在時任衛生署署長的張院長支持下，於「中美菸酒談判」期間持續進行抗議。期間為了菸害防制工作能往下扎根，更在1991年主動補助董氏基金會的青少年「向菸說不」行動，發行「拒菸身分證」。

1992年，中美菸酒談判最關鍵的時刻，張院長請江永盛專門委員主動來訪，向嚴道董事長表達願意提供其首長特支費，請董氏基金會幫助政府抵擋美國菸商的侵犯，包括在台灣以免費託播的公益廣告喚起國人抗議美國促銷菸品的意識，並於美國華府談判期間，在《華爾街日報》、《紐約時報》及《芝加哥郵報》三大報接連刊登「抗議美國輸出癌症與死亡」、「勿讓中美友誼『菸』消雲散」等廣告，使美國政府倍感壓力，終於鬆口「不再以貿易談判要求台灣政府開放菸品廣告促銷」。

在終身義工孫越的呼召下，1990年起，董氏基金會推動「尊重生命——器官捐贈」活動，張院長亦多次親自出席倡議記者會。1994年，由張院長指示經費補助與授權董氏發行印有「行政院衛生署」字樣之器官捐贈同意卡。署長再次親臨董氏基金會記者會，並從基金會董事長嚴道先生手中拿到第一張「器官捐贈同意卡」，在媒體見證下，張署長簽名與隨身攜帶，公開呼籲國人申請與響應器官捐贈。爾後，董氏基金會持續舉辦各項宣導活動，直至1993年「器官捐贈協會」正式成立，1995年更推出國內第一套系列文宣，由孫越呼籲「我們全家都有一張卡，不是信用卡，不是健保卡，而是器官捐贈同意卡……」。更重要的是，關係全體人民健康的台灣《菸害防制法》，也是1997年在張院長擔任衛生署長

任內，得以順利完成立法。

從衛生署卸任後，張院長不論在國家衛生研究院、內政部、嘉義市、中選會，以及現在的監察院，始終與董氏基金會保持密切聯繫，持續關心菸害防制修法發展。

此次很榮幸能與寶佳公益慈善基金會合作出版《那些年那些事：張博雅任衛生署長的一步一腳印》，一起記錄張院長任衛生署長那七年三個月的時光。也期望讀者可以透過這本書，瞭解這位任期最久的衛生署長是如何展現「我用的人，我負責」的魄力，創造許多「第一」的政策與制度，包括推動全民健保、小兒麻痺疫苗全面施打、菸害防制立法、愛滋防治、反毒、兒童氟水漱口計畫、婦女子宮頸抹片檢查、B肝防治計畫、騎機車戴安全帽、推動《精神衛生法》等，在在彰顯張院長對國人健康照護的重大貢獻。誠摯邀請您與我們一起細細品味這段台灣醫療衛生最蓬勃發展，也是令人驕傲的歷史！

專訪

# 監察院院長張博雅
# 立身行道，始終如一

**文／陳質采、李碧姿**

一個春暖乍寒的早晨，走在綠意盎然的中山南路上，陽光穿過楓香樹梢，伴著微風灑落大地，接近忠孝東路，右邊的轉角處，矗立一棟西洋歷史式樣建築，它被視為是後文藝復興時期的建築代表作，抬頭看匾額上「監察院」三個字，高掛在入口處，令人肅然起敬。

步入圓弧型挑高的大廳，在會客室稍候片刻，工作人員引導我們上去三樓的院長室，行經紅磚貼牆的長廊走道，路過芳草如茵的中庭花園，讓人不禁讚嘆其雄偉與氣派。

引導者見我們一派輕鬆模樣，邊走邊欣賞周遭的美景，笑著對我們說：「進出我們監察院的訪客，一般多是來接受調查的，通常沒有心情，欣賞這些美景。」甫進電梯，映入眼簾的是一張警示標語「防疫期間，電梯內請避免交談」，我們彼此互看一眼，會心一笑打住話題。

出了電梯，秘書帶領我們來到了院長室，院長親切迎接招呼，我們環顧一下景緻，除了辦公桌後面書櫃外，牆上還掛了一些字畫，窗台則是整整齊齊地擺放著各國的紀念品，顯示主人獨具的品味與氣質，而最吸睛的是進門木櫃上的「嘉義媽祖婆許世賢」彩色海報。

即將接受我們採訪的對象是，處事嚴謹，待人和氣，大家尊敬的監察院院長——張博雅。

攝影／許文星

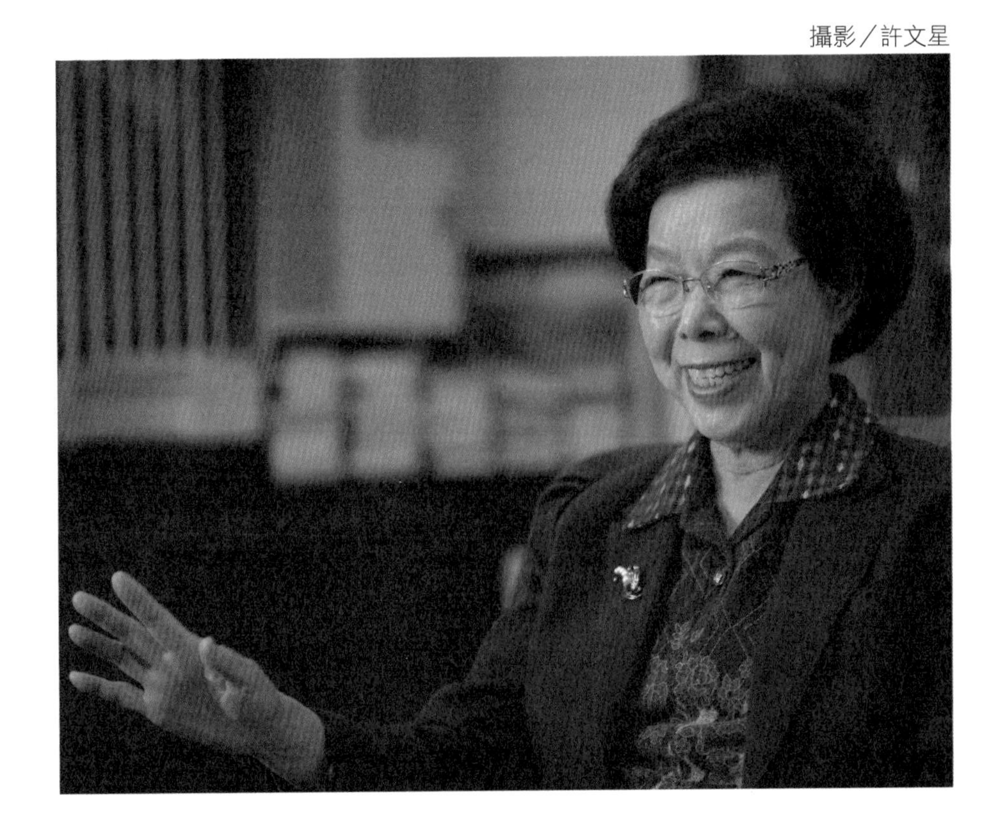

她擔任過台灣省防癆局主治醫師、高雄醫學院公共衛生學科教授兼主任，後來繼承母志，當選嘉義市市長，從此步入政壇，由地方到中央，歷任多項公職，長達三十六年；她在行政院衛生署服務長達七年三個月，是任期最久的衛生署長，並在任期內，完成多項不可能任務，包括排除一切困難，如期實施全民健保，不但全民受益，而且名揚國際。這段期間也讓她深切感到，最為值得懷念，特別有成就感。以下是我們訪談的紀要：

## 母親一直令您引以為傲，您對她有什麼特殊印象？

談到媽媽，張院長侃侃而談：我母親許世賢，早年留學日本，是日本第三位女醫學博士，在國內更擁有好幾項的第一，包括：第一位台灣女醫學博士、第一位省轄市女市長、成立台灣第一個婦女會、全國得票第一高的立法委員；我父親張進通，也是醫學博士，因此識者對我父母，常以鴛鴦博士稱之。外祖父是清代秀才，所以母親四歲開始，就在住家附近台南府城嶽帝廟中，跟隨連雅堂大哥連城璧先生學習漢文，所以她熟讀資治通鑑、東萊博議等中國的古典文學。母親文學底子比我們強很多，第一次當選為嘉義市市長時，人家以為她受日本教育又在日本留學，可能不大會看公文，不知她的中文造詣，比我們都還要高深。

母親在中學時，就展現出領袖特質，富有民族精神和強烈正義感，凡事勇於據理力爭，她舉例說，日據時代，學校規定校內都必須講日語，有一次校長在校外聽到學生講台灣話，隔天就約談學生要記過。母親認為豈有此理，馬上跑去見校長說：「學校只有規定校內要講日語，並未規定校外不能講台灣話」。校長覺得理屈，也就不再追究。

此外，曾有一位英文老師，教學總是不太認真，母親直接找校長要求更換老師，校長說下學期再換吧！但是母親卻理直氣壯說：「我們都要考大學了，怎麼可以等到下學期再換！」張院長還提到，有次地理老師請假，由校長親自來代課，請同學把大陸自中央切開來，從北到南所有大都市和名產，依序全部都寫出來，結果母親獲得滿分。先生紀展南是婦產科醫師，婆婆周甜梅就讀日據時代台南第二高女，是母親學妹，她常對我說，母親是網球、排球的校隊，也是桌球選手，還曾經在日本昭和太子來台灣時，在台灣總督府前面，表演過平均台體操。母親在那年代表現極為傑出，校長和老師們對她始終疼愛有加。

張院長又提到：當時學校規定每位學生都要認養一塊地，並在認養地上栽種花草，母親因為忙著參加校隊訓練，有時候還要為同學打抱不平，沒有多餘時間種花蒔草，但每次總是在檢查前一兩天，就有人自動幫她整地種花，而且成績評定後，居然得到第二名。母親求學期間，已經非常具有人緣，古人所謂得道多助，應該就是這個道理。

提到了婦女會，張院長很得意的說：早在民國35年2月3日，我母親就創設了台灣第一個婦女會，也就是當時的嘉義市婦女會，協助婦女習得一些專業知能，但是台灣省婦女會，一直到同年的5月中旬才告成立。婦女會成立後就開設識字班及家庭裁縫班，培訓婦女做很多事。

多年前曾經有一次參加國際會議，會中安排由呂秀蓮前副總統發表演講，她強調民國50年代，自己就已開始關心婦女權益問題，是全台灣第一位致力於提升女性地位的女權倡導人。但隨後張院長致詞時，委婉表示嘉義市婦女會早在民國35年，就由母親許世賢博士創立了。呂後來就不再刻意提這件事！

## 念醫學系沒當醫師，跑去大學擔任教職，後來獻身各項公職，主要受到什麼影響？

張院長想了一下表示：那時高中畢業，參加大學聯考，跟很多同學一樣，以醫科為第一志願，結果分發到高雄醫學院。畢業後進到台大醫學院選讀公共衛生研究所，之後回到母校，擔任教學研究工作。後來離開教職，參與政治，主要因為母親在嘉義市市長任內過世，受眾多市民熱情邀請回故鄉參選，而如果當選，我就必須辭掉高雄醫學院教授的工作，當時的高醫謝獻臣院長，捨不得我離開，還多次對我說：「祝妳高票落選」。

至於母親當初為何去參選嘉義市市長？張院長這樣說：台灣光復之後，民國39年實施地方自治，九個省轄市，四個被降級，嘉義市是其中之一。母親從擔任台灣省議會議員開始，直到後來擔任立法委員期間，一直都戮力於爭取嘉義市恢復省轄市，民國71年7月1日，嘉義市經核定恢復為省轄市，受到市民熱烈擁護，母親參選而成為恢復省轄市後第一任的嘉義市長。

還記得二十多年以前，有位現在已經九十多歲，228時期在和平日報擔任記者的張岳陽先生跟我說，當年228事件發生時，3月5日，警備總司令部派將軍持停戰之手令到嘉義，急著召開軍民協調停戰會議，大家推舉228協調委員劉傳能，將手令送去給駐守水上機場的國軍羅營長，但是劉傳能認為太危險，乃要求再找一個人同去。在場人員推來推去，始終無法推出人選，母親就自告奮勇，對在場的那些人說：「你們這些查埔人，真的無三路用，如果沒人敢去，那就我去好了！」那時候就由張岳陽記者、劉傳能先生和母親三人，坐吉普車前往機場。

張院長引以為傲，跟我們說：疾風知勁草，板蕩識忠臣，母親真的很不一樣，碰到事情勇於承擔，不只提倡女權而已。政府於民國39年，開始實施地方自治，第一屆嘉義縣縣議員的選舉，依規定有五位婦女保障名額，為了鼓勵婦女朋友踴躍參政，當時擔任縣婦女會理事長的母親，四處奔波，積極遊說，敦請縣內婦女菁英領表登記，但沒有人願意出來選，最後只有四位婦女參選。那時的省府民政廳廳長楊肇嘉博士，還嘲諷母親：「虧您那麼努力爭取婦女權利，要給妳們五個婦女保障名額，但妳們卻只有四個人出來而已。」母親很不服氣，就用力拍桌說：「那我就選縣長給你看，讓民眾知道，婦女也可以出來選縣長。」後來她真的出來選縣長，而依那時候的環境，當然無當選的可能，但母親卻因此成為台灣地方自治史上，女性第一位縣長候選人。她那超越時代的思維，突破封建體制的勇氣，讓我感到非常欽佩，後來會獻身各項公職，就是受到母親影響。

## 為何決定轉換跑道，改走公衛這一條路？

張院長解釋：當年我是高雄醫學院醫學系第九屆的唯一女生，那時候學校是醫牙合班上課，牙醫系也同樣只有一位女生。後來去念台大公衛研究所，其實都是無心插柳的結果，當時是陪一位藥學系的同學去報考研究所，同學報考台大的生化研究所，我則去考台大醫學院的公衛研究所，畢業典禮那天放榜，那位同學沒有考上，我卻意外獲得錄取。曾經考量要走臨床醫學？還是走公共衛生？那時許多大醫院的內科、婦產科、小兒科都有職缺，有很多選擇機會，後來走公共衛生這一條路，最主要的原因，是我認為公共衛生更能造福廣大人民。在大家擠破頭競相要做醫師的年代，選擇這一條路，需要很大勇氣。

民國68年，高雄醫學院成立了工業衛生研究中心，謝獻臣院長兼該中心的主任。當時我研究所畢業，回校擔任教職，他指派我擔任中心總幹事。隔年高醫隆重舉辦了全國工業衛生研討會。一至三屆的研討會，都由高醫負責主辦，高醫也就成為全國工業衛生研習重鎮，且一直到現在這樣的研討會，每三年還是會輪回高醫主辦。可惜的是後來我們幾個推動工業衛生的原始成員，都跑到台北、台中任職，沒有繼續留在高醫服務。

談到公衛調查，張院長回憶說：那時電腦尚未普及，更無網路可以連線，完全依賴手工抄寫，所以衛生所護士很辛苦，每週都要到戶政事務所，抄寫轄區出生人名，才能知道有多少人要接種疫苗。當時很多調查也都需跟勞保合作，索取勞工保險被保險人就醫資料，到後來戶役政兩種網路連線，才讓這些資訊得以串連起來，不像現在可從健保資料，取得所需要的相關數據，你們一定無法想像！

**那時候郝柏村院長，請您當衛生署署長，您為何會接受？有沒有猶豫過？**

張院長說：那時比較猶豫的是，我才擔任立委不久，就去請教幾位立委同仁，當時他們的看法相當一致，大多認為：「擔任衛生署長，可以真正做事，做個立法委員，好像狗吠火車，儘管叫的很大聲，但是效果很有限」，我覺得不無道理，於是在民國79年6月，接任行政院衛生署署長。

上任以後，就先聽取各單位業務簡報，發現整個衛生署，雖然業務很繁雜，但不覺得有什麼好擔心或苦惱的。為

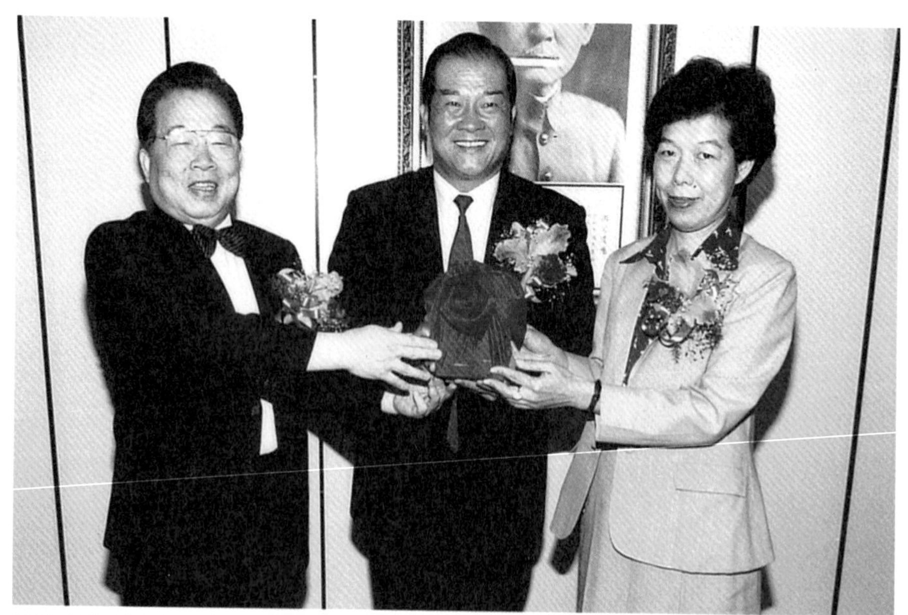

民國79年6月2日，行政院衛生署第四、五任署長施純仁署長、張博雅署長交接典禮，由行政院政務委員黃昆輝擔任監交人。（圖／張博雅提供）

了掌握署內業務，我們每星期三上午八點召開主管會報，第一次的主管會報，有位主管同仁遲到，他的理由是，因住的比較遠，加上路上塞車，所以才會遲到，我就告訴他：「明知路遠會塞車，就要早點出門啊」，以後就沒有人開會再遲到了。

除主管會報外，每月最後一週，召開署務會議，九點一到，準時開會，出席人員包括台灣省衛生處處長，台北、高雄兩直轄市的衛生局局長，並請科長級以上的同仁一起列席，目的是讓大家都知道衛生署正在進行什麼重大工作及目前的進度。但我離開以後，主管會報開會時間改為九點，而且不再邀請每個單位參加。

她回憶第一次召開主管會報，聽取各單位的重要業務報告，藥物食品檢驗局黃文鴻局長指出，該局收集到的尿液檢體，顯示出安非他命檢出率直線上升，她馬上機警地要求該局提供更詳細的資料，同年7月就上報行政院，促請上級重視毒品危害問題，並且從10月起衛生署即每隔三個月，邀集相關部會召開因應會議，這種會議持續召開十次之後，行政院才成立跨部會的反毒會報，指定由衛生署、教育部、法務部三個中央部會輪當主辦單位，並邀請警政署也要派人參加。

張院長也提到：當年的12月立法院通過「後天免疫缺乏症候群防治條例」，衛生署就每月對外公布愛滋病毒感

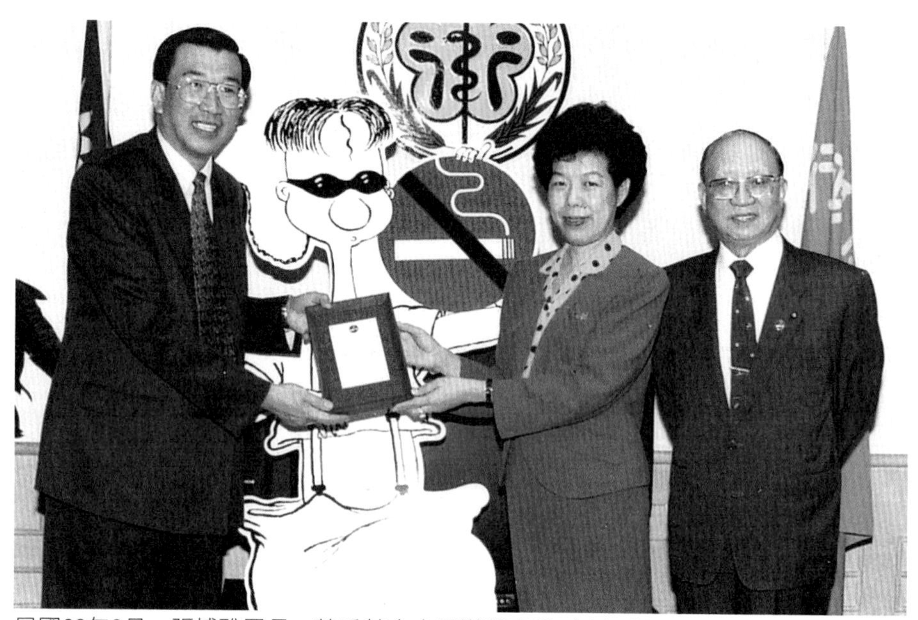

民國82年8月，張博雅署長、董氏基金會嚴道董事長（右）與Glaxo代表，呼籲國人拒絕菸害。

染人數，積極宣導愛滋病感染途徑及風險，提醒年輕族群務必特別重視愛滋病傳染力和危險性，避免從事各種危險性行為。

不僅反毒、反菸、防治愛滋、反檳榔，面對快速變遷社會所衍生的各種挑戰，在無任何規範可供依循的情況下，一切得要自行摸索，迅即訂出管理規則，甚至必須研擬制定法律，以資作為執行依據。她說推動菸害防制工作也讓過去在門診時，衛教病人不要抽菸，卻在桌上放著菸灰缸的醫師，不好意思再公開抽菸了。

## 在擔任衛生署署長期間，哪些事最讓您引以為榮？

張院長得意地說：那段時間，做很多事，通過的法案共有二十七種，增修訂子法規更是多達七十四種，也推動不少對全民健康、生命安全有重大助益的衛生政策，包括：實施全民健康保險、騎乘機車戴安全帽、創立國家衛生研究院、每年舉辦醫療奉獻獎，以及創辦流行病學訓練班等。談到流行病學訓練班，外界一定感到很陌生，其實這個流病班成立後，培育很多流行病學專業人才，在榮總的瘧疾院內感染事件爆發當時，就是靠著歷屆學員，追根究底，抽絲剝繭，查明其感染的原因，展現了訓練的成果。

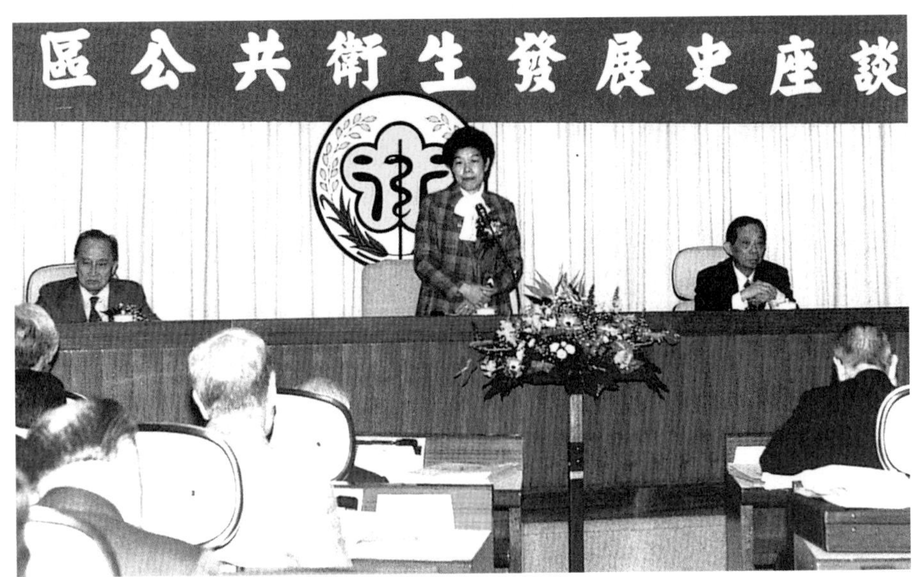


張博雅署長主持「台灣地區公共衛生發展史座談會」。

張院長也認為「以銅為鑑，可正衣冠，以古為鑑，可知興替」，歷史是面鏡子，把鏡子擦亮了，才能回顧過去，進而展望未來，所以她在任內完成《台灣地區公共衛生發展史》的編纂，全書共五大冊，記載了從民國34年到84年，五十年間所發生的重要公共衛生事蹟，讓後人都知道前輩努力的成果及未來應依循的軌跡。

當初會與立法院厚生會合辦「醫療奉獻獎」的緣由，因為台灣早期有不少的神父、牧師、修士、修女，及澹泊明志

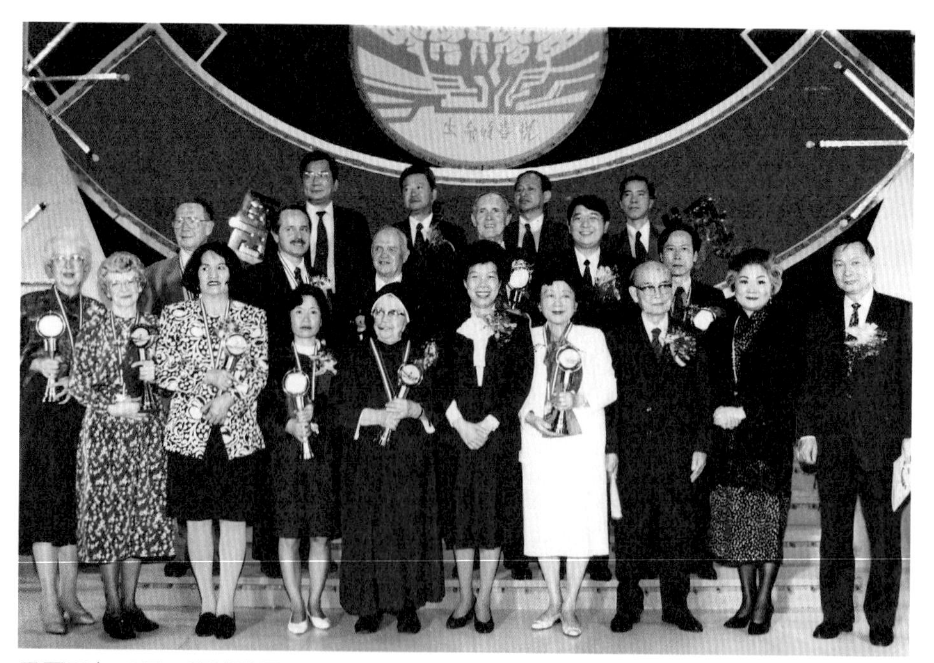

民國79年12月，張博雅署長一上任，即與立法院厚生會合辦「醫療奉獻獎」，表揚神父、牧師、修女，以及醫療人員在偏遠地區、山地離島服務的努力與付出。本圖為和第三屆「醫療奉獻獎」得獎人合影。

的醫療人員，長期留在山地離島、偏遠地區犧牲奉獻，他們不求報酬，過著節儉生活。那時候還沒有全民健保，若民眾付不起醫療費用，他們就得自己吸收，甚至動用教會力量提供援助，但長期以來只得到民眾和家屬的感謝，政府從來沒有公開加以表揚。她在民國79年6月接任衛生署長之後，因為在立法院當立委時，就是厚生會的創辦人之一，所以決定在同年12月，透過「醫療奉獻獎」表揚這些為台灣長期犧牲奉獻的人。

隨著今年醫療奉獻獎邁入第三十屆，她很感性地說：政府對這些人的犧牲與奉獻，以前從未表示過感謝與表揚，山地離島地區民眾醫療照護，在健保開辦前，完全靠這些人來彌補政府的不足，如果沒有他們，偏鄉地區民眾生病誰來照顧！政府應該知所感恩，公開盛大表揚他們，前三年就把當時在台灣，服務達四十年以上資深績優醫護人員，幾乎都完成了這項表揚。

她還提到一段插曲：當初有人建議比照表揚優良教師的「師鐸獎」，將這樣的活動改稱為「醫鐸獎」，她認為不好聽，所以沒有採用，也因為張院長那時候的堅持，「醫療奉獻獎」這樣的名稱，才會被保留到現在。

邀請縣市衛生局長到衛生署開會，也是張院長首開之先例，以前只有透過公文，要求地方機關做事，但她認為必須找地方來開會，這樣才能上令下達，才能了解各縣市的執行狀況，同時聽取一些建議。而且在那時候，衛生署還訂閱《公共衛生雜誌》分別送給全國各地的衛生所，以增加衛生所醫護人員的公衛新概念，了解台灣公衛現況。

張院長對公文和各種宣導品要求甚為嚴格，當年衛生署的所有宣導單張，都要經她看過確認無誤之後，才能送去印刷，不能有所差錯。這也是因為她以前擔任嘉義市市長期間，曾收到衛生署錯誤的宣導品，把A型肝炎和B型肝炎兩種宣導資料誤植，所以她來到了衛生署，宣導品她一定要看過，絕對不容許任何的錯誤。我們好奇詢問，這種習慣是否從小耳濡目染，與媽媽四歲時就學漢字有關？她說是現在已經九十多歲的小學老師要求很嚴格，不能夠有錯字，所以她這方面不容許有差錯，那時候衛生署的公文，如果被她發現錯別字，則負責總核稿的主秘，就得要被罰錢，而且必須按字計罰。宣導單張最後，都寫上「行政院衛生署關心您！」，後來其他機關也都相繼仿效，從此政府宣導品都變得更溫馨。

**您擔任過很多重要公職，也推動過很多重大政策，什麼事情讓您印象最為深刻？**

實施全民健康保險，被稱為是我們中華民國建國以來最

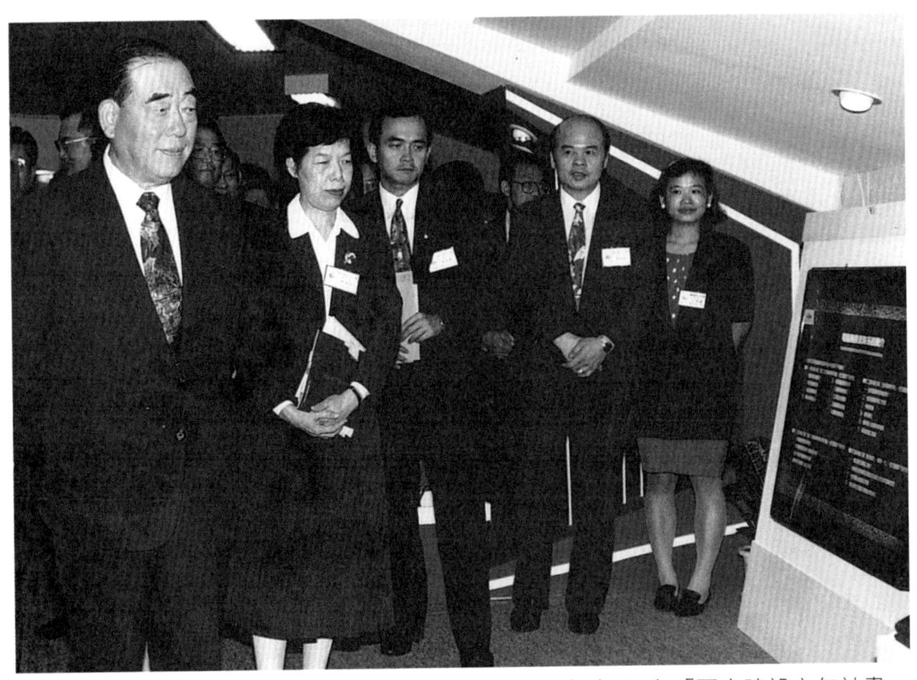

民國81年10月，張博雅署長陪同行政院郝柏村院長（左）視察「國家建設六年計畫」中「醫療保健業務」的執行狀況。當時規劃民國83年要實施全民健康保險。

偉大的社會建設工程，不但全民受惠，而且名揚中外，全民健保之立法與施行，就是始於張博雅衛生署長之任內。

張院長表示：民國79年6月2日，她接任衛生署署長，過沒幾天就陪同行政院長郝柏村，去聽取經建會報告全民健保第一期的規劃情形。當時她就認為，如果由經建會繼續執行全民健保第二期的規劃作業，等到規劃完成，再交給衛生署，衛生署才發現根本難以執行怎麼辦？所以主動向郝院長表明說，衛生署願意來承接這項業務，故自同年7月1日開始，全民健保第二期的所有規劃工作就改由衛生署接辦，張院長還透露幾年前有一位經建會副主委私底下跟她說，當年全民健保是經建會暗地推給衛生署續辦的，她感到非常的好笑，其實是她主動去爭取的。

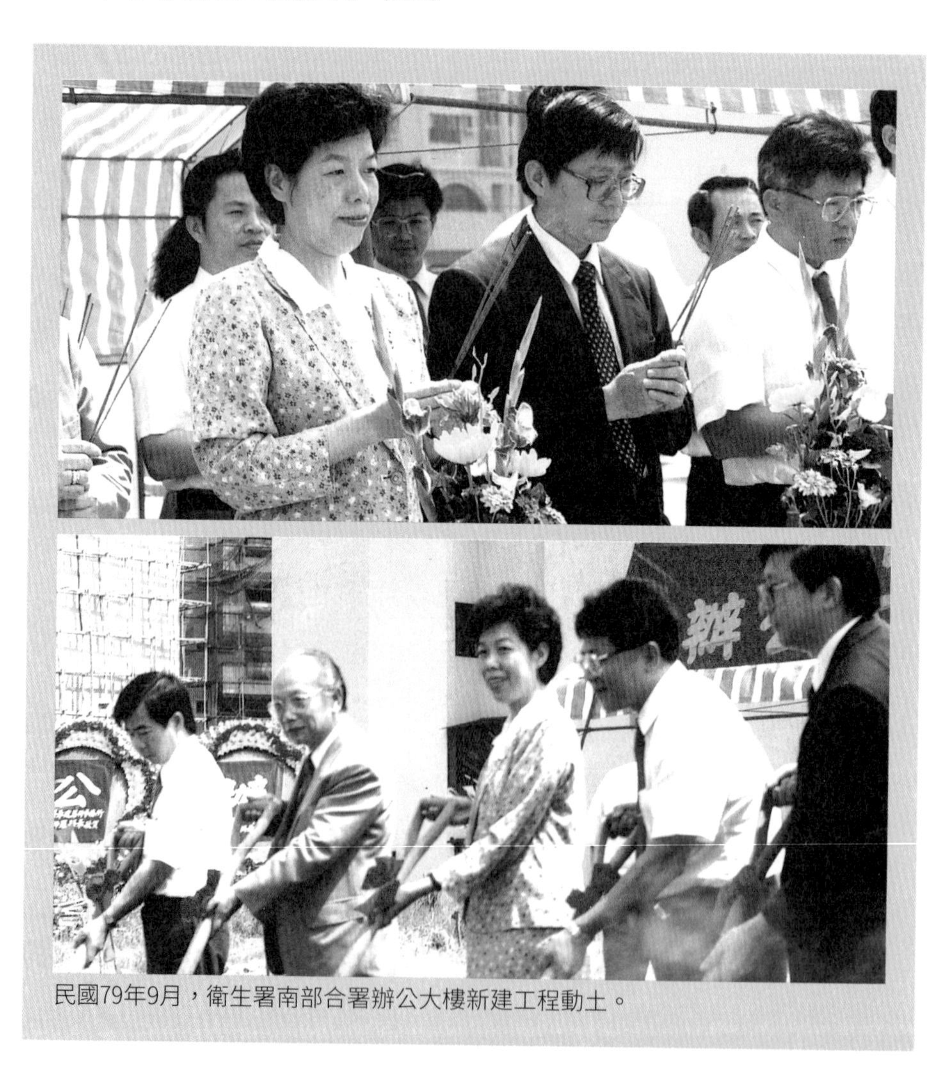

民國79年9月，衛生署南部合署辦公大樓新建工程動土。

公務員碰到事情，通常是能推就推，張院長不僅是沒有溺於積習，反而主動爭取扛下這個重擔，此種勇氣，無人能及。她說：因為不同機關都有不同立場，如果全民健保第一期規劃案，是交由衛生署負責執行的話，她會傾向參考新加坡的「國家保健儲蓄帳戶制度」，這樣比較能夠避免資源濫用。

行政院衛生署從民國79年7月接手第二期的健保規劃作業，直到民國84年3月1日如期實施全民健保，整整花了四年多的時間，從事規劃籌備工作。當時除了公、勞、農保各呈現一千多億元的虧損外，還要處理公保、勞保、農保三個主辦機關的裁併與整合工作，以及醫院電腦還沒完成連線等棘手的問題，也因此張院長形容健保是「如同在腐爛的根基上蓋大樓」。

張院長提到，健保要開辦時，健保局底下的六個分局辦公場所，全部都編預算以購買的方式取得，如果是用租的，現在租金上漲，一定會吃不消，當時所作決定，現在回想起來，還真的有遠見！

健保的事，除在國內需進行跨部會的協調合作外，想不到外國也趁機來參一腳。張院長回憶說：健保實施前一兩年，有次在衛生署十四樓貴賓室，接見台美藥商代表，美國在台協會（AIT）負責商務部門的副組長表示，如果我方仍然堅持健保藥品計價方式，美國會考慮祭出301條款報復，將對台灣非常不利。

談到這段經歷，張院長用手指輕拍一下桌子，得意的描述著當時的情景，她對美國的那一位官員說：「我們是向美國買東西，而不是賣東西給美國，怎麼會有301條款的適用問題？」過不久經濟部國貿局副局長還特別打電話到署長辦公室，請她以後不要對此問題發言。她心想：我只是把道理講出來，不應該委屈到那樣子的地步，沒想到國貿局的官員竟因此嚇出一身冷汗。

早期那個年代，美國恃其霸權，常用這種方式，威脅其他國家，大多數的國家都是委曲求全，很少有人勇於出面與

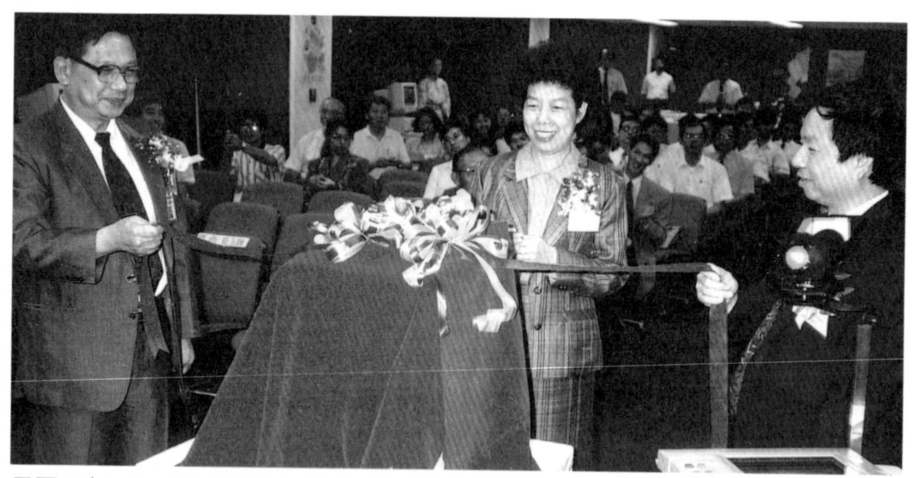

民國82年5月，張博雅署長參加醫療通訊網啟用典禮。「中華民國醫療通訊網」是台灣第一個醫療專業資料庫，開啟衛生主管機關、醫療院所與社會大眾溝通管道，提供迅速確實的醫療資訊。

之力爭，也因此第二天有媒體報導說，在政府官員中，也只有衛生署署長張博雅，沒在怕美國的貿易威脅。她就是這麼的有魄力與膽識，凡事勇於據理力爭，在適當時候，作對的決策，頗有「雖千萬人吾往矣」的態勢。

她也提到在擔任嘉義市社區大學校長期間，令她引以為傲的事，就是鼓勵很多民眾重啟新的學習旅程，並開放所有的任課老師，可在校內免費學習兩種課程，大家樂於相互學習，目前課程多達兩百多種。

## 對當年衛生署的同仁，您有什麼評價或感言？

張院長笑著說：我們是一個非常了不起的團隊，主管幹部均能積極任事，每個單位亦皆合作無間，工作同仁學有專精，而且個個認真負責，我也隨時激勵士氣，帶領大家共同努力，所以才能排除一切困難，達成那麼多項不可能的任務。大家要為過去那段期間，所做出的貢獻感到驕傲！

## 即將卸任公職，未來如何安排樂齡生活？

張院長多年來都獻身於公職，她的生活一向非常嚴謹，今年七月底，即將要退休，她最希望以後能夠到處旅遊，走遍東西南北，吃遍南北東西，好好善待自己，同時拓展視野。採訪張院長時，全球都受到新冠肺炎侵襲，且大多數國家，皆被列為旅遊的警示區，她笑著說：現在疫情這麼嚴重，旅遊的事以後再說！

進一步詢問她是否有特殊養生習慣，她謙虛的表示：現代人大家都非常注重養生，想盡辦法保持自己身體健康。但她一直沒有固定運動習慣，只是在住處與辦公室的附近，東走走，西逛逛，活動一下筋骨而已。

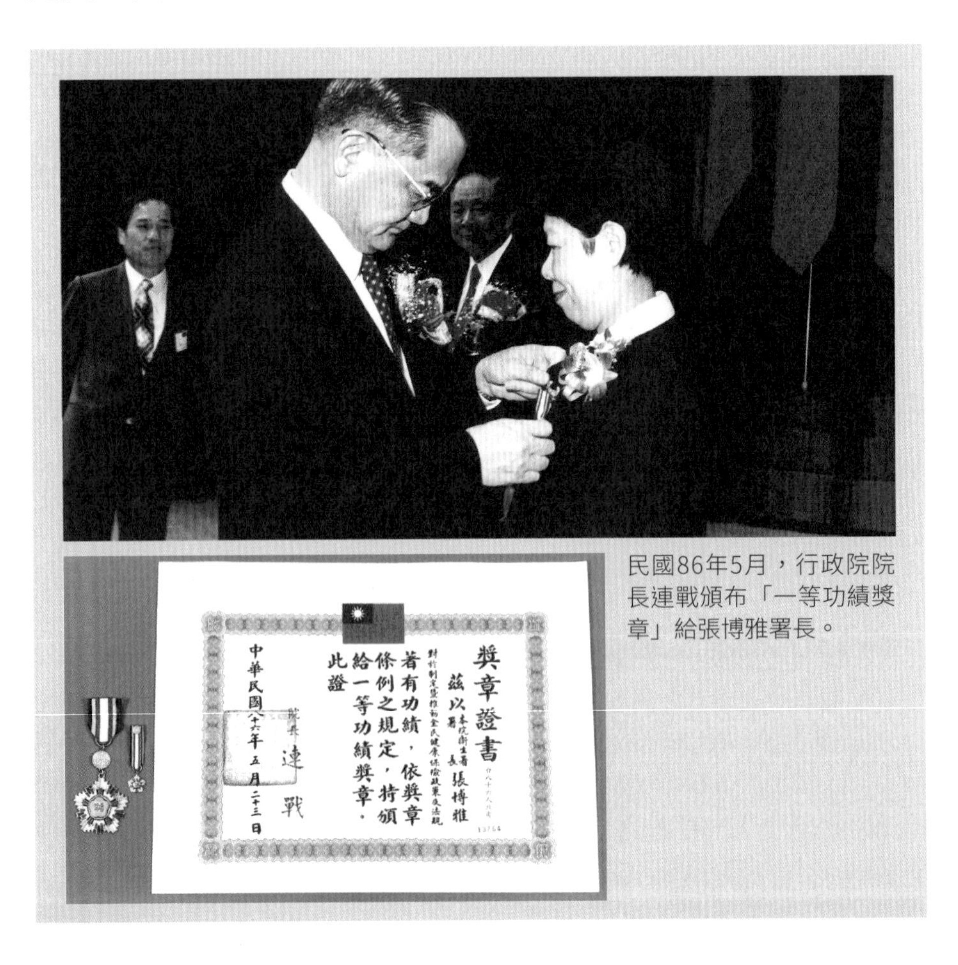

獎章證書

茲以本院衛生署署長張博雅

對於制定暨推動全民健康保險政策及法規著有功績，依獎章條例之規定，特頒給一等功績獎章。

此證

院長 連戰

中華民國八十六年五月二十三日

民國86年5月，行政院院長連戰頒布「一等功績獎章」給張博雅署長。

約翰霍普金斯大學頒贈 張署長博雅學術院院士典禮

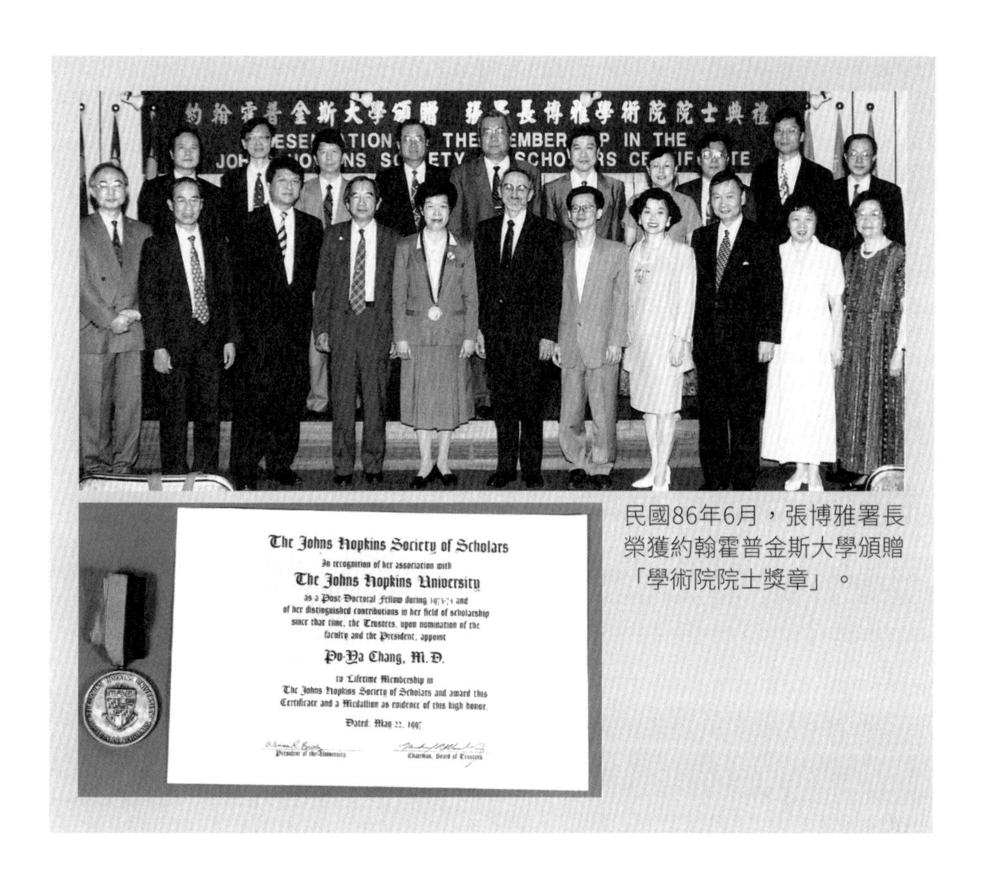

The Johns Hopkins Society of Scholars

In recognition of her association with

The Johns Hopkins University

as a Post-Doctoral Fellow during 1973-74 and
of her distinguished contributions in her field of scholarship
since that time, the Trustees, upon nomination of the
faculty and the President, appoint

Po-Ya Chang, M.D.

to Lifetime Membership in
The Johns Hopkins Society of Scholars and award this
Certificate and a Medallion as evidence of this high honor.

Dated: May 22, 1997

President of the University

Chairman, Board of Trustees

民國86年6月，張博雅署長榮獲約翰霍普金斯大學頒贈「學術院院士獎章」。

在受訪過程中，張院長突然說：「小心！」原來攝影大哥的管線無意間卡住院長桌上蘭花，看起來張院長即便在受訪時，仍然不時眼觀四方，細心注意室內動靜，也親切請我們喝茶與吃點心。她向我們介紹這是醫師朋友送給她的國蘭，氣味非常清香，而且還很好養，只需要七到十天，澆一次水就可以，讓我們見識到她連這麼細微的事，都能記得一清二楚。

看到她辦公室有不少的盆栽，我們就請教她退休後是否要學習種花蒔草，陶冶心情？她笑著說：「等到以後再說，現在講要怎樣，到時候沒做到，豈不是很漏氣，不能亂開空頭支票。」可見她已經將做事的嚴謹度，融入到自己的日常生活當中。

準時結束採訪，走出莊嚴而雄偉的日據時代紅磚建築，春天陽光溫暖燦爛，我們相信身經百戰與急公好義的她，八月卸下監察院長一職以後，定會迎向另外一段不平凡的美好旅程。

輯一

# 政策高瞻遠矚，使命必達

# 挑戰不可能的任務

石曜堂
時任　行政院衛生署副署長

願景有多大，力量就有多大，這是張署長給我的啟示。基於這個啟示，也讓我感悟到：每天多一點正向的思考，就可以減少無謂的煩惱；每天多一些能量的蓄積，就足以追求卓越與永續。

## 因機遇與緣分，挑戰未知航程

民國67年，我在美國哥倫比亞大學取得公共衛生博士學位，回國除在國防醫學院社會醫學研究所任教外，也於民國70年到76年期間，擔任行政院衛生署技監。與張署長認識，是在她從政前，於高雄醫學院擔任公共衛生學科主任時，我應邀於每個星期六到高雄醫學院學士後醫學系，講授四堂的「衛生經濟學」，從此我們有些互動，後來由於她很關心公共衛生教學，每年暑假都在高醫舉辦公衛教師的聯誼會，互相討論一些事情，大家的聯絡，也就比較多。

「歷史」總會將「機遇」不露痕跡的藏在「偶然」之中，上蒼決定我們的命運，我們毫無選擇的餘地。民國79年6月，她受層峰拔擢出任行政院衛生署署長，過不久有一天她指派當時的賴進祥參事及吳聰能、江宏哲秘書等幕僚人員，邀我到衛生署大家做伙打拚（套用賴參事當時的語氣），隔年4月1日，我接受其徵召，前往衛生署擔任副署長，我常跟朋友說：「當天是愚人節，應命赴衛生署報到！」

在追隨張署長五年多的期間，可說讓我走一趟「未知航程的挑戰」，她不但願景宏大，而且信心十足，在她的領導下，同仁休戚與共，大家士氣如虹，透過團隊學習的機會，不斷蓄積自己的能量，用心實現生命的意義與價值，即使後來我離開衛生署，她的價值、觀念與留下的典範，仍然讓我刻骨銘心，而且對我影響深遠，如今事隔二十幾年，我仍然很珍惜追隨她那期間所創造的事蹟，從這些事蹟中更讓我看到了，她那難以企及的宏觀願景與魄力，她的勇氣，以及她堅定的意志，非常值得我們學習，以下就我個人印象最深刻者，列舉幾件事，與大家分享：

## 菸害防制立法，中美菸酒談判

民國74年的中美貿易談判，為了避免遭到美方「301」條款的報復，有關菸酒進口問題，我方作了一些讓步，承諾開放外國菸品、啤酒、淡酒進口，但由於雙方所簽訂的協議書，並未註明

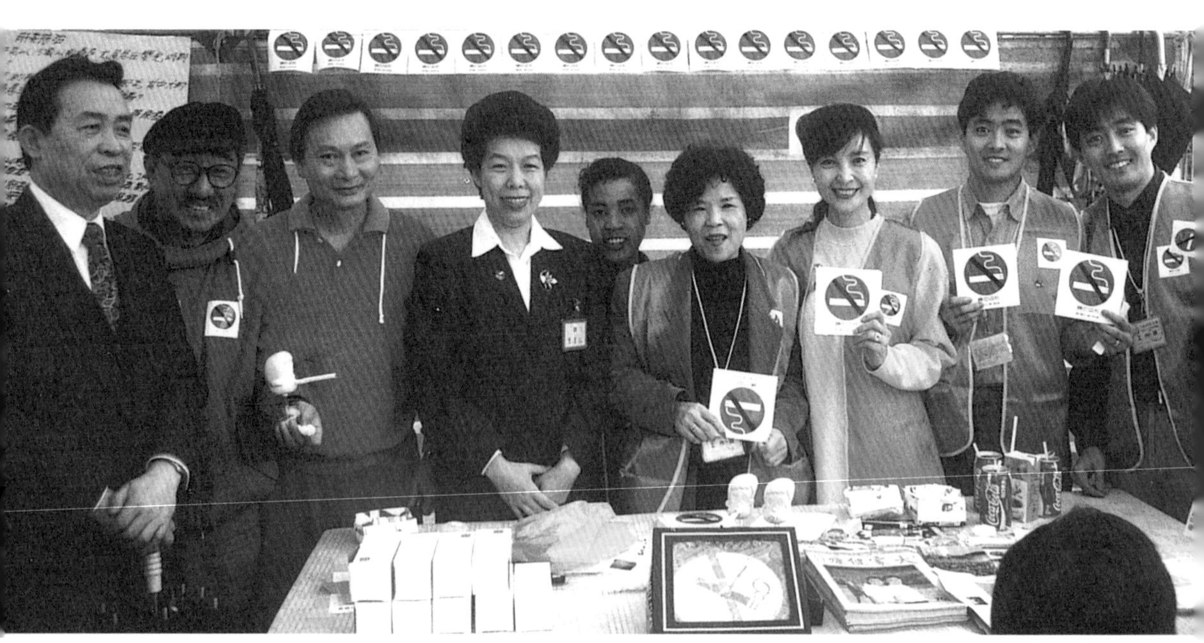

民國81年7月，參與反菸宣導活動。（左三為石曜堂）
（本書照片未註明提供者，均為張博雅提供）

任何細節，故也為以後的中美菸酒談判，留下很多解釋與爭議的空間。隔年所舉行的中美菸酒談判，雙方達成進口菸品不得在電視及報紙作廣告的協議。但民國76年台灣又被迫取消對洋菸進口配額與廣告的限制，從此以後，「是否開放菸品廣告」，固定成為中美菸酒談判，雙方交鋒與角力的議題。

民國79年，張署長上任，有鑑於因吸菸所犧牲的身體健康及付出的經濟成本，嚴重影響到國家競爭力，乃致力於推動菸害防制工作，隨後更在衛生署成立了一個臨時任務編組的菸害防制推動委員會，由我擔任主任委員，接著又邀相關部會及這方面專家學者，研議推動「菸害防制法」的立法工作。

民國80年，菸害防制法草案完成後，依照程序報行政院，但因草案明文規定，菸品之促銷與廣告，應該受到一些限制，而這些限制與中美菸酒協議，很多地方並不相容，所以行政院暫緩函送立法院審議，以免一旦違反協議，美方又祭出「301」條款，並積極準備與美方再度談判。

民國81年年初，中美年度貿易談判，擇於美國華府舉行，張署長就指派我代表衛生署，擔任菸酒議題談判的主談人。

談判前，董氏基金會嚴道董事長特別跑到美國聲援，協助做了很多事情，包括在華盛頓郵報、紐約時報刊登「歡迎美國商品，拒絕美國垃圾」等反菸廣告，而且還去拜訪美國癌症協會、美國心臟協會，製造氛圍，尋求支持。

談判時，其他部會代表都非常羨慕我，因為他們碰到一些敏感問題，都要打電話回台灣請示長官，唯有我獲得充分的授權，我向美方談判代表詳細闡述台灣草擬的「菸害防制法」，明文禁止菸品廣告促銷行為，乃是基於維護國人健康考量，且進口菸與本國菸完全一視同仁，並不發生美國最在意的不公平交易問題，草案也非衝著洋菸商而制定。同時我還提供一些台灣民眾因為抽菸導致疾病或死亡的實證資料，讓他們瞭解菸害在台灣，是何等的嚴重。接著我又提及，美國推動戒菸，但菸商的獲利卻逐年在攀升，原因就是美國總是想盡辦法，將自己的菸品傾銷到國

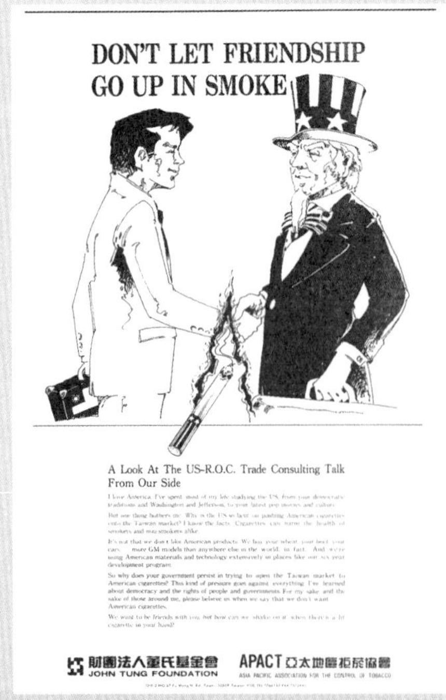


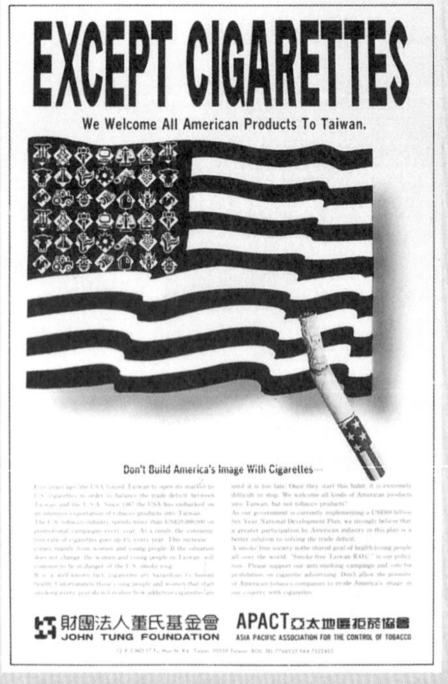


1992年初，為了阻止美國政府經由貿易談判，將有害的菸品推銷至台灣。當時衛生署贊助董氏基金會及APACT亞太地區拒菸協會，在華盛頓郵報、紐約時報、華爾街日報等美國全國性報紙，刊登8次「勿讓我們的友誼菸消雲散」、「歡迎美國商品，拒絕美國垃圾」等大幅廣告，抗議美國傾銷菸品。（圖／董氏基金會提供）

外去，包括台灣、日本等亞洲的國家。中華文化一向主張，己所不欲勿施於人，希望美方與談代表，也能明白這個道理。最後我還強調：菸是健康無形的殺手，立法限制其促銷與廣告，具有其合理性與必要性，把它當作談判議題，討價還價並不合宜，呼籲兩國政府為維護人類的健康一起努力，最後終於取得美方人員認同，對於台灣制定的菸害防制法，有關菸品促銷與廣告的限制，表示尊重，不再反對。

談判過程中，有段小插曲，美方代表好奇提問，明知吸菸有害健康，那台灣為何有「LONG LIFE」長壽菸？因為透過翻譯關係，我有一點思考時間，於是我就反問，那美國還不是也有「LUCKY」幸運菸！雙方相視而笑，氣氛輕鬆許多。

此外，值得特別一提的是，那次我方談判代表團的成員，包括當時任職國立政治大學的蔡英文教授，她是負責隨團翻譯工作，同時指導大家談判技巧，在整個過程中，她的內斂沉著，做事情有程序，讓我印象深刻。

談判結束之後，我們的菸害防制法草案，終於依照程序送立法院審議，並於民國86年完成三讀程序，而且更進一步在菸害防制法相關條文規定，菸品應徵收健康福利捐，用於作為全民健保之安全準備金，以及促進健康等經費之來源。令人感到訝異的是，經過談判交手之後，美國竟也從善如流，開始正視菸害問題，並在當年通過了「國際菸品責任法」，明文規定不得妨礙他國政府限制菸品廣告促銷、及公平性增加菸稅等菸害防制的公衛措施。這樣才使歷時長達十二年的中美菸酒談判，雙方爭議，畫下句點，過程不傷和氣，結果圓滿順利，現在回想起來，讓我非常欣慰，很感謝張署長給我這個機會，為國人的健康，奉獻個人一份心力。

## 實施全民健保，完成歷史任務

今天，台灣人最感到驕傲與幸福的，就是我們擁有全民健康保險，而健保的籌劃與推動，要感念張署長的宏觀與膽識。

我們全民健保，其規劃的緣起，可追溯至民國75年2月28日那天，當時的行政院俞國華院長在立法院，宣示政府決定推動全民健保，並於民國89年作為全民健保的實施目標年，獲得民意代表全面響應，那時候的立委選舉，實施健保頓時成為候選人的共同政見。

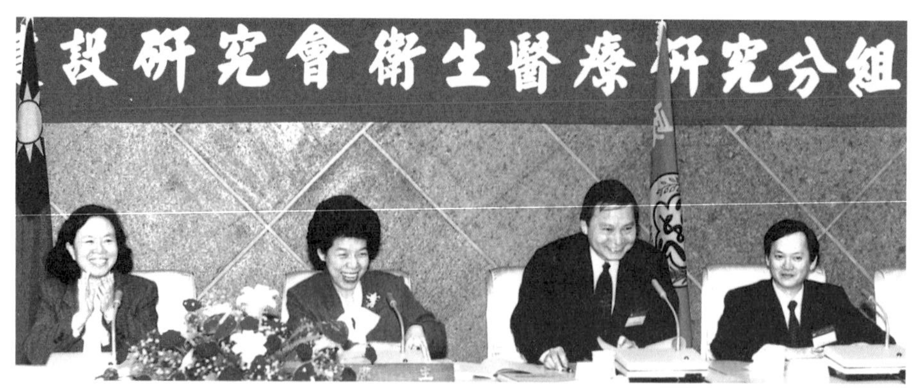

民國81年1月，國家建設研究會衛生醫療研究分組研討會會議。（右二為石曜堂）

民國77年7月，行政院經濟建設委員會（以下簡稱經建會）成立「全民健康保險研究計畫專案小組」（以下簡稱健保一期規劃小組），聘請楊志良、吳凱勳、江東亮等三位公共衛生、社會保險領域專家學者擔任顧問，負責架構全民健保的制度與藍圖，並且特別聘請美國哈佛大學蕭慶倫教授為規劃總顧問，同時聘請著名的精算師林喆博士負責精算工作，另有鑑於全民健保事關未來國家經濟總體發展，又增聘當時正在中央研究院負責總體經濟模型建立的羅紀琼教授加入，負責財務制度之規劃與評估。

民國78年2月，為了順應民意要求，俞國華院長在立法院施政報告時，將全民健保的實施目標年，從原來宣示的民國89年，大幅度提前至民國84年。

民國79年6月2日，內閣全面改組，行政院長是郝柏村、衛生署長是張博雅、經建會主委是郭婉容。同月20日，健保一期規劃小組完成「全民健康保險制度規劃報告」，並提到經建會五五四次會議討論通過，報行政院核備。剛組閣的郝柏村院長，乃請經建會到行政院，就全民健保的規劃情形提出簡報，張署長也率同幕僚，到行政院參與討論。

簡報後經建會認為其已完成階段性任務，接下來應交由其他機關承接，負責繼續往下執行，上任才一個月的張署長，主動表示願意扛下重擔，接手全民健保二期細部規劃設計工作。郝柏村院長經衡酌規劃進度，及當時公、勞保虧損嚴重情形，乃指示衛生署日後的規劃案，應秉持「不浪費、不虧損」的原則，且應提前一年，即在民國83年實施全民健康保險。

就這樣，衛生署接辦了第二期全民健保細部規劃設計工作，並在民國79年7月，成立健保二期規劃小組。

一開始，健保二期規劃小組總召集人，係由當時的副署長李悌元擔任，幾個月後李悌元副署長退休卸任，改由本人擔任小組總召集人，副總召集人是由另外一位副署長葉金川擔任，小組執行秘書則由醫政處處長楊漢湶擔任，他同時還兼任體制法令組的組長，由於工作複雜，而且責任重大，楊處長就設法從他們醫政處，借調資深科長戴桂英來幫忙，戴科長能力好，而且任勞任怨，規劃小組所有公文，都是由她負責核稿。

健保二期規劃小組成立之後，截至民國84年3月全民健保實施為止，總共歷經四年八個月的時間，這段期間開過數百場的會議，而且經常都是下班後才開會，吃掉的便當，將近一萬個，該小組的工作，除細部規劃外，為了整合當時公保、勞保、農保三大社會保險體系，及十三種與健康有關的保險制度，必須進行跨部會甚至跨院際的溝通協調工作，此外，還要兼顧保險付費者、醫療提供者的意見與權益，有些時候，張署長還得要親赴工商團體，與勞工及企業主管幹部懇談，爭取他們的支持與配合，尤其如何通過立法院這一關，對於我們更是最嚴厲的考驗。

回想當時，民國83年7月18日，為了讓健保法完成立法程序，衛生署的相關同仁，在張署長的率領下，到立法院開會備詢，當天的重頭戲，是表決健保法，會議是從當天早上9點開始，因為一百多條條文，共有七種不同版本，每個版本都要宣讀，然後進行逐條表決，一直弄到第二天，凌晨6點17分，我們的健保法，終於完成三讀。由於立法過程，朝野意見分歧，居間協調折衝，真的備嘗艱苦，法案完成三讀，大家非常激動，衛生署的同仁，很多人都哭了，我亦與葉金川兩人相擁落淚，互勉攜手迎接更艱鉅的挑戰！

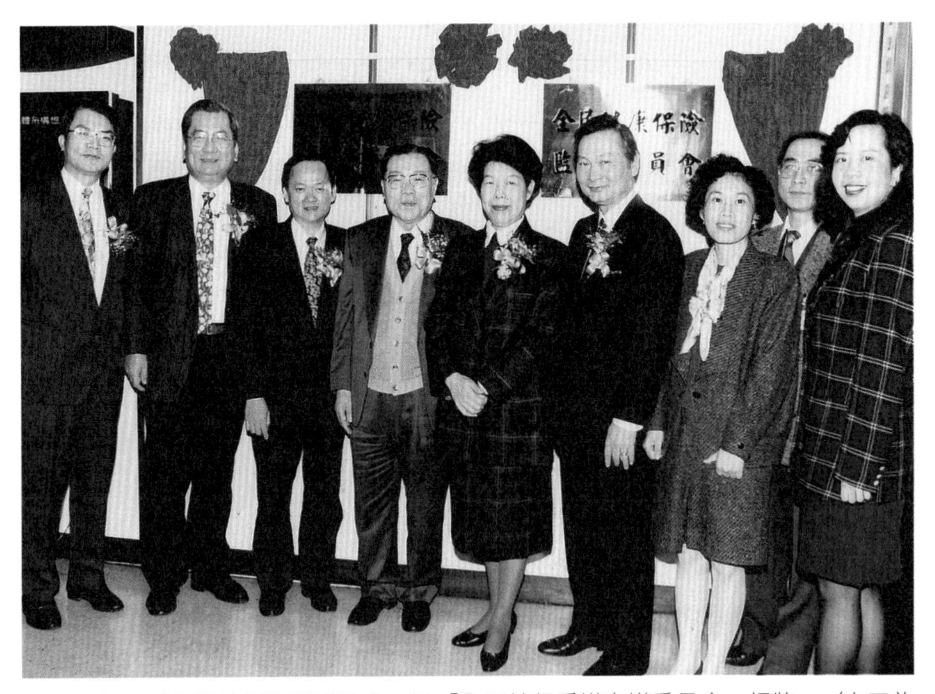

民國85年，「全民健保監理委員會」及「全民健保爭議審議委員會」揭牌。（右四為石曜堂）

民國84年3月1日，全民健康保險正式實施，為台灣的醫療與公共衛生史，掀開了嶄新亮麗的一頁。

目前健保的納保率高達99.84%，保費的收繳率亦達98.47%，都是全球排名第一，民眾的滿意度高達89.7%，也是所有施政項目，民眾滿意度最高者。民國101年，美國有線電視新聞網（CNN）一個新聞性節目「Zakaria GPS Special」，製作四期健保專輯，主持人特別介紹台灣的全民健保，並稱台灣健保制度，足供美國作為借鏡。此外，美國紐約時報（The New York Times）專欄作家，也就是諾貝爾經濟學獎得主的保羅克魯曼（Paul Krugman）更是撰文指稱，台灣全民健保是美國的榜樣。

我有幸能擔任健保二期規劃小組總召集人，協助張署長籌劃及推動台灣全民健保業務，達成這項幾可稱是「為生民立命，為萬世開太平」的歷史性任務，可說是我一生的公務生涯中，除上述的中美菸酒談判之外，最值得刻骨銘心的經驗之一。

## 實施醫藥分業，保障用藥安全

台灣醫療體系，承襲日據時期，私人開業醫，看診兼施藥，即由醫師一手包辦「處方的開立」與「藥品的調劑」，違反專業分工原則，影響民眾用藥安全，也使藥師執業空間受到壓縮，因此藥師希望政府，早日實施醫藥分業。

所謂醫藥分業，就是醫師與藥師各司其職的專業分工合作模式，其基本原則是「醫師開立處方而不調劑藥品，藥師調劑藥品而不開立處方」，讓醫師與藥師，各運用其專業，進而發揮彼此覆核、監督與制衡的功能，以保障病人的用藥安全。

實施醫藥分業，保障用藥安全，也是我在衛生署副署長任內，所負責督導的相關業務之一，現在回顧其經過，真的點滴在心頭：

一、民國78年9月，政府全面試辦農保，因為擔心民眾「捨藥局就診所」，造成藥局日趨蕭條，藥師團體乃以「存亡絕續關頭」作為號召，發動所謂「四十年來最大抗爭」，走上街頭，力促政府，早日實施醫藥分業。

二、民國82年2月，原來的藥物藥商管理法，經大幅度修正為藥事法，並在該法第102條增列第2項，明文規定：全民健康保險實施兩年後，醫師依其自開處方，親自為藥品之調劑，以在中央或直轄市衛生主管機關公告無藥事人員執業之偏遠地區或醫療急迫情形為限。從此醫藥分業，取得法源依據。

三、民國84年3月，全民健保正式實施，健保實施兩年之後，醫藥分業即須上路。

四、民國85年7月，行政院衛生署公布「推動醫藥分業草案」，計畫在健保實施兩年後，按縣市別逐步推動醫藥分業。

五、民國86年3月，實施日期已然屆至，但是醫藥雙方陷於對峙僵局，加上社區藥局與當地之診所醫師，彼此缺乏共識，備

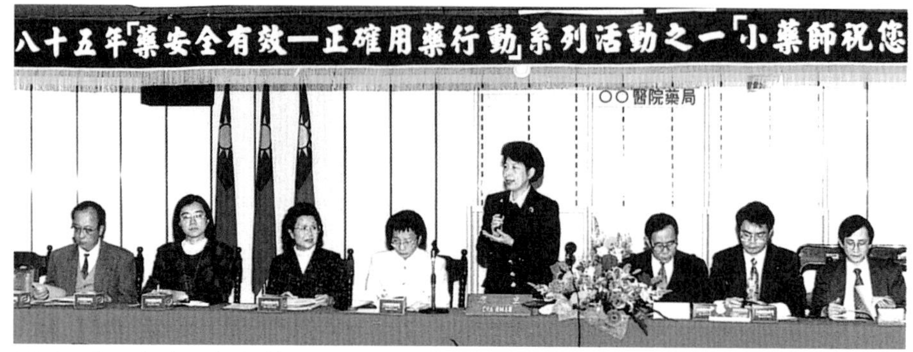

民國85 年，衛生署舉辦「用藥安全」宣導記者會。

藥常有不足，屢遭民眾抱怨，立委亦表關切，經衛生署與醫界及藥界多方協調結果達成共識：從寬認定五種情況，屬於「醫療急迫情形」，醫師仍可自行調劑，而不必釋出其處方。

六、民國87年6月，經衛生署正式公告：台北、高雄兩直轄市全面實施醫藥分業，台灣省亦只有健保特約診所與特約藥局的比例，未達三比一之所謂偏遠地區，才能適用上開五種醫療急迫情形規定，否則亦應全面實施，至此醫藥分業，才算大功告成。

由於醫藥分業的實施，牽動執業版圖的變動，醫藥雙方針對調劑權的爭執，一直展開強烈的爭戰與對峙，甚至演變為街頭的抗爭，除了上述民國78年9月，藥師團體發動的街頭抗爭外，民國86年2月，醫師團體亦因不滿醫藥分業實施在即，同樣也以「面臨生死關頭」作為訴求，並且高舉著「捍衛調劑權」的白布條進行抗爭，地位一向崇高的醫師，走上街頭表達其不滿，也為台灣街頭抗爭，添加一項新的紀錄。在這種氛圍底下，張署長臨危不亂，要大家挺得住，勇敢的去面對，找出醫藥雙方最大的公約數，終讓醫藥分業得以如期實施。

回顧民國85年7月，當時台灣省省長宋楚瑜，邀我擔任台灣省衛生處處長的職務，張署長疼惜部屬，馬上說欣表同意，我珍惜每個機遇，雖然在不同場域，始終堅定秉持張署長的理念，並且貫徹她的政策，於是我就交代許國敏副處長，要將醫藥分業落實到台灣省，讓全省的社區藥局，守護當地民眾健康，他也不負使命，完成此項任務，今天台灣社區藥局，總數多達六千多家，很多要歸功於他當年的耕耘，故在醫藥分業實施二十週年，頒獎有功人員的慶祝大會上，我特別悼念他所給予的協助。

醫藥分業實施至今，已邁入第二十三年，社區藥局蓬勃發展，也讓醫師走入社區，藥局納入健保特約，使之成為民眾「健康的守護者」，大幅提升民眾對藥局的認知，也更加突顯出藥師所扮演的專業角色。尤其這次新冠肺炎大肆流行，社區藥局除了提供藥事服務，還結合健保卡幫政府發口罩，讓藥局與藥師在公共衛生上，扮演極其關鍵角色，所以醫藥分業實施成效，實在值得各界給予肯定，這也是張署長任內，令大家懷念的事蹟。

# 全民健保的實施
# ——張博雅與我

葉金川

時任　行政院衛生署副署長
　　　中央健保局首任總經理

全民健保實施之後，健保相關書籍林林總總，但其對張博雅署長在健保的規劃和實施的角色上，卻是較少著墨。其實全民健保的規劃與實施，還好有張博雅在衛生署撐著。如果說健保的功勞在第一線的人員，張博雅絕對是這些人的最佳後盾，像「媽祖婆」一般。

民國79年6月1日，行政院院長郝柏村組閣，衛生署長施純仁已經上任第五年，郝院長任命張博雅為新任衛生署署長，我當時擔任衛生署技監。

## 用人唯才，委以副署長重任

有一天，中國時報記者跑到技監辦公室告知我，張博雅已任命我擔任衛生署副署長。

在這之前，我並不認識張署長，她亦沒有約見過我，同時她也不認識我。我問記者怎麼會知道這件事？她大笑說：「行政院的公文都已經收到了，衛生署也準備要發布派令了！」我有點錯愕，就反問記者：「妳知道為什麼？」她回答說：「你都不知道，我怎麼會知道？」她想了想又反問我：「不然你想她要用什麼人？」

張博雅上任後，衛生署的人事沒什麼大地震，她只有找三位她的學生江宏哲、吳聰能、陳麗貞出任署長室的機要和秘書，都是負責一些幕僚性質工作。

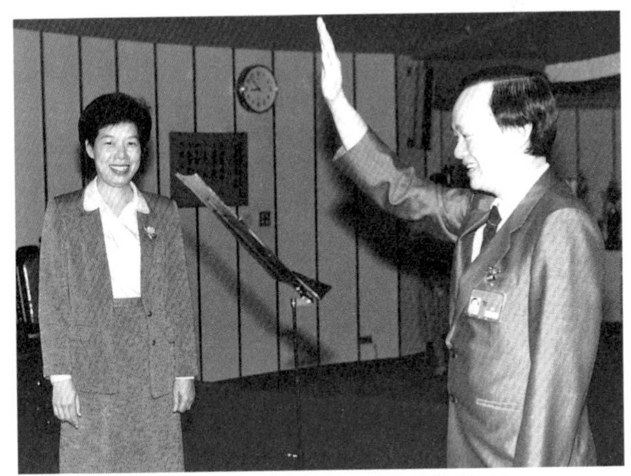

民國79年7月，葉金川宣誓就職衛生署副署長。

基本上，她非常信任在第一線上的幹部，並在原職人員退休出缺時，陸續進用幾位大將，包括石曜堂副署長、賴進祥主秘、保健處賴美淑副處長等人。其中，只有賴進祥曾在張署長任嘉義市長時期擔任主任秘書，可見她「用人唯才」的風範，令人敬佩。

## 二期健保規劃，成立籌備處

全民健保第一期規劃是由經建會找哈佛大學蕭慶倫教授當總顧問，邀請公共衛生專家楊志良、公共衛生學者江東亮、社會保險學者吳凱勳，以及中研院經濟研究所負責總體經濟模型建立的羅紀琼教授等人，規劃承保、保費、健保卡、醫療、醫院及醫事人員管理、資訊系統等作業原則，並撰寫成第一期的規劃報告。

那時候，健保的第一期規劃，僅止於原則性設計，仍停留在紙上談兵階段，它的最大政策成就，是決定全民健保要採用單一體制，因為當初另一想法是要將公保歸公保、勞保歸勞保，再將農保、福保、榮民以及其他尚未參加社會保險的民眾都納入全民健保。楊志良教授等一期規劃人員，花了很多時間才說服銓敘部、勞委會，把既有公、勞保的醫療部分分割出來，併入全民健保，成為全民單一保險。如果當初沒有將公、勞保醫療部分，整合成為大的全民健保，就無法達到保險強弱互助的精神。

一直到現在，美國受到台灣等國家成功經驗的影響，民主黨總統候選人在2020年總統競選時，也都以追求單一保險制

（Medicare for All）為目標。不過，美國的阻力主要是在私人健康保險公司、藥商、醫院以及部分醫師反對。反觀台灣，幸好沒有私人健康保險公司，反對的反而是一些開業醫師，來自醫院的疑慮和阻力並不很大。

隨後，民國80年，衛生署接棒經建會的全民健保第一期規劃，如火如荼展開第二期的規劃工作。行政院在民國82年年底通過中央健康保險局籌備處的組織章程，因此，衛生署規劃了兩年之後，終於正式成立了中央健康保險局籌備處。

當時二期規劃小組是由石曜堂副署長來擔任召集人，我是副召集人，醫政處處長楊漢湶擔任執行秘書，員工只有三十多人，大部分是由衛生署指派或新聘的人員，少部分人員由醫療機構、公保處、勞保局指派兼任。不過，最大的問題是籌備處的處長，因為這關係到未來健保局總經理人選。

全民健保籌備歷經兩年努力，相關細部規劃已經慢慢成型，不過規劃內容與立法之版本、後來真正實施都有很大落差，譬如健保卡原規劃同時上路；轉診制度無法強制民眾轉診，只能利用部分負擔價差，鼓勵病人不要到大醫院看診；醫藥分業也是無法立即實施等等。總之，當初規劃全民健保是很理想化的，但後來執行上卻需因地制宜，這就是理想與實務間的差異。

此外，衛生署第二期健保規劃重點是在培養人才，在張署長的指示下，兩年內依照不同之目的，派了將近一百人次出國考察、學習、受訓，包括資訊系統到加拿大、費用協商到德國和日本，支付制度、醫院管理則是前往美國，期間有的長達半年，短的則只有一至三個月，所以，第二期的規劃已不只是紙上談兵，部分已經進入業務實質訓練，準備要上戰場。

## 籌備處長人選，「我用的人我負責」

事實上，健保籌備處處長的人選，總統府和行政院另有其推薦人選，但張署長很有智慧，她就叫賴進祥主秘把衛生署、公保處、勞保局所推薦的名單一起列入其中，簽報到行政院。在與行政院長溝通的過程中，如果不是張署長的堅持以及極力推薦，還

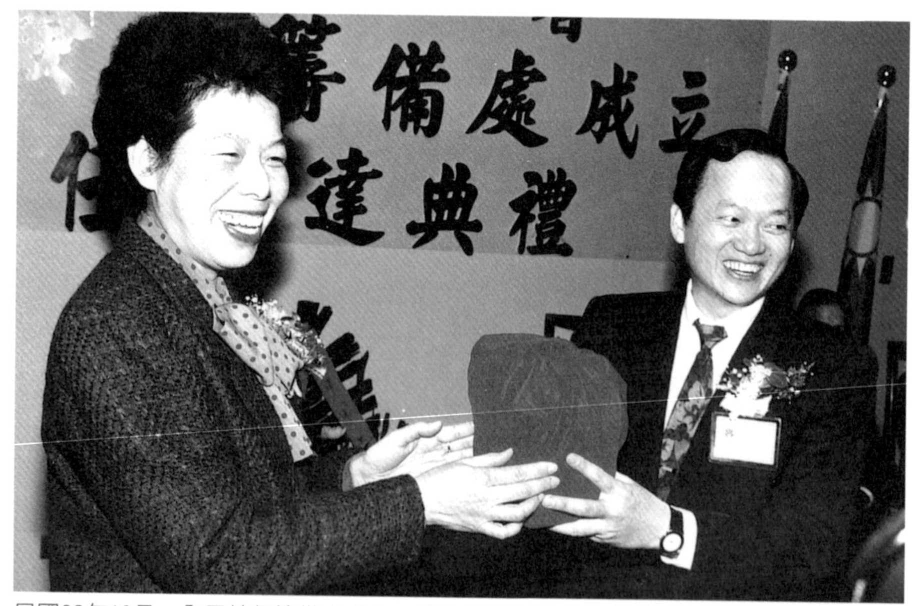


民國82年12月，全民健保籌備處成立，葉金川從署長手中接受印信。

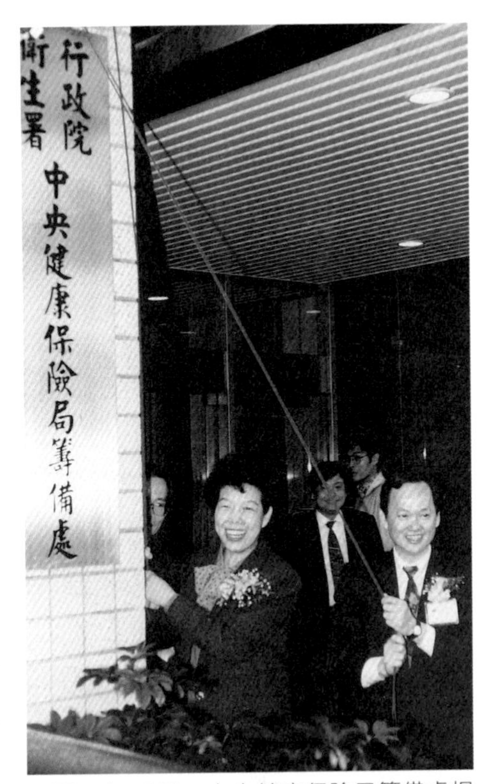

民國82年12月，中央健康保險局籌備處揭牌儀式。

真的不知道結局會是如何。她拒絕總統府和行政院所推薦的人選，她說「我找的人，我會負責；不是我找的人，我將無法負責。」她這個說法固然很合理，但由此也可以看見張署長強悍的一面。

行政院推薦的人選具醫師背景，張署長很希望石曜堂副署長留在署內幫忙，所以希望我去當健保籌備處處長。被通知此項人事安排，我正在日本進行考察，張署長當時請賴主秘轉達說，希望我兼任籌備處處長，我當然說沒有問題。但隔了兩、三天，賴主秘又來電，他說：「張署長有重要事情想要跟你討論。」就把電話交給了張署長，她很委婉地說：「行政院很希望健保籌備處處長能專任，你是不是能夠同意？」主要是因為籌備處處長是十二職等，副署長是十四職等，她不好命令我從十四職等的副署長，降級接任十二職等籌備處處長，因此問我意見，我毫不猶豫說：「處長就處長，我沒有問題。」

當時，張署長客氣地表示，讓我自己決定，我當然知道她希望我能夠接任，這樣她才可以放心；而我那時候已經跟隨她兩年了，她很清楚我的個性、能力以及為人，我相信她應該預期我會同意！

## 淺土種大樹，腐爛根基建大樓

天下雜誌記者孫秀惠在民國83年6月份期刊中，撰寫一篇〈淺土種大樹——全民健保〉的文章，指出張署長也知道，當時國內六成的人已經參加公保、勞保、農保，大幅度的改變體系，恐將造成廣大民怨，所以全民健保乃將舊制加在一起，成為六類被保險人。她形容我們的健保「如同在腐爛的根基上蓋大樓」，只能夠穿著衣服改衣服，不可能打掉重新建大樓，顯示全民健保是一項多麼艱鉅的工程。

民國83年7月18日上午9點開始，立法院院會就健保法的草案，進行不同版本條文逐條審查，經馬拉松式不眠不休逐條表決，直到隔天清晨終於完成三讀。不過，有委員不清楚全民健保重心，在表決通過時，竟然擦槍走火，洪秀柱委員為要求全面實施醫藥分業，杯葛條文審查工作，竟意外刪除了「強制納保」條文。形同全民健保可以自由加保，違反全民健保最基本的精神，幸好在立法院新會期開議時，委員充分了解問題的嚴重性，修法改為強制納保，這樣才使全民健保歸入正途。

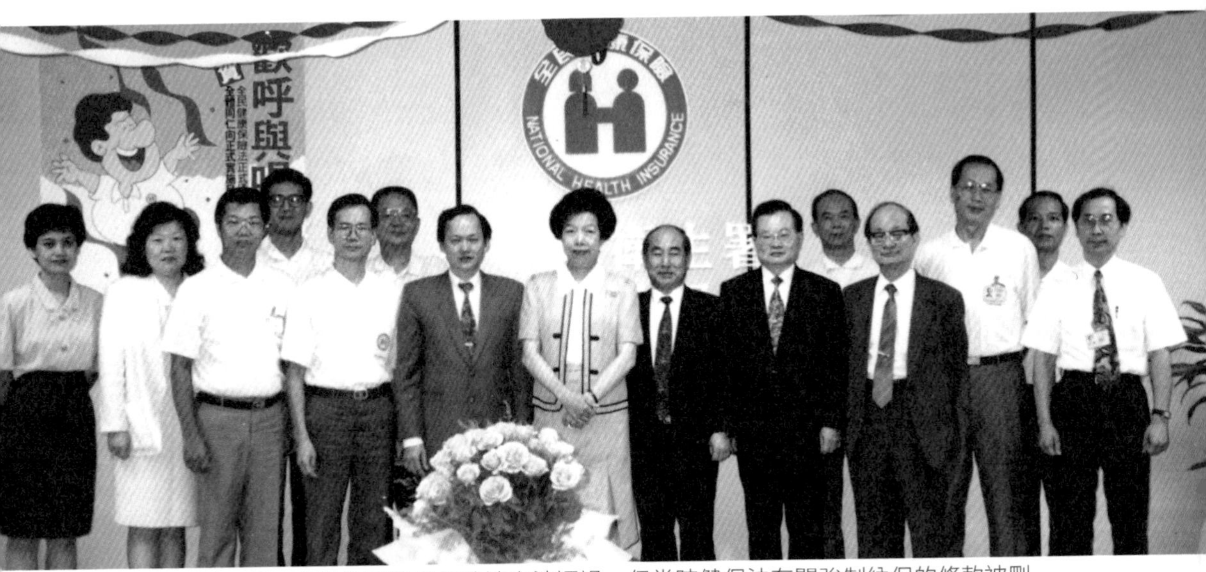


民國83年7月，慶祝全民健康保險法立法通過，但當時健保法有關強制納保的條款被刪除，還必須再修法。（圖／葉金川提供）

## 兵荒馬亂之際，張博雅署長臨危不亂

中央健保局於民國84年1月1日掛牌成立，掛牌當天只有總經理一個人收到人事派令，當時估計要有四千多人才能順利運作，除了籌備處時期的七十多人以外，分別從衛生署、勞保局、公保處商調人員來幫忙，還須對外招募人員，第一個月底時增至一千多名員工，第二個月底時也不過才進用二千名的員工，因為倉促成軍，有點措手不及，很多人來報到時，還找不到辦公座位。

然而，當年2月25日星期六的上午十一點半，張署長到行政院與連戰院長商討健保是否可延期開辦時，由於大部分的人都表示，健保開辦後至少要半年才能穩定，考量年底選舉在即，如果

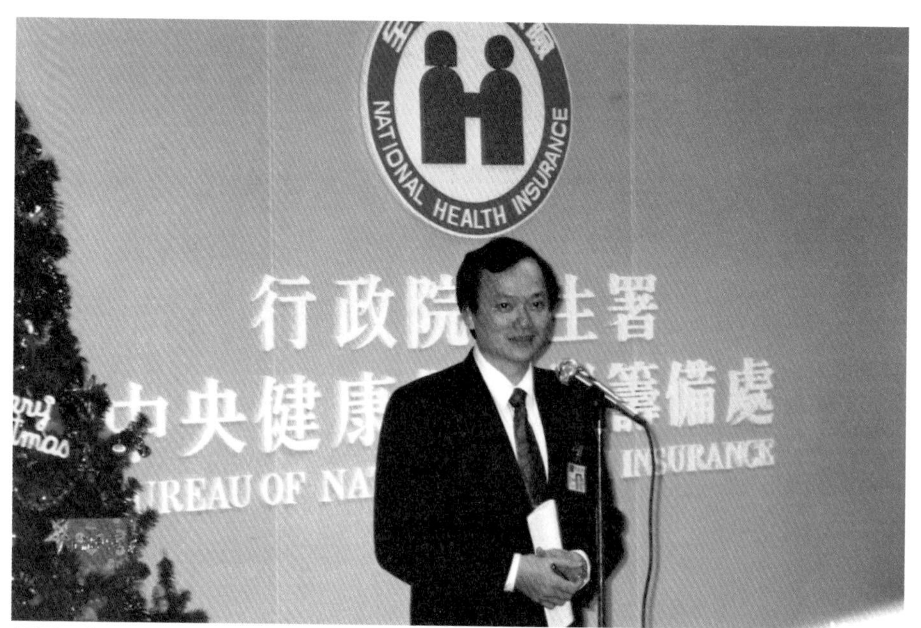


民國82年12月，成立中央健康保險局籌備處，成立當天辦公室和員工都未到位，一切從零開始。（圖／葉金川提供）

延到7月開辦，可能衝擊年底選情，連院長乃下令全民健保應於同年3月1日如期開辦。我在健保局聽到此噩耗，非常無奈跟自己說：「我們都還在找人、健保卡仍未印製、健保資訊系統也還沒準備好，什麼都沒有，要怎麼開辦？」

正當兵荒馬亂之際，張署長卻能夠臨危不亂，召集署內同仁開會，溝通開辦基本原則，並在當天下午三點，緊急邀請各家醫學中心院長、醫院協會理事長及醫、牙、藥、護等公會全國聯合會理事長，召開會議研商如何順利開辦全民健保，也回應大家的困難及其需求。譬如民眾沒健保卡就先用身分證就診（小孩子用戶口名簿)、醫院電腦若未上線可以延後申報、支付標準全部按照勞保(除醫師診療費大幅度提高外)、取消勞保給付用的甲乙丙表(當時「分級診療」是將各種疾病,依治療的難易程度區分為甲、乙、丙三個等級),一律依照甲表之高標準支付,以資安撫醫療院所及醫師的情緒。

除了醫師公會對醫師診察費仍然表示強烈不滿意外,獲得醫院學會代表張錦文、莊逸洲、陸幼琴等三位理事長的支持。幸好張署長能夠處變不驚,及她平日與人為善,大家對她都很信服,所以全民健保跌跌撞撞地於3月1日正式開辦。

## 健保二三事,與張署長合作無間

健保的實施千頭萬緒,不論是醫師診療費、人事、採購、違規案件的處罰等事項,外界關說不斷、健保卡的瑕疵、以及與長官的應對,在在都是一大考驗,還好一路走來,許許多多無法順利協商的事,張署長都能夠協助解決問題,就算不能解決,也能委婉處理,讓全民健保能有效順利推展。

### 1. 醫師診療費的加碼

醫師公會要求醫師診療費從120元調到220元,每個診次加100元,調整幅度將近85%;經健保局財務估算,建議調高到180元,增加50%比較保險。醫師公會認為健保局高估了病人需求，診次不會呈現大幅度的提升。健保局則堅持應採漸進方式，否則健保財務一開始就發生問題，未來恐將無法收拾。

之後，醫界私下找沈富雄、洪奇昌等立委來見署長，我仍維持原先想法不肯退讓，那時同在署長辦公室的同仁卻當起了好人，建議署長可以同意。我很生氣的說：「又不是你負責，要不然衛生署自己負責、自己發布調整好了，我不管了。」隨後就悻悻然離開。

張署長很清楚我不是衝著她，我不可能無端這麼沒有禮貌就此拂袖而去。所以她很婉轉地說：「葉總講得很有道理，等到以後有盈餘時再調整是比較穩當作法，要不然連我的總經理都跑了，我們怎麼做得下去？」我非常感謝她能夠認同漸進式地調整比較合理，若一有人來遊說，沒有評估就同意，風險會很高，也有失分寸。

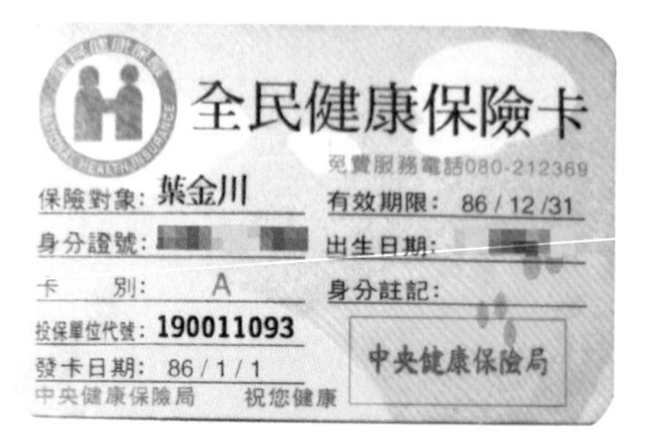


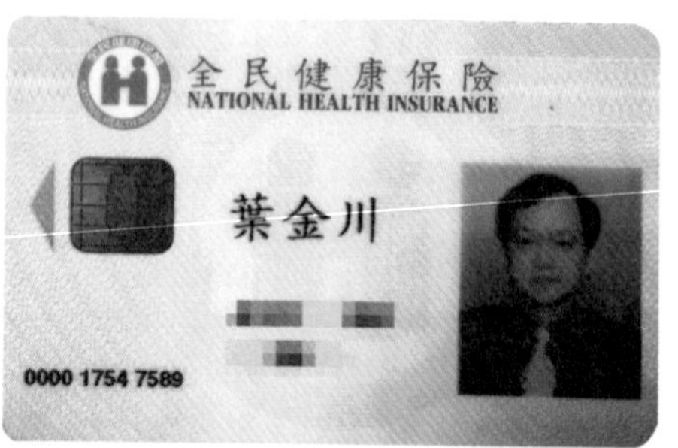


原規劃健保卡同時上路，但健保實施第一個月用身分證就醫，第二個月才有紙卡，直到健保開辦七年後才使用健保IC卡。（圖／葉金川提供）

我非常佩服她這種處世態度，如果只有我一個人堅持，也會下不了台，更可能與醫院、醫師為敵，而讓健保難以推動，她願扮演潤滑角色，百分之百支持，但仍然保有斡旋的空間。

值得一提的是，這件事能快速圓滿獲得解決，其實要歸功於張署長與這些醫界大老，平時所建立的好交情與信任。雖然醫界老是笑說健保開辦，他們好像被人突襲，但是他們對張署長，再怎麼困難也願意支持。如果換成我，當然做不到，因為我的脾氣很硬，很容易與對手衝突，但張署長卻能夠把僵局穩住，回應醫院困難之處，譬如醫院反映如果申報經費撥款期間太長，醫院必須投入大半年的資金將會難以為繼，我們馬上允諾可以先撥申報金額的百分之九十，如果表現績優，更可以提升到百分之九十五，還好張署長都能把事情一一擺平。

## 2. 杜絕關說成健保局傳統

全民健保開辦，關說事情不少，印象較深刻的是要進用臨聘員工一事，因為不可能全用公務員，需要由健保局自行考試進用一批臨時聘用人員。消息很快走漏風聲，有心人士馬上開補習班授課收費，但因健保尚未實施，若先考先進用將會增加人事成本，所以預計健保開辦前三個月再考試與訓練。那時候蔡同榮立委有朋友在嘉義開補習班，很生氣說政府遲遲不肯公告舉行進用考試，造成許多補習班學員抗議補習班在騙錢。

我說健保局何時要用人，要視機關需要，健保局預定要舉辦臨聘用人考試，而且一定會辦，只是時間未定。在健保實施之前，我不會先進用人，這是我的行政權力。蔡同榮委員就去質詢張署長，她平淡的回應：「葉總脾氣比較硬，我都說服不了他，但現在也不能把他換掉，他講的也不是沒有道理。」同時又安撫蔡同榮委員，補習班也沒有什麼損失，跟學員說清楚應該就沒事了。最後蔡同榮委員也無可奈何，總不能因此杯葛健保局吧。

另外，立委陳朝容關說人事案沒有得逞，卻栽贓我收紅包二十萬，蔡友土委員來關說慶生醫院停業三個月案，羅福助委員則關說IBM採購案，這些都要感謝張署長的支持，一路力挺。如果不是她的支持，有一個洞，很快就有另外一百個洞需要彌補，因健保局杜絕關說，完全一視同仁，沒有黨派之分，之後也變成了健保局的一個傳統。

## 3. 李登輝總統的健保卡瑕疵

全民健保開辦之時，張署長帶著我親自將第一張健保卡呈送到李登輝總統手上，總統拿著健保卡給中央社照相後，就看他一直在扒著卡片邊緣不整齊的凸角，當時的我非常尷尬，因為一個月內督促廠商趕工，才完成幾千萬張的成品，材質真的不是很好。

張署長不知道是有意還是無意地出來打圓場，跟總統報告說：「健保開辦到現在，時間一直都很趕，我們先用紙卡，將來會

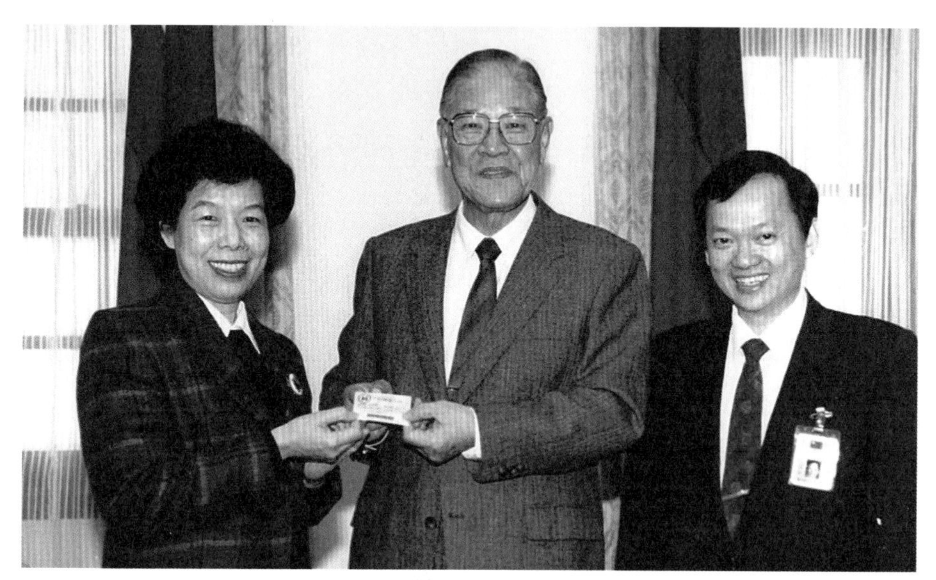

民國84年1月，李登輝總統接受中華民國第一張全民健康保險卡，當時還是紙卡材質。（圖／葉金川提供）

規劃使用IC卡。」李總統對張署長一向非常尊重，也沒有說什麼，我很感謝張署長的拔刀相助，很技巧地跳開話題，順利解圍。

事實上，全民健保實施七年之後，在張鴻仁擔任總經理時，IC卡才上路，可見規劃比較容易，實施其實困難重重。

## 4. 連院長對張署長的信任

連戰院長是位只管大原則的長官，還好他非常信任張署長，這從中央健康保險局籌備處處長的人選，就可看出一些端倪。張署長雖強悍的回覆行政院，如果不是衛生署用的人，她將無法負責，連院長竟沒有生氣，尊重張署長的看法，照樣任命我當處長。

另外，健保一開始有點亂，連戰院長同意王昭明秘書長和研考會建議，派了六位政務委員下鄉瞭解健保一開始實施的各種狀況，以利改善。查訪期間，張署長為回應民眾反映部分負擔太複雜的困擾，隨即與張錦文、詹啟賢等相關醫事團體理事長討論後，具體擬出簡化措施，並跟連戰院長報告，建議先行簡化民眾反彈最強烈的部分負擔。連戰院長肯定地說：「當然可以呀，你們是專家。」衛生署就公告實施，政務委員也說知道問題就馬上改，不但沒有不悅，還盛讚張署長積極任事、負責任的態度。

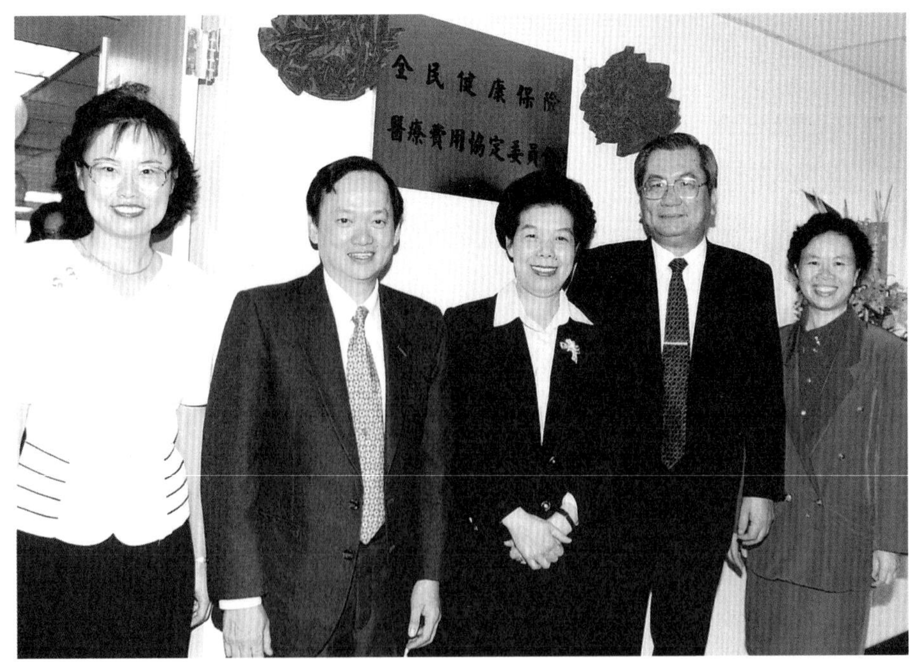

民國85年11月，全民健保醫療費用協定委員會揭牌。

## 還好，健保有張博雅撐著

全民健保實施之後，坊間健保相關書籍林林總總，但對於張署長在健保規劃和實施的角色上，卻是較少加以著墨。其實全民健保的規劃與實施，還好有張博雅在衛生署撐著，如果說健保的功勞在第一線的人員，張博雅絕對是這些人的最佳後盾，像「媽祖婆」一般，讓健保局所有同仁沒有後顧之憂，這是最關鍵的因素，就像前線將軍、士兵能夠打仗，如果沒有一位主帥穩住陣腳，是不可能會成功的。

最後，很感謝張署長對於我的信任，也感謝當健保最困難的時候，衛生署內幾位大將，像是石曜堂副署長、賴進祥主秘、楊漢湶處長、張鴻仁處長、蕭美玲處長等老同事的幫忙和鼓舞。

最近，世界最有名的醫學雜誌BMJ，在2019年10月刊出哈佛大學蕭慶倫教授的論述，他說：「無論面對如何困難挑戰，還是要給醫療照護體系改革一個機會。」我們台灣歷經二十五年努力，終於看到淺土長出一棵大樹——全民健保。

我想要說的是，拿到一手爛牌，先別忙著抱怨，有時耐心經營，一手爛牌也有可能讓您翻轉打到胡牌！

# 驀然再回首，懷念特別多

賴進祥
時任　行政院衛生署主任秘書

張署長與本人，相識三十幾年，比起其他同仁，我們較早結緣。民國74年，她競選嘉義市市長蟬聯成功，找我去市政府擔任主任秘書。四年以後，任期屆滿，她轉任立法委員，我調到其他機關。

民國79年，她受層峰倚重，出任行政院衛生署署長，又找我去擔任她的部屬，起初遞補參事職缺，三個月後調升主秘，一直到她卸任為止，長達七年多的時間，我都擔任主秘一職，直接受她指揮監督，因此對張署長任職行政院衛生署期間，我會有比較多就近觀察與學習的機會，那些日子也讓我，留下懷念特別多。

## 嚴格要求公文品質

民國79年12月間，衛生署鄭隆炎參事屆齡退休，我被從環保署環境檢驗所的主任秘書，商調到衛生署擔任參事職務。上任的第一天，張署長即下令，派賴參事自即日起，擔任本署之總核稿，並特別囑咐我務必做好公文把關工作。

隔年4月1日，愚人節那一天，我升主任秘書，張署長找我去，半開玩笑的對我說，她看到的公文，如果有錯別字，主秘要被罰錢，一個字五百元，可見她對公文，要求是多麼嚴。

過不久有一次出席署務會議，防疫處提出的愛滋病宣導品，呼籲民眾不要到處拈花惹草，竟然把「惹」，誤打成「若」，張署長很厲害，一眼就看出來。因為擔心被罰五百，突然之間靈機一動，我就說若與惹，也只是少個心，這種無心之過，應該免於課責，張署長笑而不言，我僥倖獲得寬免。

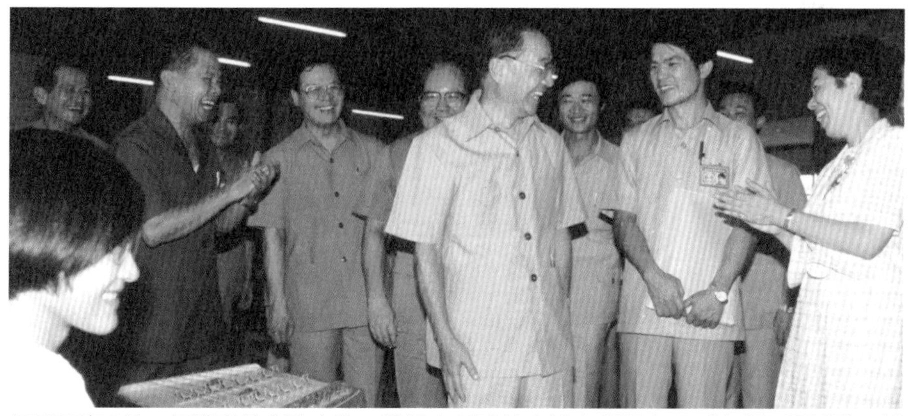

民國75年1月，任職嘉義市政府時，陪同市長接待來訪上級長官。（右起：張博雅、賴進祥、行政院長俞國華、省主席邱創煥、行政院組長廖正豪。圖／賴進祥提供）

那時候張署長下足決心，要提升衛生署公文品質，除不得出現有錯別字外，為了做到所有公文都經打字再行呈核，定期辦理打字比賽；為了增強同仁公文寫作能力，經常辦理公文講習；為了管制公文時效，全面清查各類人民申請案件，凡逾期結案者，除造冊列管外，均追查其原因，並輔導其結案，涉及其他單位的權責，無法取得共識的案件，則由主秘召集會議，共同研商解決方案。藥政處因受理藥品、醫療器材查驗登記申請案特別多，程序也較冗長，被操的最厲害，但後來亦獲得業界最多的肯定與喝采。

因為要核改的公文實在太多，我經常要忙到很晚才能下班。民國81年，有一天我加班到晚上十一點，正收拾好東西，準備要回家時，辦公大樓突然停電，我辦公室在十四樓，一個人三更半夜，扶著牆摸黑下樓，本來就很危險，尤其嚇人的是，前幾天有位在同棟大樓上班，任職於文建會的中年女職員，不知何故跑到我們的十一樓，藥政處辦公室廁所自殺身亡，今天下午才來舉行招魂儀式，我想如果陰魂未散，下樓梯時碰個正著，要怎麼打招呼，或裝作沒看見！越想頭皮越麻，驚慌失策之際，忽然靈光乍現，想到了一個人，她是我們企劃處的專門委員紀雪雲，家就住在衛生署的同一社區。我打電話給她，請她過來救援，沒多久紀雪雲就偕同其先生——南門牙醫診所的負責人謝四恩牙醫師，手持手電筒，爬上十四樓，護送我到樓下，讓我得以脫困，現在回想起來，實在有夠膽小。

## 醫事人員人事條例

民國80年11月，技術人員任用條例修正，明文規定初任技術人員應經考試及格，使得公立醫院醫事人員職缺，不能如同以前一樣，逕行遴用經專門職業及技術人員考試及格，領有醫事專門職業證書者充任之。

隔年8月，公務人員高普考試相繼登場，公立醫院現職醫事人員，為從當時聘僱人員，取得法定任用資格，以便享有公務員之權益，並且利於其以後之升遷，放下手邊工作，競相湧入考場。

根據當時統計，台大醫院共有一百零八位醫師、一千一百五十三位護理人員應考，台北榮民總醫院共計有一百三十三位醫師、一千八百二十四位護理人員應考，其他公立醫院，情形大致相似，形成所謂的醫護人員荒，很多醫院被迫「暫緩實施常規手術」、「拒絕接受門診病人」，不但違背醫院神聖使命，而且危及病患生命安全，各界同聲撻伐，要求終結亂象。考試院雖成立「紓解公職醫事人員人力不足專案小組」，但該小組並未發揮什麼功能。

張署長感受到問題的嚴重性，乃囑咐我從制度面，謀問題的澈底解決。為達成該使命，我並奉派與銓敘部、行政院人事行政局相關人員，組成一個考察團於民國83年6月，前往日本實地瞭解該國醫事人員任用制度，回國後即推動「醫事人員人事條例」立法工作。到後來醫政處副處長李懋華及科長黃遵誠，也都加入這個行列，並且給我很多協助。

這期間還發生一段的小秘辛：考選部王作榮部長，認為公務員之選拔，應實行公開競爭之考試制度，非經考試及格者，不得任用，憲法著有明文規定。公立醫院醫事人員，既然屬於公務人員，即應依據公務人員考試公開取才，不宜另循其他途徑，自行進用所需人員。我們跑去向他解釋，專門職業及技術人員之考試，也是考試院舉辦的國家考試，因此並不發生什麼違憲問題，但他執意甚堅，完全無動於衷。我們知道王部長與李總統私交甚篤，乃以張署長的名義，寫信給李登輝總統，請李總統伺機惠予協助疏導，王部長後來就不再表示反對。

承銓敘部人員的支持與指導，及行政院人事行政局的配合，並不斷向立委說明其重要性，該條例終於在民國88年7月完成立法公布施行。

依該條例規定，凡經公務人員考試或專門職業及技術人員考試及格，領有中央衛生主管機關所核發之醫事專門職業證書，即可取得公立醫院醫事人員任用資格。而且為了一併解決各級衛生機關遴員困難問題，條例中還規定衛生機關某些職位，亦可比照適用該條例之規定。不但澈底解決公立醫院用人困難問題，也讓各級衛生機關人員晉用更加靈活，更讓每年8月不再出現全國醫護人員荒之亂象。

如果不是當年張署長的大刀闊斧，要我從制度面謀問題之澈底解決，那時大家恐將陷入「研議修改技術人員任用條例」的泥淖中打轉，只想移牆換柱，不圖別謀再造，也就沒有「醫事人員人事條例」的制定與施行。

今天全國醫事人員，只要領有執業執照，就可取得法定資格，前往公立醫院任職，而且如有適當機會，也可調到衛生機關發展，這些都要感念張署長的卓見。

## 奇美醫院更名事件

早在民國72年，奇美就已著手規劃興建醫院。

不久，台南市的逢甲醫院，財務發生問題，面臨歇業危機，逢甲醫院的董事會，積極遊說奇美接手，醫管專家張錦文也熱心奔走居間撮合。

奇美的許文龍董事長考慮到，逢甲醫院規模不小，如果任其關門歇業，對於社會，也是憾事，因此轉而決定，接辦這家醫院。

民國76年接辦之時，許文龍即出面向銀行承擔了逢甲醫院所有債務，金額約七億元，並於隨後三年，透過奇美公司，各再捐助五千多萬。

民國81年，為了避免讓外界誤以為逢甲醫院，屬於台中私立逢甲大學附設醫院，並希望奇美能長期捐款資助，乃申請將醫院之名稱變更為奇美醫院，但是遭到幾位逢甲醫院的原始捐助人連署反對，也有立委表示關切。

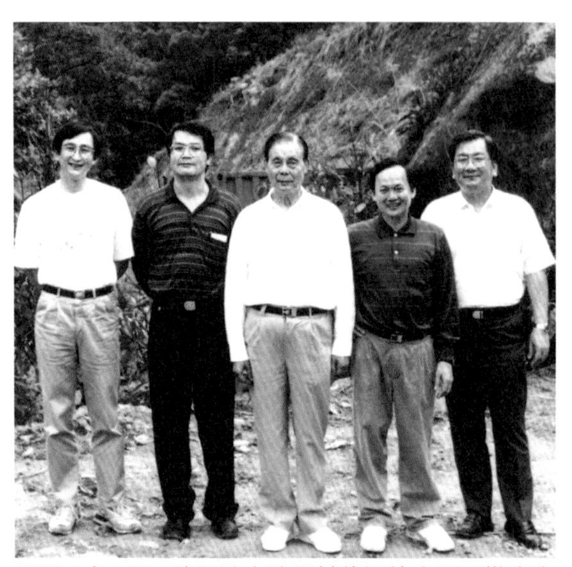

民國82年4月，陪同監察院長前往深坑山區，勘查安養中心用地。（右起：楊漢湶、葉金川、黃尊秋院長、賴進祥、張鴻仁。圖／賴進祥提供）

衛生署醫政處於簽報公文時，雖從不同角度分別加以說明，但反對更名的理由粲然大備，而贊成的理由卻是相對簡略，很顯然他們是偏向於不同意，然後兩案併陳，簽請署長核定。

由於事情有點敏感，我乃先去請示署長，張署長告訴我：奇美接辦逢甲醫院，符合社會公益，值得給予鼓勵；醫院申請更改名稱，如非法所不許，應該給予協助。

我遵照張署長指示，乃在該簽呈上加註：財團法人醫院申請變更名稱，現行法令並無任何禁止規定，本案更名，擬予同意，署長批示，如主秘擬。逢甲醫院基於前開批示，才正式改名為奇美醫院。

許文龍在後來受訪時曾提到，如果當時政府不准醫院更名，他可能就不會再捐款給醫院，也不會再去管醫院的大小事。

所以如果不是當年，張署長的明智裁示，我們將會看不到，奇美醫院的誕生，更不可能締造這個南台灣的醫療重鎮。

## 公務人員住宅配售

民國83年，隸屬於行政院人事行政局的中央公務人員住宅及福利委員會，我們簡稱為住福會，該會主任委員黃登科跟我說：「衛生署張署長在台北沒房子，你要幫她找間房子，幫首長找房子，讓她戮力從公，也是屬於你，主秘的任務。我正好負責這個業務，會盡量給你一些協助。」

隔了一段期間，聚餐時碰到他，黃主委又主動跟我提這件事，特別強調，最近幾個建案，地點都很不錯，要我務必把握。

原來那個時候，中央機關包含國立大學，如果要為員工興建宿舍，都要報行政院專案核定，核准後才可以編列預算。在核定過程中，住福會會要求各該機關學校，按照規定比例，提供幾間宿舍，交住福會統一配售，部會首長就是主要配售對象。配售還是得花錢買，只是價格相對便宜，因此也被視為一種重要福利。

黃主委還熱心提供一些興建中的宿舍，相關圖說給我參考，要我自己去看現場，覺得哪間中意，再行向他回報，他會透過合法程序，讓我達成這項任務。

我去看了幾個工地，印象比較深刻的有：興安街的國立中興大學宿舍、浦城街的國立師範大學宿舍，都位於市中心，面積近五十坪，作為公教住宅使用，任誰看了都會心動。

回來向張署長面報看屋經過，她不但不領情，還數落我一番，怪我不瞭解她，真的有夠倒楣，後來這件事情，也就不了了之。

這讓我意識到，張署長是多麼，愛惜自己的羽毛，在乎一生的風骨。

## 魔術強森入境風波

民國84年10月，宏福集團委由經紀公司開拓藝術推廣中心，邀美國NBA超級籃球明星魔術強森來台，經過媒體操作，掀起一陣旋風。

由於魔術強森是愛滋病毒帶原者，而依當時後天免疫缺乏症候群防治條例之規定，中央衛生主管機關對入境或居留達三個月以上之外國人，得採行檢查措施，檢查結果呈陽性反應者，應令其出境。所以強森能否入境，引起各界高度關切。

為讓強森順利來台，滿足國內球迷期待，張署長於瞭解狀況後指示以「專案申請」方式處理，即強森除參加球賽之表演外，必須以他特殊身分，參加台灣一些愛滋病防治的宣導活動，我們再以此事，對愛滋病防治，具有正面意義作為理由，特別許可強森入境台灣，這也算蠻合理，但宏福不領情。宏福的負責人，是台北市議員，又是國內某家晚報的發行人，認為強森沒有受到應有尊重，並指責衛生署官員心態可議。

10月4日下午，宏福的負責人，帶著一群記者，到衛生署陳情，張署長指派由石曜堂副署長與我共同接待。

宏福集團事先向媒體記者說，是要向衛生署陳述強森來台將

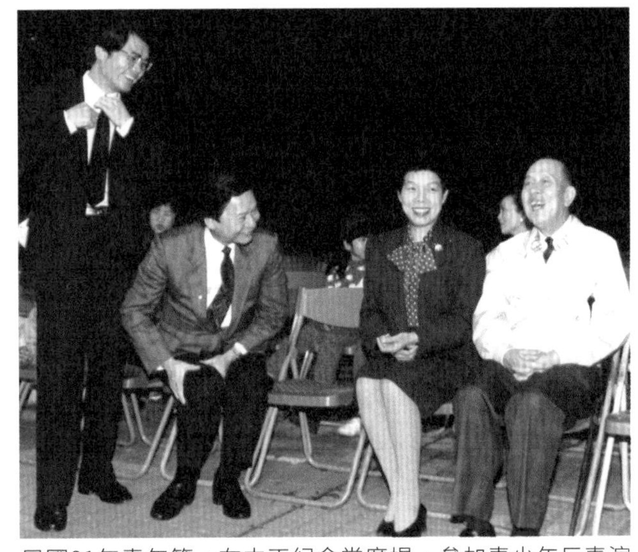

民國81年青年節，在中正紀念堂廣場，參加青少年反毒演唱會。（右起：中央銀行總裁謝森中、張博雅、石曜堂、賴進祥。圖／賴進祥提供）

會參加哪些公益活動，但宏福負責人對於這些活動始終避而不談，卻嚴厲的指責衛生署之作法是無謂的干預，雙方談話沒有交集，在這種情況下，宏福的負責人，就怒罵衛生署官僚作風、衙門心態，令人聽了，很不舒服。

我雖佯裝鎮定狀，提醒自己要忍耐，但是他越罵越兇，我終於按捺不住，站起來對他說：「這裡是衛生署，而不是市議會，你今天來陳情，而不是來質詢，不要把市議會質詢的那一套，搬過來衛生署表演給大家看！」

沒想到他居然頓時為之語塞，連記者都感到出乎意料之外，最後不歡而散，他也悻然離開。

後來由於強森來台，日期一直未能敲定，且美方經紀人，也有許多意見，所以此事，就此結束。但卻意外成為石副署長與我，後來聊天歡聚，常提起的花絮。

## 重視傳統醫學發展

中醫藥是我國傳統醫學瑰寶，張署長極重視中醫藥的發展。

民國82年11月，為兼顧國人的古老就醫習慣，避免這些流傳於鄉里的民俗療法，動輒受到醫療法密醫規定的處罰，乃特別將上開事項，公告為「不列入醫療管理行為」，即藉行政命令，承認其合法性，達到法規鬆綁目的。

民國84年3月，實施全民健康保險，又將中醫診療納入給付範圍，民眾可依自己的需要與喜好，在健保體制內接受中醫治療，以獲得完善的醫療照護。

民國84年11月，更修改組織法，在衛生署底下，成立中醫藥委員會，使之成為獨立機關，專責辦理中醫藥之管理及研究發展等事項。

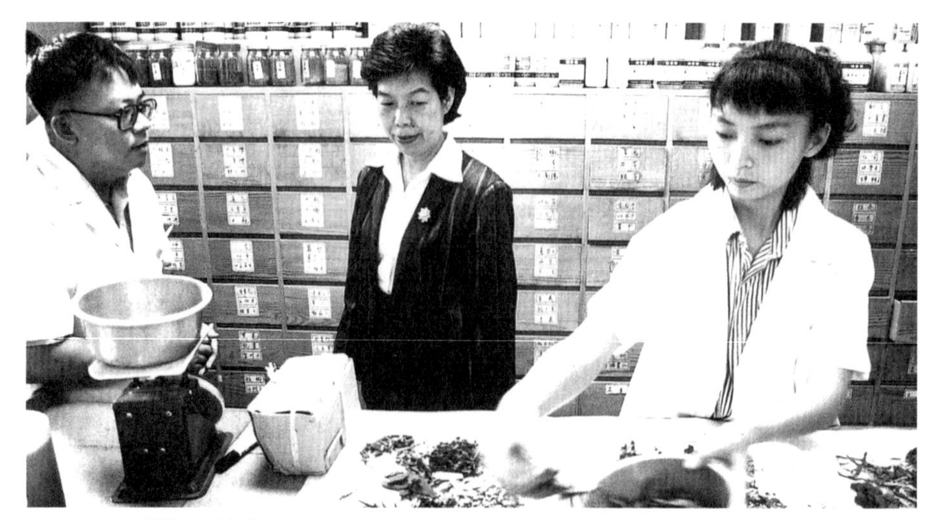

民國80年，巡視中藥房。

在張署長任內，中醫藥委員會主委是黃民德，他的一生，頗為傳奇，畢業於台灣大學土木工程研究所，全國高考優等及格，取得土木技師及建築師執照，因為父病群醫束手，轉而潛心研習中醫，並因傑出成就，成為業界領袖。

黃主委重義氣，且講話很風趣，其飽含玄機的心靈慧語，常讓我們時而若有所思，時而若有所悟，任何場合只要有他在座，氣氛都會變的極為融洽，甚至能夠化干戈為玉帛。

那個時候有位陸軍中將軍醫署長，辦理外職停役轉任省府衛生處處長，列席署務會議，常有脫序演出，大家想要勸阻，但是難以啟齒，黃主委看不下去，就當場給他開釋，內容大概是這樣說：衛生署就好像國軍部隊一樣，署長是總司令，作戰的指揮官，任何官兵，包括將軍，都要服從她的指揮，也要貫徹她的命令，只要曾

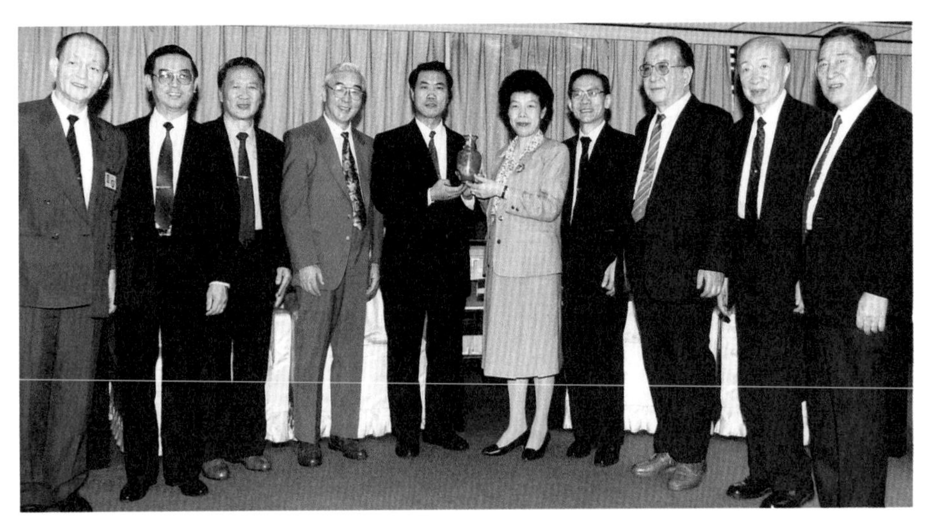

民國82年，大陸中醫組團來台參訪。（左一為黃民德）

經服過兵役，都會明白這個道理。這位將軍，被將一軍，不僅沒顯現出什麼不悅表情，反而因黃主委所言相當中肯，讓他知所檢點，變得比較收斂。

黃主委後來因前往西藏考察，罹患中風，與世長辭，雖然哲人已遠，但是故事未了。

黃主委過世後，相隔約兩三年，防疫處處長張鴻仁告知：黃主委的遺孀，胡秀卿中醫師，不久前幫一位國中女生針灸，發生暈針事件，病人不幸去世，造成醫療糾紛，診所受到滋擾，嚇的不敢營業，一度出國避難。

我獲悉往生者之父親當時是任職於東帝士，乃央請東帝士副總裁高建文出面幫忙調處，經安排雙方在晶華酒店展開談判，談判那天我與藥政處蕭美玲處長，陪同胡醫師一起去參加，現場不時出現幾位理小平頭、穿白布鞋的年輕人，交頭接耳，穿梭其間，大有山雨欲來風滿樓的感覺。所幸在高建文副總裁坐鎮下，最後不但成功達成和解，而且雙方還變成好朋友，共同以往生者之名義，在母校成立了獎學金，診所正常營業，此事圓滿落幕。

## 借重公衛前輩智慧

為擷取前輩智慧，以精進台灣公衛，張署長於任內常邀請周聯彬、蕭慶倫、陳紫郎、胡德偉等旅居國外著名公共衛生學及衛生經濟學之專家學者，回國參訪，到署指導；並聘請謝獻臣、林朝京、胡惠德等國內衛生界的大老，擔任顧問，為署效勞。

其中，謝顧問我不熟，平常也少互動；林顧問曾留下一則膾炙人口笑話，有次他打電話給樓下保健處的一位女職員，請她「上來跟我睡眠」，該同仁嚇一跳，細問後才知道，原來是林顧問國台語雙聲帶，把台語的「說明」，說成國語「睡眠」，逗得大家啼笑皆非。

至於，胡惠德顧問，跟我比較熟，我對他的瞭解，當然也比較多。

胡顧問智慧高，為人又很豪爽，聽他講述台灣公共衛生，一些鮮為人知陳年往事，既是一種學習，更是一種享受。他對我們這些後生晚輩，除公事上給予指導之外，私底下也常和大家打成一片，跟我們話家常，帶我們去喝酒。他於我們算是亦師亦友，我們對他則是沒大沒小，但是他不介意，永遠都笑嘻嘻。

在張署長任內，他已經七十歲，仍然作出許多貢獻，讓人留下永恆懷念。

民國81年，為了詳實記載台灣公共衛生演進過程與重要的事蹟，張署長決定要著手進行《台灣地區公共衛生發展史》的編纂工作，除了邀請公衛界的先進，提供各類資料與相片外，特別央請胡顧問，擔任全書總編審。當年負責這項業務的企劃處科長林慧芳說：為了圓滿達成任務，胡顧問都逐字審訂，讓人覺得非常不捨，但也對他更加佩服。在胡顧問的督導下，全書共五大冊，分二次完成之，前三冊於台灣光復五十週年紀念日時，即民國84年10月25日出版，記載台灣光復以前二十五年期間公共衛生重大事蹟；相隔兩年後，出版另二冊，詳述台灣光復以後二十五年間的公共衛生發展歷程，替台灣公衛發展，留下了歷史見證，也為過去台灣的醫療，保存彌足珍貴的資料。

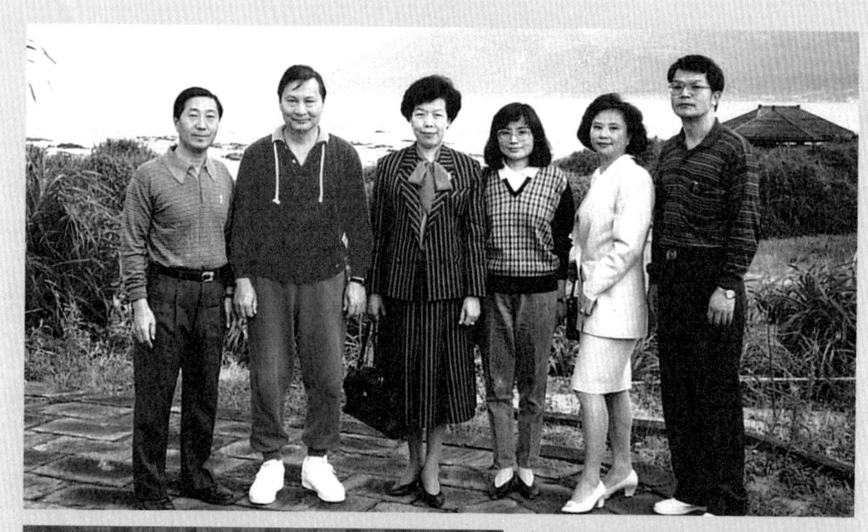

↑民國81年3月，衛生主管人員業務座談會後，前往貢寮海邊踏青。（右一為賴進祥）

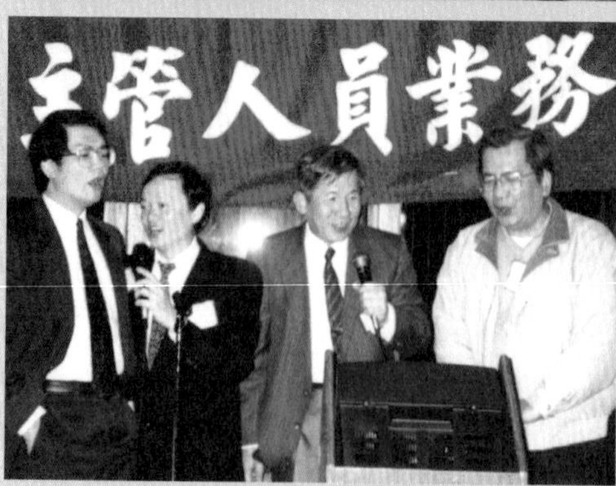


←民國83年1月，衛生機關主管人員業務座談會在墾丁凱撒飯店舉行，晚餐時與會者一起上台合唱。（右起：楊漢淙、張博雅夫婿紀展南醫師、葉金川、賴進祥。圖／賴進祥提供）

民國84年，全民健保開辦，負責審理全民健保爭議案件的爭審會同時趕著成立，要請誰來擔任該會主任委員，一時成為張博雅署長的頭痛問題，我與醫政處處長楊漢湶討論後，都認為胡顧問在衛生醫療界，不但輩分高，而且聲望隆，於是向張署長建議由他出任，就這樣敲定了這一樁人事案。後來我也奉派擔任該會委員，剛開始大家都不知道審定書應該要怎麼寫，胡顧問就指定我撰寫第一份審定書，以便承辦人員可以仿照辦理，同時也規定我要協助他處理會內一些疑難雜症問題，問他為何要這樣折騰我，他笑著回答說：「你設計我當主委，我就把你拖下水！」

胡顧問守正不阿，做事情勇於負責，記得健保開辦之後，第一家因違規而遭到健保局核予停止特約之處分者，是以處理黑道槍傷聞名全台灣的一家地區醫院，該院後來依法申請爭議審議，召開爭審會，討論該案時，有人提醒這家醫院背景特殊，是否需

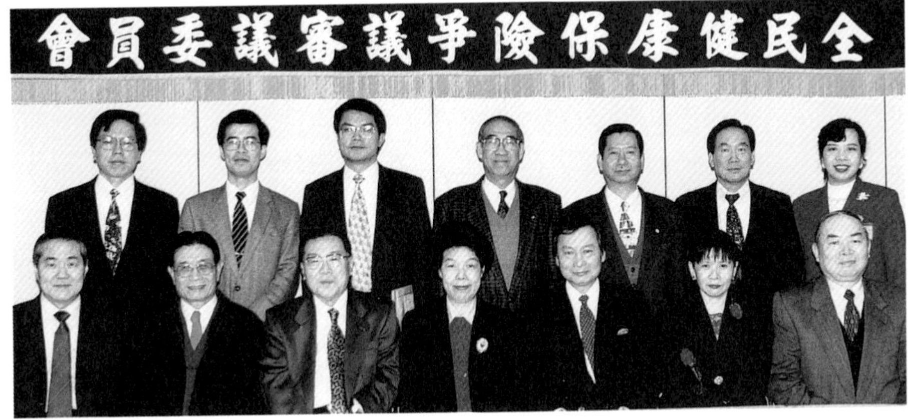

民國85年，「全民健保爭議審議委員會」委員合影。

要審慎一點，以免衍生無謂困擾，擔任主席的胡顧問，馬上作成明快裁示：「該怎麼辦，就那麼辦，進到廚房，不能怕熱！」讓大家見識到歐吉桑，並不是喝稀飯長大的。

爭審會主委，任期為二年，胡顧問共歷任四屆主委職務，期間總共受理七十五萬餘件全民健保爭議案件，平均每個月，接近一萬件，在蔡素玲執行秘書及同仁的力挺之下，都能如期審理完畢，創造健保另類奇蹟，協助健保制度，穩定有效運作。

因張署長為國惜才，以禮相待，這一些公衛界重量級的前輩，都樂於為台灣這塊土地，竭盡所能，奉獻到底，我們也才看得到，這些感人的事蹟。

## 漁民抗爭燙手山芋

民國81年3月，衛生署發布了「市售魚類含汞量的抽樣檢驗結果」，顯示鮪魚、旗魚、油魚、鯊魚四種大型深水魚類，部分檢體汞的含量，有超過標準的現象，引起漁民團體不滿，認為打壓魚類產銷，眾多漁民在立委吳德美的帶領下，包十部遊覽車，到衛生署抗議。

張署長同意由漁民推派代表進到署內協調，抗議漁民，意見分歧，討論良久，未有共識。蘇澳、高雄地區漁民，不願推派代表，憤而先行離去，東港漁民則留下來，推派代表上樓溝通。

張署長於接見抗議之漁民時，除說明藥檢局抽驗的過程外，也表明衛生署必須保障市售食品安全與衛生的堅定立場，而且也必須兼顧消費者知的權利，同時回應漁民要求，下次抽驗將會改進，擴大採檢樣品，累積更多數據，漁民不滿情緒，終於獲得平息，陳情抗議活動，就此劃下句點。

詎料，一波才平，一波又起，前門拒虎，後門遇狼，當時憤而先行離去的蘇澳、高雄兩漁會，不滿東港漁民，表現過於軟弱，乃決定由蘇澳漁會，發起更大規模抗爭，並公推出生於宜蘭縣蘇澳鎮，時任國大代表的楊吉雄領軍，率同各地區之漁民，分坐一百輛遊覽車，擇期前來本署抗議，此事引起高層注意，行政院亦來電關切，如何妥善因應處理，成為手上燙手山芋。

經面報署長後，我一方面央請羅東博愛醫院創辦人許文政幫忙，他馬上打電話給正在陽明山中山樓開會的楊吉雄，請他不要輕舉妄動。另方面則帶領食品衛生處副處長陳陸宏與藥檢局同仁，趕往蘇澳漁會，重新進行抽驗，同時和漁會的主管幹部會面，詳加說明，展現誠意。

漁會幹部非常好客，招呼我們共進午餐，還叫啤酒助興，說要無限暢飲，佳肴入口，黃湯下肚，酒越喝越盡興，話越講越投機，欲罷不能，一再續攤，最後他們慨然承諾，取消這次抗爭活動，折騰一天，精疲力盡，回到台北，已經凌晨。

由於抗爭是否取消，我並沒有十足把握，因為酒話不足憑信，所以回來也不敢說。不久有次署務會議，政風室曹石壑主

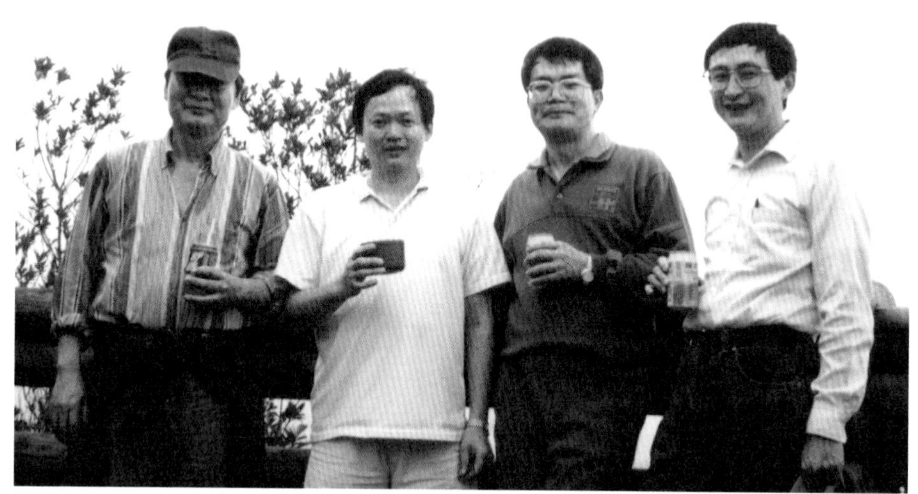

民國83年11月，主管假日相約去爬木柵附近小山，隨後到大團圓餐廳喝生啤酒。（右起：張鴻仁、賴進祥、葉金川、石曜堂。圖／賴進祥提供）

任，卻道出了相關訊息，他說根據警方情資，星期五本來有漁民要來遊行，但是經主秘去與漁會溝通後，一百部遊覽車全部取消，已確定不會來本署抗爭，張署長聞之欣喜，乃指示應予獎勵，我因此經核定記功一次，陳陸宏副處長嘉獎二次。

烏來的李員外村城兄，衛生署很多人都認識，他是葉金川副署長，認識多年的好朋友，我們經常去他那裡泡溫泉、採柑橘。他介紹朋友時，都說我很異類，上班跑去喝酒，回來還被記功，其實我這個功，得來並不輕鬆。

# 以智慧與毅力
# 精進醫療照護體系

楊漢湶

時任　行政院衛生署醫政處處長
　　　全民健康保險規劃小組執行秘書、體制組召集人

與張署長共事七年多，相識三十餘載，亦長官亦師亦友。她充分授權又體貼部屬，是本人於公務生涯中極為充實、忙碌、愉快、難忘又很有收穫的一段時間。

張博雅從民國79年6月2日至86年8月31日，擔任行政院衛生署署長，達七年三個月，為歷來任期最長的中央衛生首長。其任內適值台灣醫療衛生事業蓬勃發展之際，張署長身為醫界的大家長，任重道遠，對台灣的醫療衛生建樹貢獻甚多。

在健全醫療照護體系方面，仍依據醫療法規定繼續推動醫療網計畫，均衡醫療資源分布，縮短城鄉差距，嗣將台灣地區之醫院分區分級，透過醫院評鑑機制將醫院分為三級，即醫學中心、區域醫院及地區醫院，並規劃各醫療區域各層級醫院之合理病床數，作為核准各醫療區域病床新擴建之依據。台灣地區醫療資源的量與質，始得以均衡發展。

此外，張署長任內對法案的推動，更是不遺餘力；各項計畫從擬定到執行，都有亮眼的成果，其中最令人稱道的，莫過於規劃全民健康保險，促進全民健康；設置醫療發展基金，成功的讓醫師走入偏鄉。在規劃過程中，她充分展現卓越的領導力、重視時間與效率、凡事親力親為、思考靈敏、不畏艱難，具有勇於擔當的個性，以及善於溝通的能力。

## 規劃全民健康保險

政府於民國77年，由行政院經濟建設委員會開始第一期全民健康保險規劃，行政院衛生署於民國79年7月1日，接辦後續第二期規劃工作，嗣於民國82年10月間，分別將「全民健康保險法

（草案）」及「中央健康保險局組織條例（草案）」送請立法院審議。

當時在立法院總共有七個全文版本併案審查，還有許多部分條文的提案。張署長排除萬難，經過立法院內激烈的爭執折衝，還有院外很多團體的遊行抗議，最後，國民黨李登輝主席一聲令下，國民黨立委全面動員，挑燈夜戰並採記名表決，從民國83年7月18日上午9時到隔天早上6時17分，「全民健康保險法」終於在

民國86年5月，連戰院長頒發獎章給規劃執行全民健保有功人員。（左起為楊漢湶、朱婉清、郭婉容、連戰、徐立德、張博雅、葉金川、石曜堂。圖／楊漢湶提供）

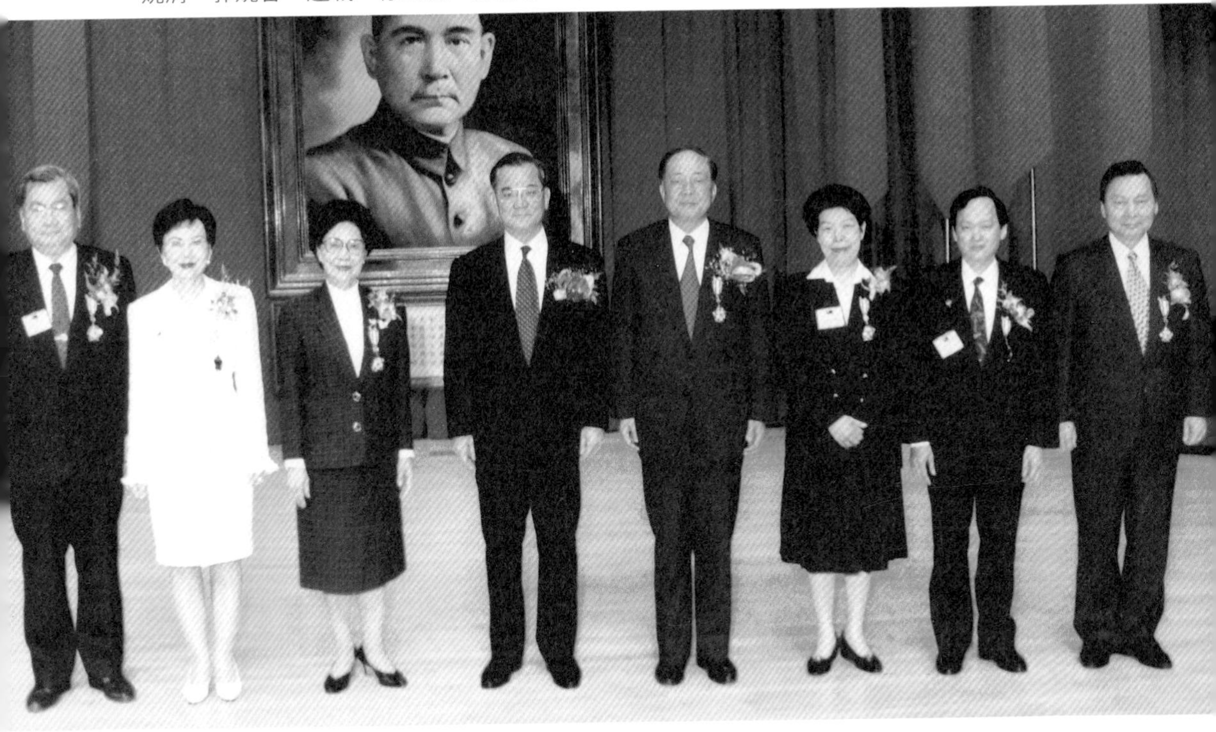

同年7月19日完成三讀程序，8月9日由總統公布。惟因有關強制投保的條文在立法院二讀時遭刪除，致全民健康保險有可能成為弱體保險之疑慮，旋經協調由廖福本立法委員提修正案，增訂強制投保的條文，於同年10月3日由總統公布修正。「中央健康保險局組織條例」則於12月30日公布，中央健康保險局隨之於民國84年1月1日成立。

我國憲法原來明文規定，國家應該推行公醫制度，但當時規劃要實施全民健康保險制度，如果沒有修憲，屆時實施全民健康保險則有可能形同違憲。民國81年，國家成立修憲小組，馬英九前總統時任法務部部長兼增額國大代表，他從修憲會場打電話給張署長，請教憲法說要推行公醫制度，但你們衛生署說要實施全民健康保險制度，到底要採哪種制度？張署長回應說：「是要實施全民健康保險制度」。馬前總統隨即在議事會場運作，針對此點提出增修條文，並於同年5月28日通過：「國家應推行全民健康保險，並促進現代和傳統醫藥之研究發展」。

而要把隸屬於不同部會主管的十三種相關保險整合，難度極高，不相同的保險費率、被保險人負擔比率、給付標準等等，技術上就不容易，主管機關的態度更是關鍵。一開始只有內政部主管的農保因虧損累累想納入，公、勞保雖也存在著很大的潛在虧損，但銓敘部、勞委會、公保處等，均不想被整合。行政院郝柏村院長在聽取經建會所作的全民健保第一期規劃報告時，還問到能不能維持公、勞、農保現有體制，但他瞭解其緣由後，當下同意將所有的醫療保險整合，自此，整合的工作才走得順利。

為了全民健康保險法法案能得到支持，張署長親自帶領規劃小組成員，逐一拜訪各部會進行溝通，包括財政部、主計處、內政部、勞委會、銓敘部，以及相關勞資、醫事團體、全國工業總會、全國商業總會、勞工全國總工會等，拜會活動均由規劃小組執行秘書楊漢湶做簡報，張署長再回答問題，將各方之意見盡量整合入法條內。

全民健保法通過了，健保局也成立了，但勞、農保條例必須配合修正，刪除有關醫療給付部分條文，卻還擱置在立法院，而農曆年過後，行政院預定於民國84年3月1日實施全民健保的日子已迫在眉睫。

張署長於同年2月25日星期六上午11點半前往行政院請示連戰院長，得到連院長「如期開辦」的指示。張署長馬上回衛生署內，通知下午3時召開會議，邀請各醫學中心院長、醫院協會理事長，以及醫、牙、藥、護等公會全聯會理事長與會，會上張署長一再勸進，動之以情，全民健康保險終能如期上路！因此，被笑稱是籌備七年，四天就上路的全民健保。

勞保條例於同年2月28日由總統公布修正，農民健康保險條例則因未能如期完成修法程序，於全民健保開辦後，由內政部於民國84年3月17日函釋農保醫療給付部分併入全民健保辦理。

## 設置醫療發展基金，獎勵民間興建醫院，便利偏鄉民眾就醫

在七〇到八〇年代之間，有不少大型醫院在都會區新建或擴建病床，雖提高了台灣整體病床人口比，但也因而拉大了城鄉差距 。因此，不得不採取策略，在醫療資源多的地區限制興建醫院、在醫療資源不足的地區鼓勵興建醫院。衛生署也在民國80年初經報奉行政院核定設置「醫療發展基金」，於同年6月28日行政院發布「醫療發展基金收支保管及運用辦法」（含醫療資源缺乏次區域名稱），公開受理民間於資源缺乏地區興建醫院之申請案。審查通過之建院所需經費，由該基金依照建院地點補貼醫療機構向銀行貸款之利息，第一優先獎勵區（每萬人口一般病床少於十床的地區）補貼利息百分之八十，第二優先獎勵區（每萬人口一般病

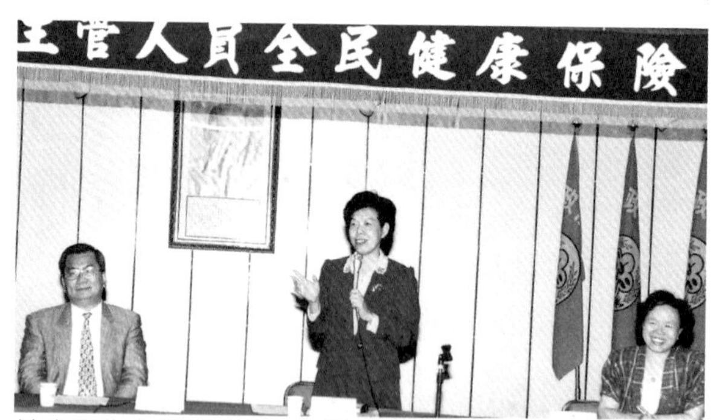

地方衛生主管座談會。（圖／楊漢涼提供）

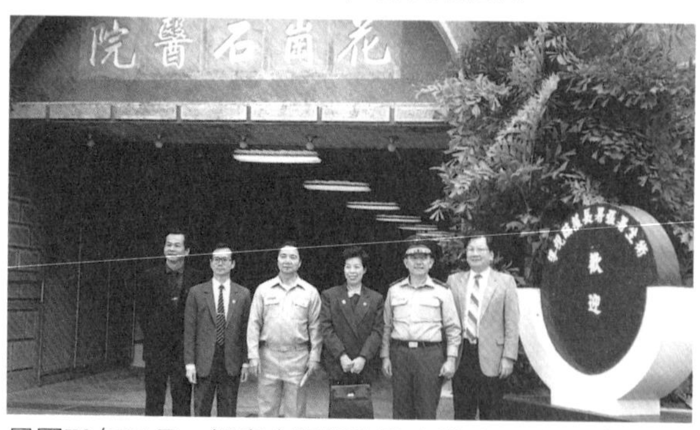

民國79年11月，視察金門衛生醫療業務。（圖／楊漢涼提供）

床十至二十床的地區）補貼利息百分之六十，貸款期限十五年，惟建院完成後必須提供醫療服務至少十年。此為國內第一宗由政府獎勵民間發展醫療事業之措施，吸引了多位優秀醫師下鄉開業，也提升當地開業醫師改善服務環境與設施之經濟誘因，達成提高偏遠地區醫療服務量與質之綜效，醫療資源缺乏區由民國81年之三十七個次區域逐年減少，至民國92年只剩五個，有效紓緩健保推動初期「有保險、無醫療」之壓力。

該基金獎勵興建醫院至民國92年，隨著獎勵區減少，已無新申請案，初步達成階段性任務。截至民國100年止，同意獎勵且完成建院並提供服務者，計醫院七十一家，診所六十一家，增加之病床數為一般急性病床二千八百六十四床，精神科病床二千一百七十一床，護理之家床一千一百七十九床。

## 訂定精神衛生法，保障弱勢患者權益

衛生署推動精神衛生法之立法工作多年，終於在民國79年11月13日獲得立法院三讀通過，總統於同年12月7日公布施行。這法案奠定了精神衛生工作法制化的基礎，對政府、服務機構、病人及家屬、乃至整個社會有極為深遠的影響。

精神衛生法明定各級政府應設置專責單位及人員，辦理精神疾病防治業務，但在該法通過之前，只有行政院衛生署醫政處於民國76年7月設精神衛生科，為全國第一個精神衛生專責行政單

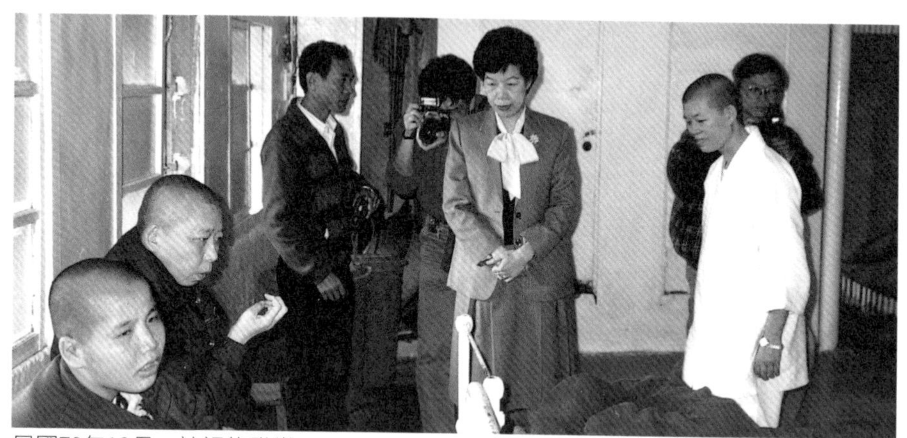
民國79年12月，訪視龍發堂。

位。隨後，台灣省政府衛生處於民國78年7月，高雄市政府衛生局於民國79年1月，台北市政府衛生局於民國82年3月分別成立精神衛生股。行政院衛生署自民國81年開始，補助各縣市衛生局聘用專人辦理精神衛生行政工作，一體完善全國各層級之精神衛生專責行政體系。

而提升醫療照護品質，足夠的醫療人力與設施是首要條件，過去台灣地區精神醫療人力及設施普遍不足。在增加精神科設施方面，行政院衛生署首先要求公立綜合醫院，必須全面開辦精神科之門診業務，這使得省（市）立綜合醫院設有精神科門診者，從原來民國74年的五家，增加到民國86年的二十八家；其後，補助省（市）立綜合醫院開辦日間住院照護業務，進而全面補助省立綜合醫院設置精神科全日住院病房，並規劃興建省立嘉南療養院、省立玉里醫院。從民國81年至87年間，行政院衛生署補助台灣省增建及整建精神醫療機構經費，累積達新台幣三十五億八千三百餘萬元。

自民國80年起，於醫院評鑑基準規定，區域醫院以上皆應設置精神科病床提供住院服務；民國81年起運用醫療發展基金，以補助貸款利息方式，獎勵民間興建精神科醫院。這兩項措施對醫療設施的增加，均有顯著效果。此後，年輕醫師選擇精神科執業者其人數也增多。台灣在民國79年精神醫療機構有一百一十二家，開放全日住院病床數為一萬一千九百三十五床，日間住院床為五百五十九床；迄民國89年，精神醫療機構數已達二百一十一家，全日住院床開放數一萬七千七百七十八床，日間住院床為三千五百二十床。

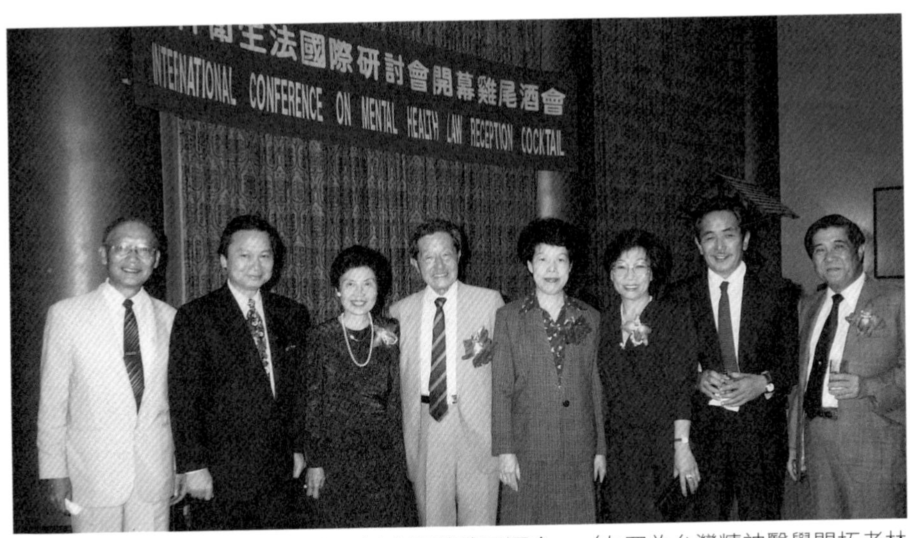


民國81年5月，精神衛生法國際研討會開幕雞尾酒會。（左四為台灣精神醫學開拓者林宗義教授、右一為開設台灣首座老人精神病房的沈楚文醫師）

依據精神衛生法相關條文之規定，政府應按需要設立或獎勵由民間設立精神醫療機構、精神復健機構、以及心理衛生輔導機構，行政院衛生署自民國78年開始，即編列預算補助公私立精神醫療機構及康復之友協會，辦理精神病患社區復健計畫，包括社區復健中心，庇護性工作場所及康復之家；接續依據法律授權，復於民國83年12月28日發布「精神復健機構設置管理及獎勵辦法」，鼓勵民間參與設置，建構完整精神醫療照護體系。

多年來，行政院衛生署採取各項具體措施，積極培育精神醫療專業人才，並擴增其人力；包括提高精神科醫師之待遇、分發公費醫師至精神科服務、提供國內外進修之機會、辦理繼續教育、建立精神科專科醫師與專科護理師之制度、推動職能治療師、社會工作師、心理師之證照制度、提高醫院精神科評鑑人力之標準、協調修改公立醫院精神科之組織並擴增員額等。精神醫療專業人力，從民國74年一千一百九十六人（其中精神科醫師二百零二人），增加至民國89年四千四百九十九人（其中精神科醫師八百二十八人）。

在病人人格與權益保障方面，精神衛生法明定病人享有人性與尊嚴的權利，應免於被歧視或非法利用；病人應接受專業治療且保有住院治療自主權，除非依法予以強制，住院期間病人應享有個人隱私、自由通訊及會客之權利，病人的合法權益受侵害時亦可依法申訴。該法相關規定亦符合「1991年聯合國保護精神病患者與改善精神保健原則」之精神，使病人能夠獲得妥適醫療與照顧，並維護社會和諧與安寧。

## 推動醫事人員法立法

推動各類醫事人員法之立法，旨在建立專業及人員的管理制度，依法授予專業證照，專業證照對於保障相關人員專業的發展與工作權益極為重要，更涉及其專業尊嚴。

護理人員原來依據護理人員管理規則建立證照制度及管理，為期法律更嚴謹，乃擬定護理人員法草案，於民國80年5月完成立法；繼之把不合時宜的助產人員法作了修正，於民國81年4月修正通過。護理人員及助產人員均早已發給專業證書，俟政府規定新的專業證照需符合法律規定，始得辦理。

醫事技術人員法之立法，業者期盼殷切。醫事技術相關專業制度的建立，須有法律依據，行政院衛生署亦曾作了許多努力。民國79年，衛生署曾草擬醫事技術人員法草案，期將醫檢師、放射線師、復健治療人員、鑲牙人員等非醫師的醫事人員一併納入規定。這幾類人

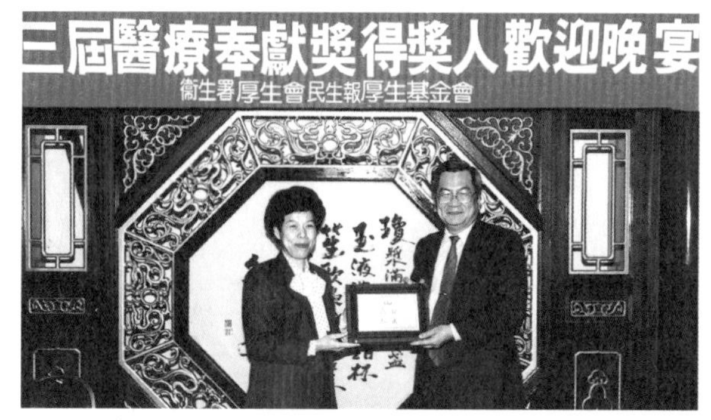


民國82年3月，楊漢湶獲頒贈醫療奉獻獎評審委員感謝獎牌。（圖／楊漢湶提供）

員看是很相似，實則小同大異。除專業不同外，其發展歷史及從業人力結構、所屬教育體系也不一樣，要訂一套法律適用各類人員，因其問題不一，溝通難有共識。因此調整策略，改採各類人員分別立法。當時，在立法院排隊候審的法案有兩百多案，排進議程甚為不易，只有選擇尚未有證照的類別優先進行。

就物理治療師法而言，物理治療學系民國56年在台大首創。民國60年，第一屆學生畢業。這些畢業生在沒有專業證照的情況下，持續工作了二十年，亟待解決。因此，行政院衛生署在民國80年2月完成物理治療師法草案報行政院。立法院於民國81年4月29日召開第一次聯席會議，會中有委員堅持要釐清傳統醫療與物理治療的異同，當時未能提供可被接受的說明而被擱置。至民國82年12月13日才再召開第二次聯席會議繼續審查。復健科醫師團體在同年12月22日第三次聯席會議時還到立法院舉白旗抗議。立法院終於在民國84年1月17日三讀通過物理治療師法，於同年2月3日由總統公布。民國85年12月4日衛生署訂定發布「物理治療所設置標準」，明文規定物理治療所提供物理治療評估之項目、人員與設施及作業規定，以及物理治療所應有醫師開具需施行物理治療之診斷、照會或醫囑，始得接受病人施行物理治療。

而職能治療師法之立法，因台大職能治療學系於民國59年才開始招生，眼見物理治療師法已完成立法，為建立職能治療師專業制度，也積極推動立法。職能治療師法乃於民國86年5月21日公布，並即訂定發布「職能治療所設置標準」，規定職能治療所提供職能治療評估之項目、人員與設施及作業規定，以及應有醫師開具需施行職能治療之診斷、照會或醫囑，始得接受病人施行職能治療。

## 制定緊急醫療救護法

政府為加強全國緊急醫療救護體系之運作，提供民眾完善之救護服務，緊急醫療救護法於民國84年8月9日完成立法並公布施行，隨即據以研訂、修訂相關子法規和實施計畫，以期該法所建構之醫療救護體系基本架構與建置脈絡能與國際脈動同步。

民國85年4月，澎湖緊急救護直升機啟用。

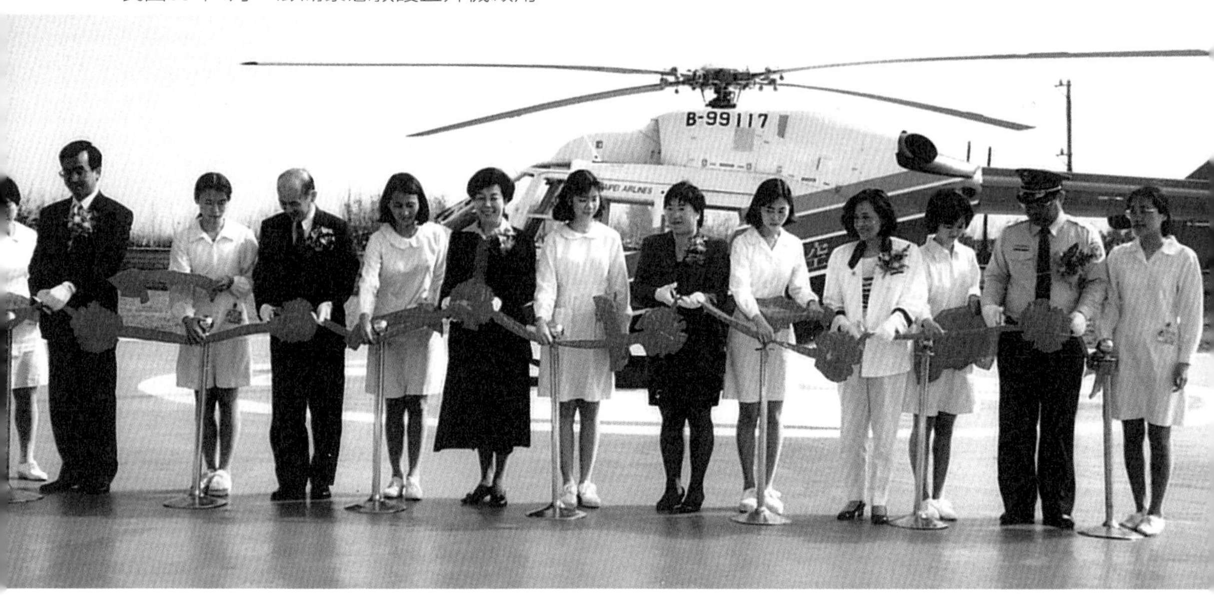

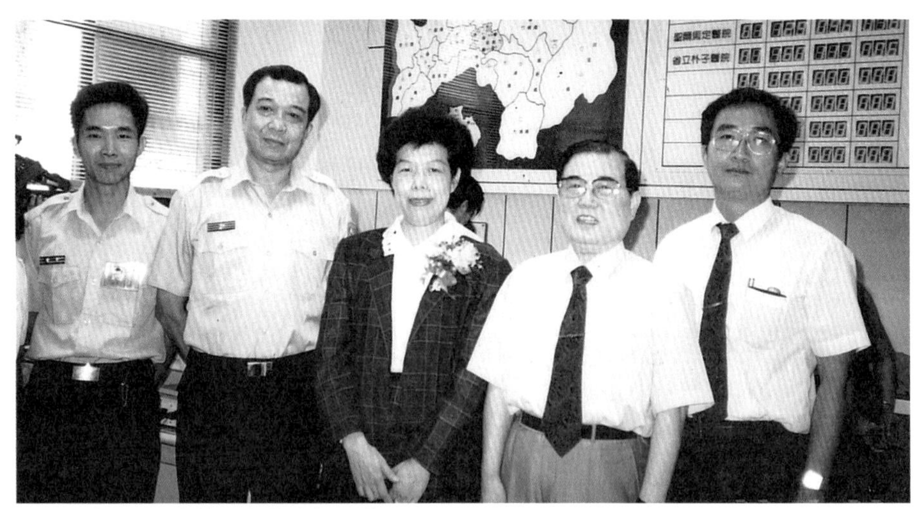


民國82年6月，嘉義緊急醫療網開幕。

緊急醫療救護體系包括到院前和到院後兩部分。從出事現場之急救到送醫途中之救護，稱為「到院前救護」，到院前救護工作由消防單位負責，並成立由救護人員24小時執勤之「救災救護指揮中心」，處理緊急救護事項；到醫院急診後之救護則稱為「到院後緊急醫療救護」。建置整個體系時，必須從人力供給、人員訓練、通訊聯絡、交通運輸、急救醫院設施、消防單位、志工參與、病人轉診、民眾衛教、民眾醫療資訊查詢和全國性救災救護指揮調度中心之建立等面向著手。

## 鬆綁規定，順應民意靈活運用行政措施

一、要求補發國術損傷接骨技術員登記證之抗爭：民國64年為實施醫師法，發布國術損傷接骨技術員管理辦法，解決從事

傳統接骨整復人員工作問題。其後有一些國術會會員自稱未及領取國術損傷接骨技術員登記證者，多次遊行訴請衛生署補發登記證，但又缺乏有力證據，極為困擾。為解決類似問題，行政院衛生署於民國82年11月19日公告：「不列入醫療管理之行為及其相關事項：（一）未涉及接骨或交付口服藥品，而以民間習用之外敷生草藥與藥洗，對運動跌打損傷所為之處置行為。（二）未使用儀器，未交付或使用藥品，或未有侵入性，而以傳統習用方式，對身體疾病所為之處置行為，並不得為醫療廣告」。自此，推拿、按摩、收驚、神符等民俗習用的療法，回歸民間。

二、解釋掛號費非醫療費用：由於各醫院之掛號費標準不一，解釋南轅北轍，見仁見智，甚至有些地方醫師公會與醫院還為此訴之公堂，行政院衛生署曾於民國79年10月26日去函：「掛號費不屬醫療法第十七條所稱之醫療費用。貴管所核定公告之醫療費用收費標準中掛號費乙項，請公告修正刪除，由醫療機構自行訂定標準收取，請查照」。復又於同

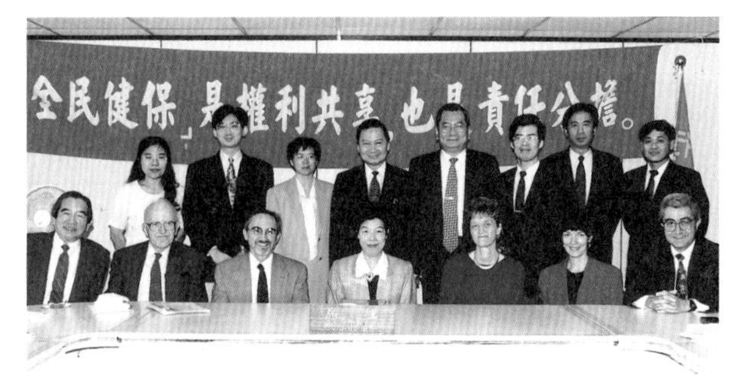


民國83年11月，美國約翰霍普金斯大學學者到台灣參訪。（後排右四為楊漢湶。圖／楊漢湶提供）

年12月20日函釋略以：「醫療法第十七條所稱之醫療費用，當係指醫療上所發生之費用而言。而掛號費固係醫療機構之收費，惟其並非醫療上所發生之費用，自不屬醫療法第十七條所稱之醫療費用。屬行政管理費用」。正式定調掛號費為行政管理費用，可由醫療機構自行訂定標準收取。

三、醫事人員證書從申請日生效：醫事人員檢覈考試一年兩次，及格者領到考試及格證書，即可到行政院衛生署申請醫事人員證書。由於每次考試及格的人數約四千人，大部分人在取得考試院的及格證書後，幾乎都集中在相同的幾天內到行政院衛生署申請發證，而且都很急，因為有了證書才能找工作、或調薪。衛生署礙於既有的人力，約須一個月才能將證書全部發出。經從申請人的目的考量，研究如何改變作業流程，讓每份申請案在收件時編號，以收文日為證書生效日，收文號即為證書號碼。然後發給每位申請者一張便箋，即可以拿這張便箋到服務單位去辦理到職或調薪等手續，證書後補。同時，發文給所有衛生局及醫院告知此項措施，請配合辦理。此舉，既達到申請人的目的，也克服了為因應特殊情況，行政院衛生署發證人力不足的問題，共創雙贏。

# 回首來時路，難忘領路人

賴美淑
時任　行政院衛生署保健處副處長、處長
　　　副署長

張博雅為衛生署第五任署長，這段期間是推動全民預防保健政策的開墾拓荒期，她以醫師、公共衛生學者的背景，打出「健康是您的權利、保健是您的責任」口號，建立全民健康的願景。有幸當年能與保健處全體同仁，貫徹此目標，以專業，熱忱與張署長一起打拚！

近年來，政府政務官的任期都不長，張博雅女士接任衛生署第五任署長，從民國79年6月至86年8月31日，足足超過七年。這段期間是推動全民預防保健政策的開墾拓荒期，有幸在張署長的領導下工作，即使三十年後的現在，回想起完成的幾件重要事項，還是有熱血縈懷之感。

## 菸害防制，十年有成

吸菸對於人體的危害，在醫學已有充足的證據，但如何讓整個社會對這重要議題凝聚共識，在當年就是嚴重的考驗。張署長非常平易近人，當年董氏基金會的嚴道董事長，只要約時間，一定接見。民國77年，董氏基金會促請政府推動菸害防制法，期間接見許多國際反菸團體。終於，衛生署在民國80年完成「菸害防

民國81年1月，參與亞太地區拒菸協會會議。（立者為董氏基金會創辦人嚴道董事長）

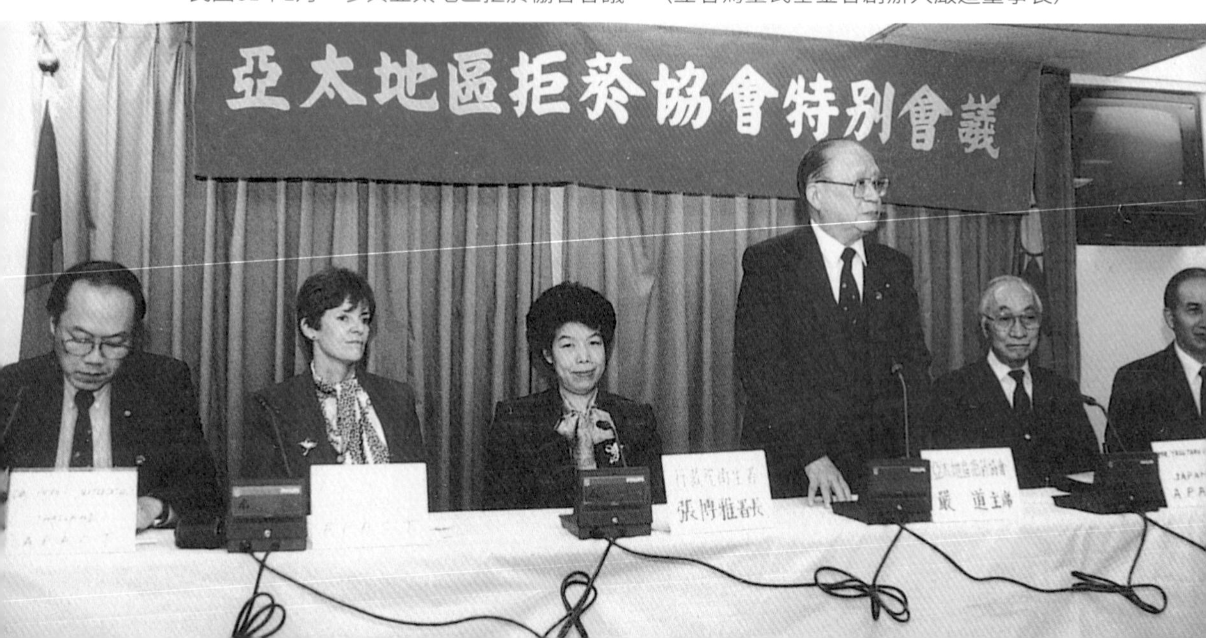

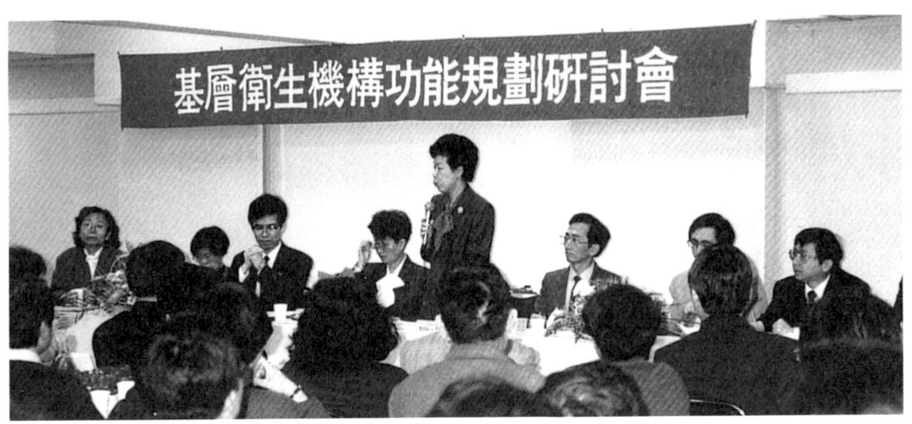

民國81年3月，衛生署舉辦基層衛生機構功能規劃研討會。

制法」草案，送立法院審查。經過近十年與菸商的周旋、遊說，終於在民國86年3月4日立法院通過「菸害防制法」，這是台灣反菸運動最有意義的成果。

回想民國70年代，台灣還沒有菸害防制的觀念，十年後，跌破大家質疑的眼光，結合民間團體、學術團體與醫界等先驅人士，完成第一個與國民健康促進相關的法案。反觀日本，礙於2021年將舉辦奧運，2020年4月才全面施行納入防制二手菸相關規範的《健康增進法修正案》。由此可見，同屬亞洲國家體系，我國在菸害防制立法上引領先鋒。

## 保健基礎資訊工程，台灣的驕傲

全民健保尚未開辦前，全國三百六十九個衛生所是民眾最接近的醫療保健服務單位。在臨床業務方面，偏遠地區門診服務量不少，不僅需要藥品調劑，還要申報公勞保；在公共衛生方面，小小衛生所負責促進社區健康之責，業務繁多，預防接種是最大宗；當然還有家庭計畫、肺結核追蹤、慢性病管理、子宮頸抹片篩檢等。為了讓資訊管理更有效率，推動衛生所業務電腦化。透過資訊網路，讓醫師的診斷與處方，直接連線到藥局，可以快速估算所有藥品的庫存量，方便每月的公勞保申報，不必人工計算即可完成。另外，嬰幼兒預防接種的詳細資料，可存於個人資料檔案中，不論開據或查詢所有疫苗接種紀錄，都相當方便。

接續，完成視窗版的「衛生所資訊系統」開發及建置，包括醫療與保健各項服務，並推廣到全國所有衛生所。即使是偏遠鄉鎮的衛生所，不僅擁有連線的網路系統，教育訓練與執行也都到

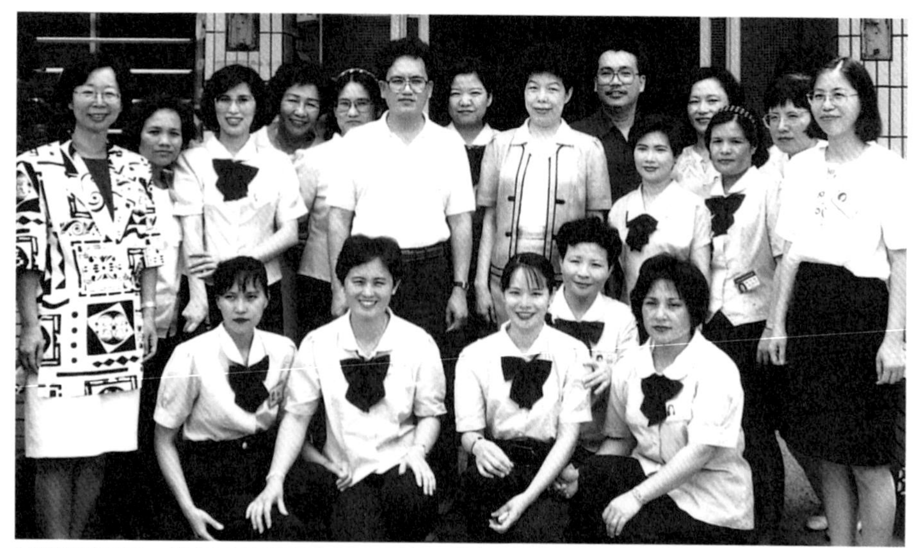

民國82年6月，巡視秀林鄉衛生所。（左一為賴美淑）

位，這可說是政府單位第一個完成行政業務電腦化的最佳表現。此系統更於年度最大資訊月的選拔活動中得獎，張署長在民國83年親自上台領獎。猶記得，有天下午參訪板橋一間服務量龐大的衛生所，預防接種現場，約有十台印表機一字排開，忙碌的聲音，很是壯觀。

其實，台灣基層醫療的健全化，就是從這些基礎工程逐步建構出今日的規模。走過SARS、迎戰新流感，台灣保健與醫療都是全民的驕傲！

## 子宮頸癌登錄，智慧結晶典範

子宮頸抹片是早期篩檢子宮頸癌的最佳方法，雖經政府努力宣導，但子宮頸癌的發生與死亡率仍然居高不下，癥結在於缺乏有效的管理系統，無從訂定篩檢的目標數。衛生所因無法取得哪些婦女曾至醫院或婦產科診所做檢查的記錄，不知道社區的婦女已有多少接受篩檢，建立全國性的子宮頸抹片登錄系統的基本建設是當務之急。幾經討論，確認登錄窗口最佳選擇是放在執行細胞抹片的檢驗單位，當時全力結合資策會、相關的業務單位與醫療單位，建置了全國性子宮頸抹片登錄系統。我們真正做到業務導向、系統分析、程式設計，及教育推廣的正確流程。

過程中，以全人口30歲以上婦女的人數分析，第一次估算出篩選率不到百分之二十，由於透過系統可以計算出每一鄉鎮市的

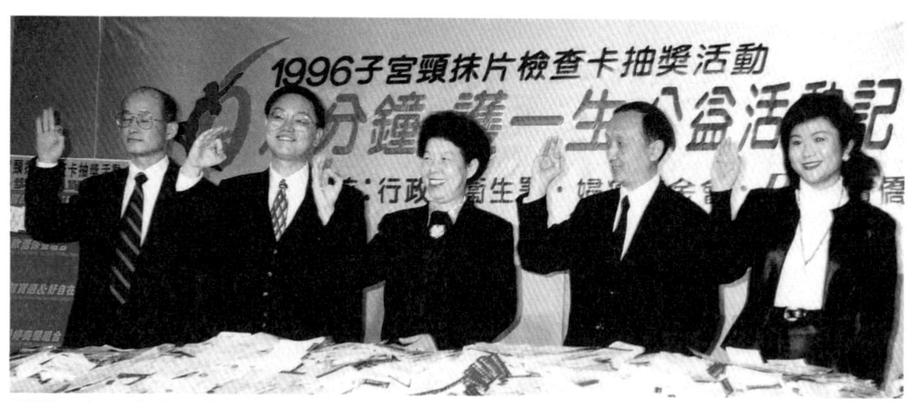


民國85年，衛生署與婦癌醫學會合辦「六分鐘護一生記者會」，鼓勵女性定期接受子宮頸抹片檢查。

篩檢率，即可清楚規劃預防保健的目標；張署長與吳香達教授以「6分鐘護一生」的宣導短片提醒婦女前往檢查，現今累計的篩檢率高達百分之八十九，子宮頸癌的發生率與死亡率都下降超過半數。可見預防重於治療的公共衛生工作，在這個項目上，我們清楚呈現了有目標、有做法，水到渠成的團隊能耐與智慧。

## 保健納入健保，全人健康大家一起來

全民健保於民國84年開辦，張署長所領導的籌備工作，不忘把預防保健納入給付的項目，陸續推出兒童預防保健、孕產婦產前檢查、婦女子宮頸抹面檢查、成人預防保健。

孩童的齲齒率，從嬰兒到小學生都節節上升。因此陸續推出學童氟水漱口計畫，及預防奶瓶性乳牙齲齒的宣導，確保兒童健康，並開始成人牙周病的調查，凸顯牙周病問題的嚴重性。

台灣的癌症發生率資料，同樣需要建立長期癌症登錄系統，在原有的雛型下，努力提升登錄資料的完整性與正確性。這些成果，在民國108年慶祝台灣癌症登錄系統四十周年的國際研討會上，獲得了國際學者的肯定與讚揚。另外，衛生署進行的「安寧療護」政策，也是在張署長任內拍板定案，展開規劃與推展。

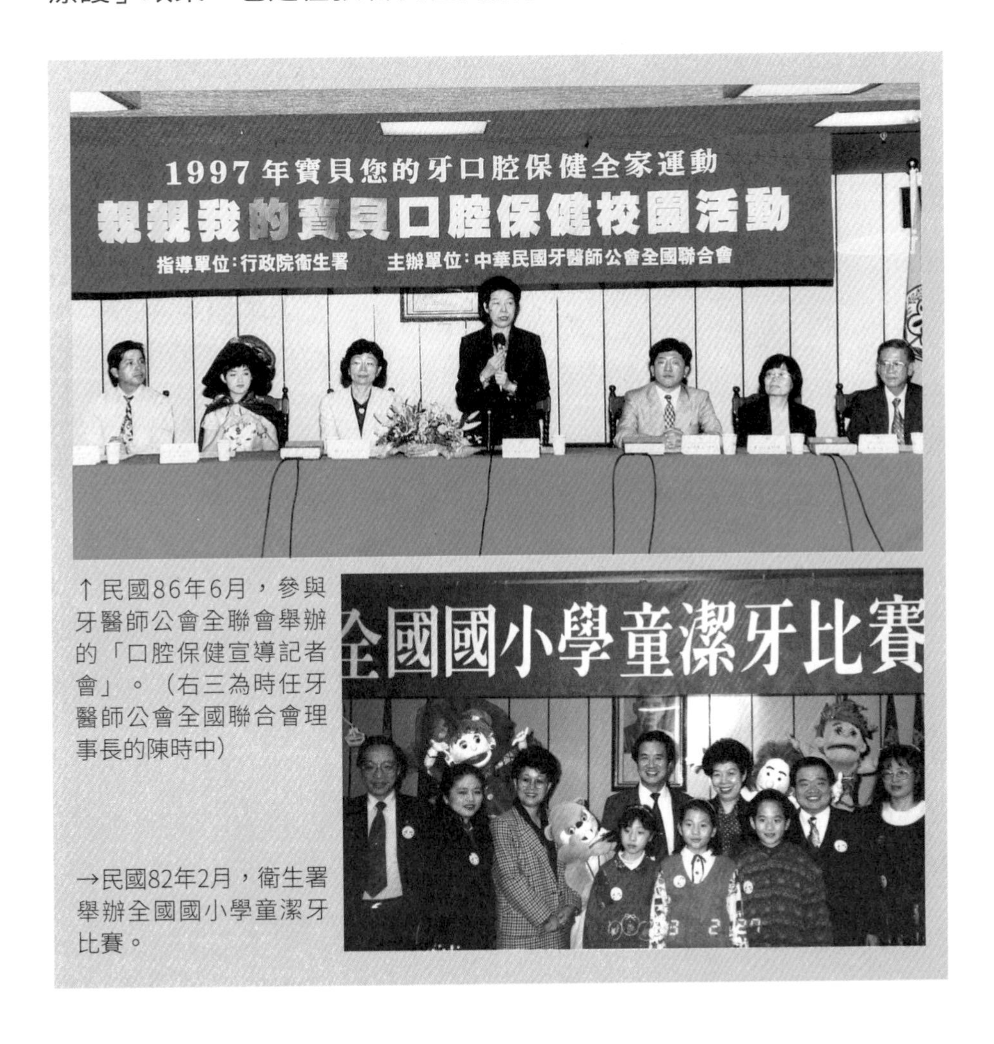


↑民國86年6月，參與牙醫師公會全聯會舉辦的「口腔保健宣導記者會」。（右三為時任牙醫師公會全國聯合會理事長的陳時中）

→民國82年2月，衛生署舉辦全國國小學童潔牙比賽。

張署長以醫師、公共衛生學者的背景，掌管國家的衛生政策，將健康促進相關的預防保健預算，增加數十倍之多，打出「健康是您的權利、保健是您的責任」口號，建立全民健康的願景。有幸當年能與保健處全體同仁，貫徹此目標，以專業，熱忱與張署長一起打拚！

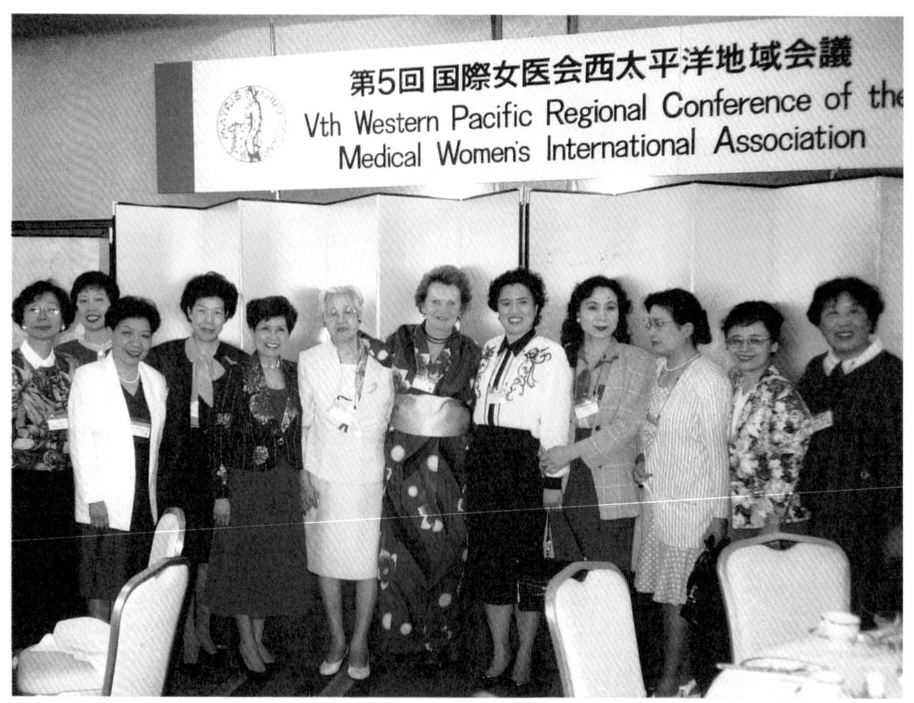


民國82年5月，參加國際女醫會西太平洋地區會議。（左四為張博雅、左一為賴美淑）

# 在危機中，大步前進

張鴻仁

時任　行政院衛生署藥政處副處長
技監
防疫處處長

張博雅署長是在民國79年郝柏村先生擔任行政院院長時，接任行政院衛生署署長。一上任就遇到安非他命大流行的危機，一波未平，一波又起；接踵而來的是連環的國際壓力，先是華盛頓公約要求傳統中藥禁止使用保育類動物（如虎骨、熊膽、犀牛角）；緊接著美國祭出301條款，要求醫藥品的專利回溯保護，引發製藥公會上街頭。

我有幸在張署長任內擔任藥政處副處長、技監及防疫處處長等職務，期間參與多項重大政策之推動與執行。也見證了長官之專業與擔當，在位期間對社會之貢獻，非三言兩語可以道盡。當時正值全民健保第二期規劃、藥師上街要求醫藥分業，數十年來未發照的無照中藥商，亦群起上街抗議。在防疫前線，各種疫病、食物中毒事件層出不窮，需要重建三痲一風計畫中的疫苗冷運冷藏供應鏈、預防接種資料電腦化，以及疫病監視系統再造等工作，可說是百廢待舉。

## 安非他命大流行，危機處理的典範

張署長上任後的第一次主管會議，當時藥物食品檢驗局黃文鴻局長提出一份統計（詳附表）指出，在國內從未檢驗出的安非他命已竄升為檢調單位委託檢驗不明藥物（毒品）的首位。張署長當機立斷，運用公共衛生流行病學的專業思維，宣布安非他命已經進入大流行，並立即向行政院報告，促成當年有名的「向毒品宣戰」政策。她建議行政院召開

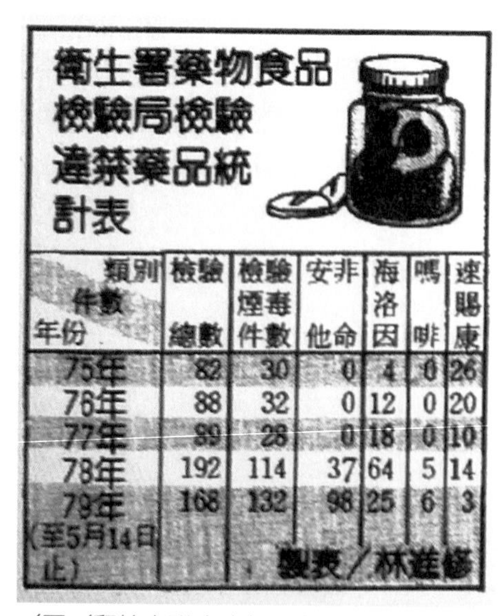

衛生署藥物食品檢驗局檢驗違禁藥品統計表

| 類別／件數／年份 | 檢驗總數 | 檢驗煙毒件數 | 安非他命 | 海洛因 | 嗎啡 | 速賜康 |
|---|---|---|---|---|---|---|
| 75年 | 82 | 30 | 0 | 4 | 0 | 26 |
| 76年 | 88 | 32 | 0 | 12 | 0 | 20 |
| 77年 | 89 | 28 | 0 | 18 | 0 | 10 |
| 78年 | 192 | 114 | 37 | 64 | 5 | 14 |
| 79年（至5月14日止） | 168 | 132 | 98 | 25 | 6 | 3 |

製表／林進修

(圖／翻拍自聯合晚報79年5月25日報導)

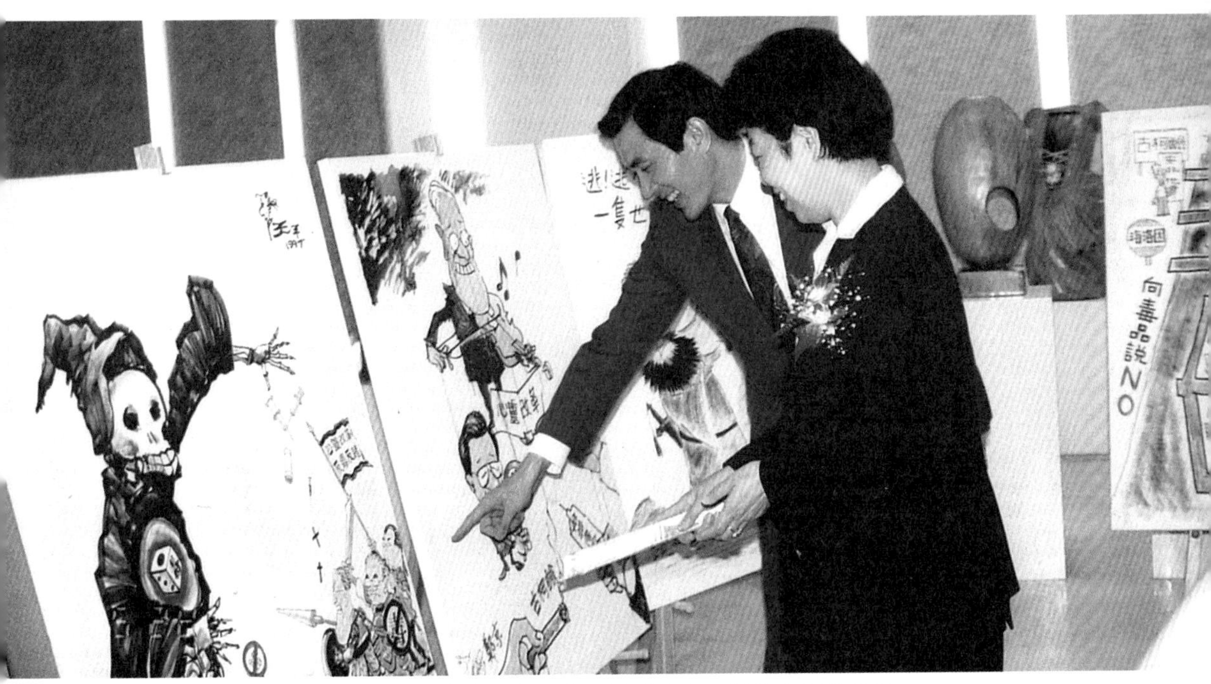


民國86年5月，「為了自己，遠離毒品」漫畫比賽頒獎典禮的得獎作品展。

反毒會議以及「動員戡亂時期肅清煙毒條例」之修法，因為聯合國於民國60年（我國退出那年）將全球反毒公約擴大範圍，納入部分安眠藥、迷幻藥、麻醉劑等影響精神的物質（Psychotropic Substances）。我國當時肅清煙毒相關法律係民國成立初期所訂定，只涵蓋傳統的海洛英、嗎啡、大麻、古柯鹼等毒品（或稱麻醉品，Narcotics），早已落後全球反毒腳步二十年，因此修法工程浩大。張署長的當機立斷以及危機處理，在短短兩年內，不但成功控制安非他命之流行，亦將我國的毒品防制工作在退出聯合國二十年後，再度與國際接軌，奠定我國後來對於毒品與管

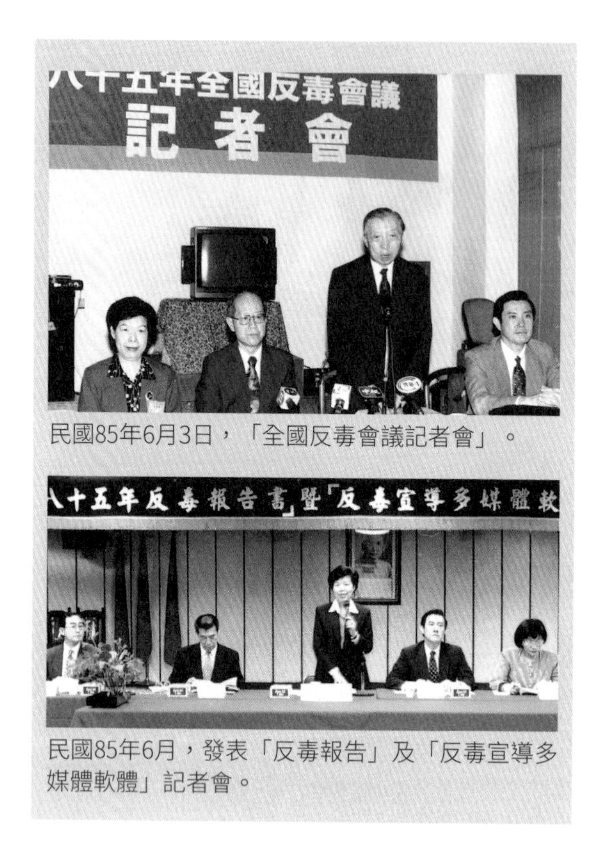

民國85年6月3日，「全國反毒會議記者會」。

民國85年6月，發表「反毒報告」及「反毒宣導多媒體軟體」記者會。

制藥品的管制基礎（請參閱拙作《關鍵戰疫》第六章，民國107年董氏基金會出版）。這次的反毒戰爭，自行政院於民國69年向毒品宣戰後，至毒品危害防制條例於民國81年7月完成立法。張署長在中央部會初次入閣，即展現過人的領導能力，這次戰役堪稱90年代政府機關危機處理的典範。

## 根除小兒麻痺，以台灣為名

張署長上任時，全國防疫體系百廢待舉。當時，接受美國CDC兩位顧問Dr. Kent Bart及邱鳳英醫師的建議，行政院甫通過三麻一風（小兒麻痺、先天性德國麻疹、麻疹與新生兒破傷風）計畫。這起因於民國71年小兒麻痺大流行造成一千多位小朋友癱瘓，九十多人死亡的重大教訓，所以推動重建預防接種體系，更重要的是呼應世界衛生組織於1988年第四十一屆世界衛生大會中決議，希望2005年達成全球根除小兒麻痺的目標。張署長親力親為，領導全國公共衛生行政體系，一方面以實際工作證明我國可自力根除小兒麻痺；另一方面希望藉此計畫重返國際社會。因此，整個防疫體系在她的領導下大步向前，許多重要的工作都在她任內完成，簡述如下：

1. 建立疫苗冷藏冷運系統，使全國衛生局、所都有溫度監控、電力備援與不斷電冰箱（庫）的設備。

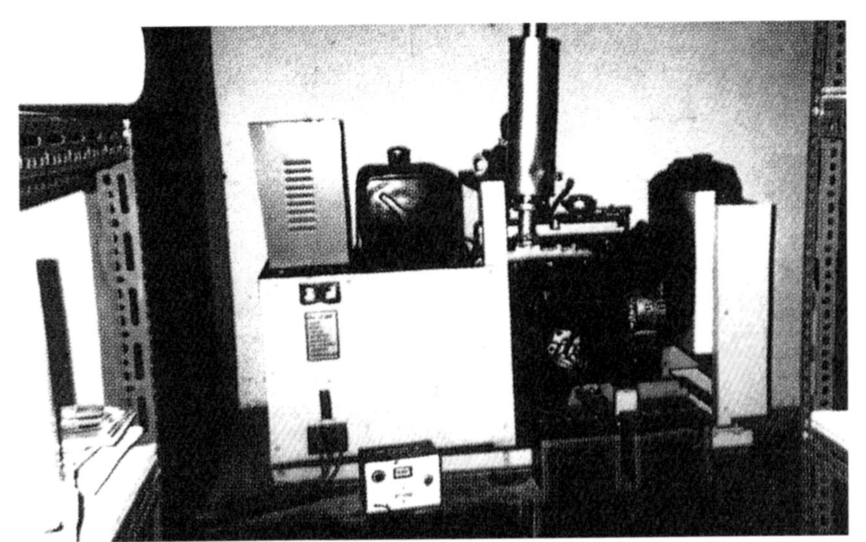

各地衛生局所在斷電時，用以維持疫苗冷藏設備電力的自動發電機。（圖片來源／衛生福利部疾病管制署出版之《台灣根除小兒麻痺症紀實》）

2. 增加公共衛生護士名額七十八名，大大的提升基層士氣與戰鬥力。
3. 舉辦全國疫苗日，在一星期內接種超過二百五十萬劑。
4. 建立急性無力肢體麻痺症監測系統。

5. 建立PHIS電腦系統，將預防接種資訊全面電腦化。

6. 成立根除小兒麻痺症證明委員會，並以英文Taiwan Poliomyelitis Eradication Committee為名，以利連結國際，這可能是我國政府對外第一個以台灣為名之創舉。

整個根除計畫涉及許多專業領域，暫不贅述（請參閱《台灣根除小兒麻痺紀實》，民國90年疾病管制局出版）。這裡列舉幾個全國防疫體系在張署長的領導下，當時如何全面動員的故事。

其中最有名的是全國疫苗日的推動，此活動的目的是希望全國可以在同一段時間接種一劑小兒麻痺疫苗。在流行病學上，這是一種「族群免疫」概念。當如天羅地網般的撒下某種疫苗，該病毒就無法突圍。這次的動員是公共衛生界最大的社會動員（Social Mobilization），目標鎖定六歲以下兒童，不論其預防接種史，全部再接種一劑沙賓口服疫苗。活動首先透過電視報紙廣播等媒體全面宣導，張署長還親自寫信給各縣市長及醫師，說明此次活動的重要性，並親自主持記者會，呼籲家長帶小朋友去接種。

與此同時，再動員衛生局、所，普設口服疫苗站，除了傳統衛生所、醫療院所之外，公園、寺廟、麥當勞等人多的地方都設站。這次活動許多地方接種率都超過100%，估計有二百五十萬左右的小朋友完成接種。更有趣的是，這些活的疫苗會經人體腸道跑到環境中，所以無形中也在環境築成一道免疫網。當年主辦的工作同仁戲稱「連河川都免疫了」。因為要證明根除某一個病毒，除了不能出現任何個案，所有人要有保護力外，還要證明環境中已經沒有野生株的小兒麻痺病毒存在。此外每個國家還要建立監測系統，將所有類似小兒麻痺的病患（通稱為急性無力肌體麻痺症），逐一通報，逐一確診，確定都不是小兒麻痺症，才能真正認定為「根除」！

民國85年12月，根除小兒麻痺症證明委員會成立，由台大謝維銓教授擔任主任委員。謝教授回憶道：「委員上山下海到最偏遠的台東縣長濱鄉、屏東縣三地門鄉、瑪家鄉，以及澎湖東嶼、西嶼衛生所，有些地方委員自備泡麵，卻因搭船嘔吐而無法進食。」他說當時這些連便利商店都沒有的鄉下，居然還有疫苗冷藏專用冰箱及不斷電設備，令他感動不已。還有一次，我陪同根除小兒麻痺症證明委員會的委員到偏鄉實地訪查時，當時的委員之一果祐增教授（曾任防疫處處長，服務過世界衛生組織）在信義鄉的潭南村，看到疫苗冷藏專用冰箱及不斷電系統，還有公衛護士熟練的操作預防接種程序與電腦系統，非常感動，說連美國也沒有這麼先進的體系。他又說：「每次到基層，看到這些公共衛生護士、保健員如何鍥而不捨的追蹤每一個案，都被他們所展現的完全奉獻精神和熱情工作的態度所感動。」

民國98年八八風災，高雄那瑪夏鄉小林村遭滅村，卻傳出一段感人的新聞。衛生所的李秀花護理長在暴雨來襲，準備撤退下山時，突然想起疫苗專用冰箱的電力備援系統，柴油發電機可能沒加滿油。回頭加油之後，遇到土石流，幸好只受到輕傷，幸運的全身而退。李秀花護理長以生命護衛的，正是當年三麻一風計畫所建立的疫苗冷運冷藏系統。一個基層同仁把疫苗當成自己的寶貝，用生命去捍衛，這不只是果祐增委員的讚嘆，我們全國民眾都應該珍惜這套系統的建立。預防接種的工作，深入基層工作同仁的內心可見一斑。

在張署長的領導下，我國於民國89年順利完成小兒麻痺症的根除，可惜世界衛生組織因國際政治因素，不肯派員認證，留下一點遺憾。雖然張署長當時已經離開衛生署，但是根除計畫的工作，主要都是在她任內完成的。

## 國際談判的典範，推動產業策略化解國際壓力

民國80年，在台灣積極為加入世界貿易組織（WTO）與各國協商的同時，美國祭出301條款要求我國給予1986年專利法修正前，無法取得專利的藥品以行政手段回溯保護。來自美國的壓力非同小可，張署長派出大將，由中英文俱佳、思路清楚，善於策略的黃文鴻局長赴美談判。他提出國際藥廠必須在我國執行臨床試驗，才能要求新藥上市免於學名藥品競爭的策略，取得美方同意。從此以後，學名藥廠對於沒有專利保護的新藥，申請藥證時，必須和原廠藥一樣，執行小型的臨床試驗，不能像過去專利法修正前，任何新藥才上市，就有幾十個學名藥可以同時販賣，

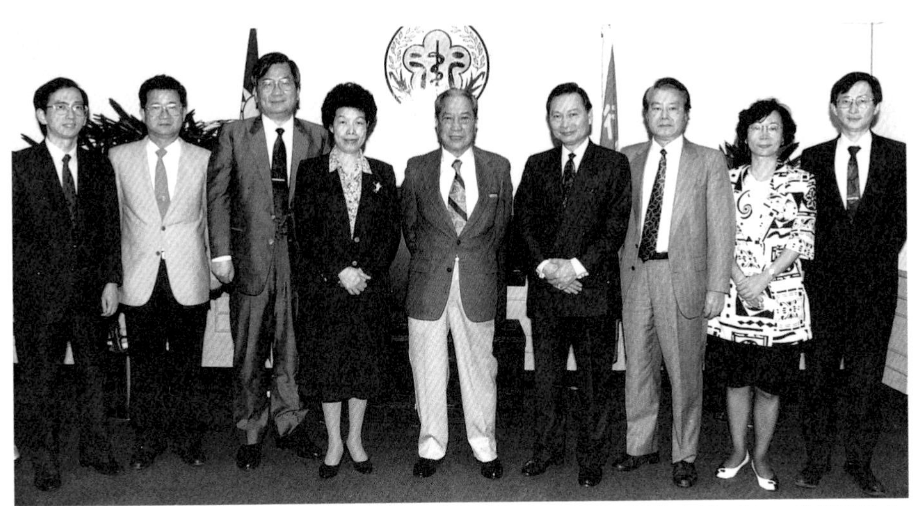

民國82年6月，前WHO西太平洋區署長 Dr. Francisco J. Dy（中）來訪。（右一為張鴻仁）

不符合國際間保護新藥智慧財產權的精神。這項行政命令發布時正好是民國81年7月7日，所以藥界稱為七七公告。這個公告開啟了我國推動臨床實驗的基礎，其背後功臣，尚有當時擔任藥政處處長的蕭美玲。此次談判充分展現張署長知人善任與充分授權的領導特質，而談判的結果，把美方的談判壓力，巧妙轉成對國內製藥產業轉型的助力，可謂四兩撥千金，是近幾十年來我國對美國談判少見的傑作。

## 左手拚防疫，右手辦健保

民國84年全民健保開辦，當時張署長在行政院的命令之下，宣布3月1日上路。接受這項艱鉅任務的是後來的抗煞英雄葉金川先生，而他受命的那段秘辛，從未見諸文字，今斗膽寫出來是想凸顯張署長堅毅、正直而知人善任的一面。民國81年夏，全民健康保險法在混亂與抗議聲中完成立法。接下來即是要物色一位籌備處處長。據說行政院原本屬意另一個人選來擔任；但是張署長對這個人選有些疑慮，於是表達「行政院指定的人，未來政策成敗由行政院負責；人選若是我指定，未來由我負全責。」這種膽識令人動容！結果行政院雖讓步，但要求將張署長提名的十四職等副署長降調為十二職等的「籌備處處長」。行政院以為衛生署署長就會知難而退，殊不知，醫師會進入公共衛生行政體系，錢都不要了，哪在乎職等！葉金川先生接下軍令，把倉促組裝未完成的拼裝車，硬著頭皮開辦上路，在短短半年內，讓全民健保順利運作。有關健保開辦的精彩歷史，請詳見（《全民健保傳奇》，葉金川著，董氏基金會出版）。

但是很多人不知道，其實張署長在面對「全民健保開辦」這項我國醫療史上最重要的社會改造工程的同時，後院失火。首先上場的是，5月間新埔工專爆發A型肝炎群聚感染，共六十三名師生罹病，這是台灣有記錄以來，A型肝炎爆發最重大的疫情之一。A型肝炎是糞口傳染，通常是吃了被病毒感染的食物（海鮮類）。在戰後嬰兒潮的世代，因環境衛生不佳，多數人在小時候就被感染，但對年紀很小的人來說，大部分都不會發生肝炎（黃疸，肝功能異常），反而因此得到免疫力。然而當社會進步，大家衛生習慣變好，尤其是都會區，有了現代化廁所，下世代（大約1980年後出生）反而沒有免疫力了。他們一旦接觸到病毒，極容易爆發肝炎。而新埔工專的疫情，從首例通報開始，個案持續增加，歷時六週才結束。新聞天天燒，疫情調查之艱辛，除地毯式掃遍當地飲食店，全面調查及採檢所有廚工、水源，最後確認是學校餐廳洗碗盤使用的地下水，受到化糞池汙染而爆發集體感染才告結案。

緊接著那年夏天，中和爆發登革熱，這是二次世界大戰後，幾十年來登革熱病毒第一次重現台北盆地，而且蔓延全台。不僅使防疫人員疲於奔命，且引發中央與地方的口水戰，整個疫情歷時數月，才得以控制。由於過程極其辛苦，後來防疫界稱那次的大流行為「血戰國旗嶺」，因發現疫情的地點在老兵當年天天升旗的中和圓通寺山上，所以有此稱謂。

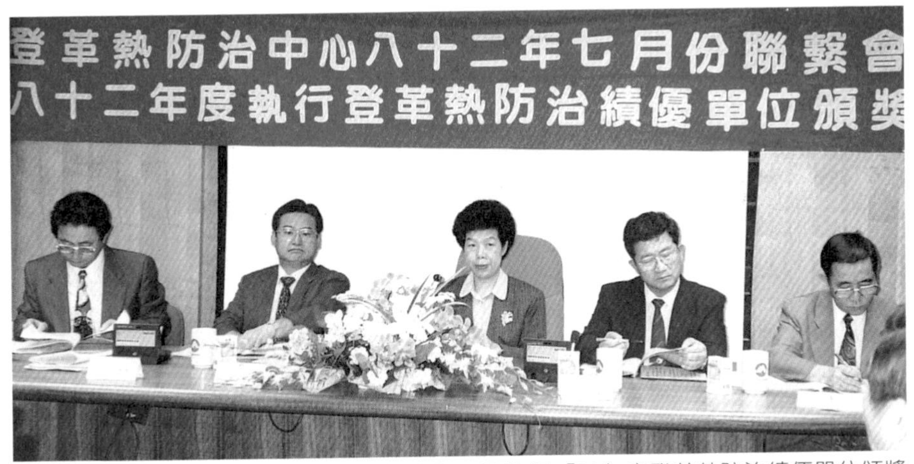


民國82年7月，「登革熱防治中心聯繫會報」及進行「82年度登革熱防治績優單位頒獎典禮」。

登革熱疫情才結束，10月13日爆發美滿便當食物中毒事件，共六所學校一千六百名學童「中鏢」，當時媒體報導寫道「淡水馬偕醫院急診室擠滿了吊點滴的學童和一旁著急的家長」。才剛忙登革熱事件，再爆發如此重大的食物中毒案，從中央到基層，真的疲於奔命；想不到中毒事件才剛落幕，又傳出台北榮民總醫院通報瘧疾，感染者為一位從未出國的民眾，成為台灣自民國54年世界衛生組織認證為瘧疾根除地區以來，第一例本土病例（指的是境內感染）。這項消息讓張署長大為震驚，親自坐鎮指揮，因為台灣根除瘧疾的成果，得來不易，一旦破功，非同小可。她派出有名的公衛福爾摩斯，陳國東醫師所帶領的流行病調查團隊，抽絲剝繭，最後確定是院內感染。原感染源來自境外，但病患住院期間重複使用施打顯影劑的輸液套組，造成六人感染，四人死亡（因併有重症，非死於瘧疾）。事件水落石出後，大家才鬆了一口氣。

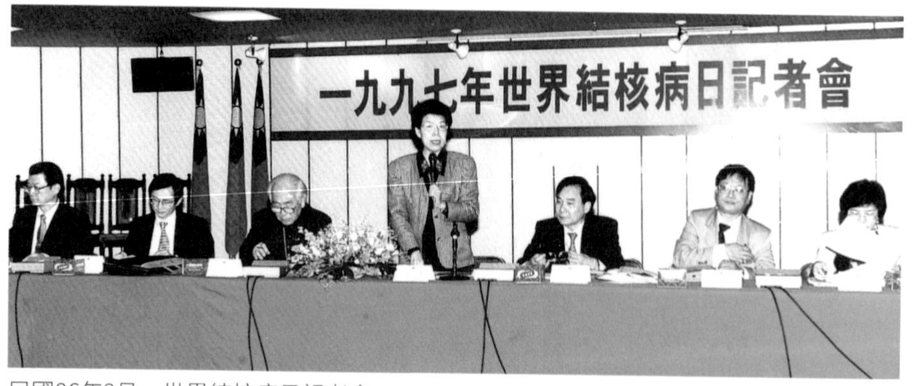

民國86年3月，世界結核病日記者會。

隨後的11月，台中育仁國小爆發糞水感染的痢疾流行，超過四百名師生感染，上千人接受預防性投藥。從疫情調查、確定感染源、全校師生預防性投藥，到感染者的治療，又是中央到地方的衛生單位總動員。此時我臨危受命，接下防疫處處長，很清楚地記得民國84年這「凶年」，除了這些疫情之外，當年最大新聞是台中在2月15日發生衛爾康西餐廳大火，奪走了六十四條人命。那年的十大衛生新聞，防疫就占了一半，而全民健保到了年底已經順利運作，竟排不上當年十大消費新聞或醫藥新聞的首位；印證了一位衛生界前輩的名言「衛生署署長做再多事，一旦傳染病爆發失去控制，一定下台！」

這一年，醫界在健保開辦的混亂中渡過，而防疫體系則到處忙著滅火，又有食品安全事件，身為衛生行政指揮官的張署長，在危機重重而又推動全民健保這個百年大政的多重壓力下，堅毅不搖，指揮若定。很難想像，那一年她是如何挺過來的，但可以確定的是，她應該是衛生署有史以來，面對最多危機，接受最多挑戰、立下最多政績的署長。

除了上述幾件大事外，張署長任內軼事很多。有一次，台灣南部的養鱉業發生霍亂弧菌汙染。霍亂在傳染病防治是重中之重，五十年代曾重創我國漁業。這疫情雖然已經消失十多年，但不能等閒視之，結果地方政府動作慢，沒有按照標準程序銷毀，兩週後的主管會議追蹤時，發現甲魚還在池中，於是一氣之下，

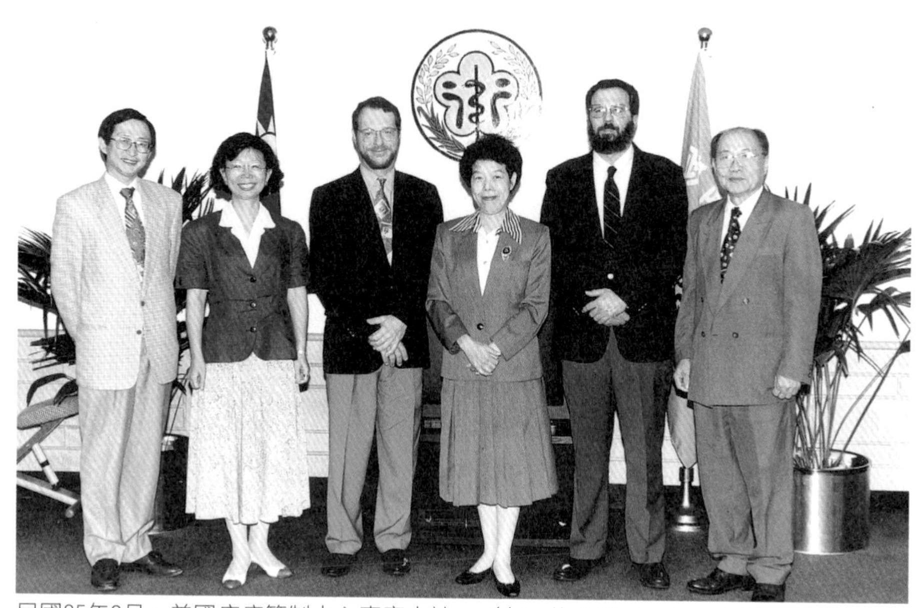

民國85年8月，美國疾病管制中心專家來訪。（左一為張鴻仁、左二為賴美淑）

張署長竟說出「那甲魚不就都長大了」的名言！可見她對於執行的貫徹與追蹤是不能有一點折扣的。在她任內，不僅是衛生署同仁，整個公共衛生行政體系都戰戰兢兢，不敢鬆懈。我有幸在她的帶領下歷經藥政、科技資訊與防疫工作。在她任內將近八年的時間，我可說是身經百戰，私下我常說，在張署長領導下，我又修了藥事行政、傳染病防治兩個博士。我後來可肩負更重的責任，應該是那些年打下紮實的基本功，這一切都要感謝張署長的栽培和鞭策。

# 我所經歷卓越領導的張署長年代

鄭吉男

時任　行政院衛生署企劃室主任

張博雅署長領導團隊逾七年之久，是衛生署成立以來，建樹最多，締造了最輝煌的光景。我有幸成為團隊一員，限於個人才學，以綿薄之力，難以報答署長知遇之恩。然對自己而言，五年期間在張署長身旁耳濡目染、潛移默化，收穫甚多。

能進入行政院衛生署服務，在我的公務生涯進程中，算是意想不到的大轉彎。在此之前，我已經歷行政院人事行政局科員、台北市政府教育局科長、台北市教師研習中心副主任、台北市立圖書館館長及國父紀念館副館長等人事管理與教育行政職務。對醫藥衛生的專業領域，著實是門外漢。

我與張署長素不相識，經由賴進祥主秘的引薦，就接受其面談，我跟她報告說，從未接觸醫藥衛生專業工作，恐怕不能勝任。張署長看完我的簡歷說：「以你過去的工作表現，只要用心學習，一定能進入狀況的，歡迎下週來報到。」就這樣，我當上了簡任第十二職等的企劃室主任，進入張署長所領導的團隊。

張署長出身醫學及政治世家，接受完整的醫學教育（國內醫學大學、美國醫學名校碩士、其後又完成日本醫學大學博士學位）。在出任衛生署署長之前，已擔任過兩任嘉義市市長及立法委員職務。她擁有優良的家學淵源、豐富的學識基礎，以及長年公職服務之歷練，渾然天成的人格特質，已內化成卓越的領導風格。

管理大師彼得・杜拉克（Peter Drucker）曾說：「領導是創設一種情境，使人們心情舒暢在其中工作。有效的領導應能完成管理的職能，即計劃、組織、指揮、控制。」凡能顯現出此領導風格的領導人，能自然而然地流露出領導魅力，對部屬發揮影響力，並鼓舞、激發他們的士氣，指導他們的行動，以達成組織的目標。政府機關要迎向新的黃金時代，領導人必須擁有獨特的個

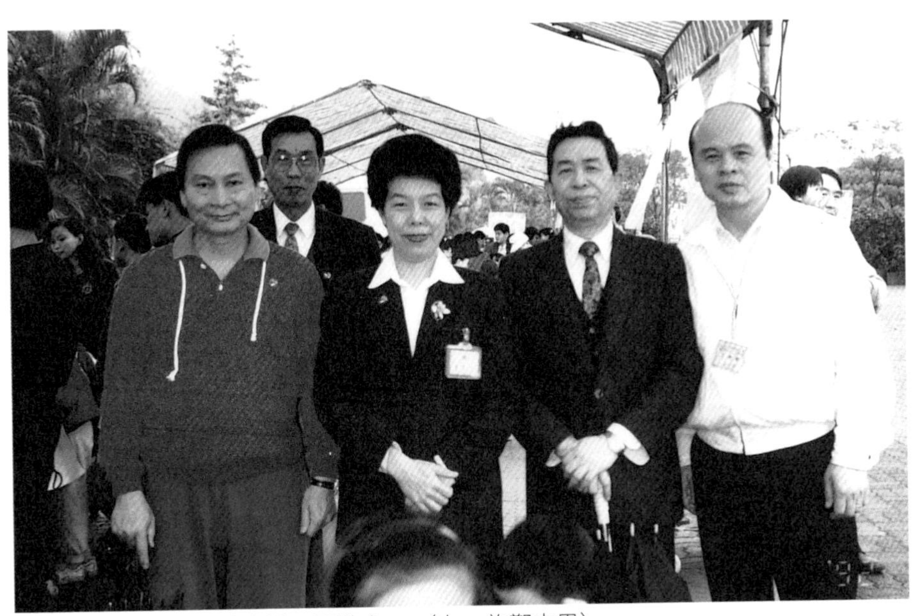
民國81年4月，參與健康親子園遊會。（右一為鄭吉男）

人特質及卓越的領導才能，始得以帶動團隊成就輝煌事功。而我有此機緣，作為張署長的部屬長達五年，親身體驗領悟署長的領導魅力與風格，謹歸納為下列事項陳述之。

## 羅致人才、培養幹才，造就高效能的工作團隊

### 1. 網羅各類人才，使其各展所長：

彼得・杜拉克曾說：「對某種事物最深影響的改變，通常並非來自同一知識領域。」署內除大部分的醫藥衛生專業人員外，還進用法律、企劃、公關、總務等人員，並且敦聘兩位醫學界耆老為顧問，讓各界人才發揮所長。不同背景的人參與意見，可以

帶來衝擊及改革，成為進步的動力。署內聚集各界人才，再加上有效的育才及用才策略，更能面對社會快速變遷所帶來的挑戰。

**2. 加強訓練，鼓勵進修與多層面的學習：**

為加強人力培訓，特別成立衛生人員訓練中心，開辦專業訓練課程，如愛滋病防治人員訓練等各類班別；委託政大公企中心開辦管理課程，提升衛生主管人員之管理知能；鼓勵赴國內外大學進修深造，僅企劃室就有兩位在職進修取得博士學位，另一位留職停薪前往美國哈佛大學深造，獲得碩士學位後返國貢獻所學；利用各種機會派員出國參加會議或考察，累積經驗，擴大視野等多項措施，提升同仁之各項能力。

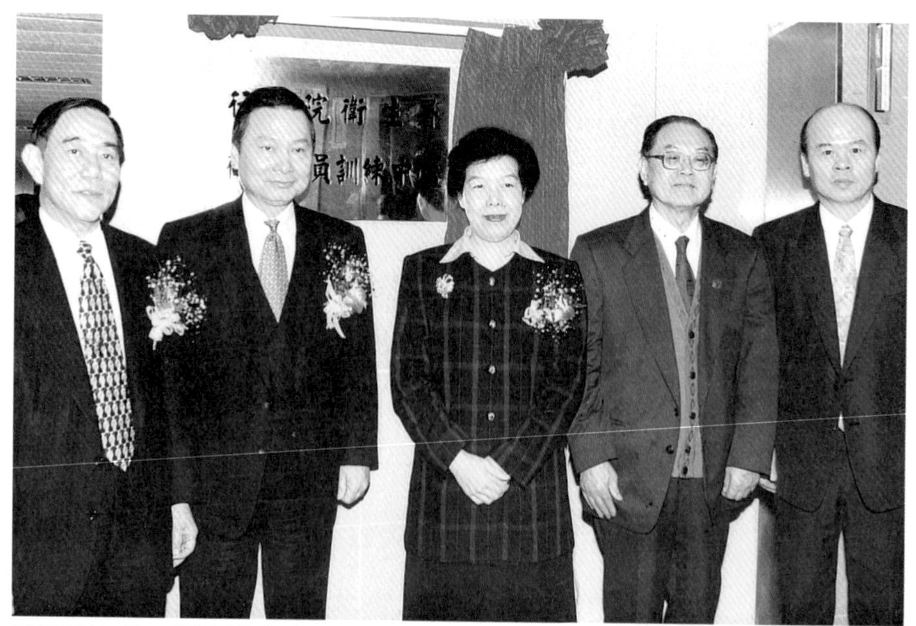

民國85年2月，衛生署衛生人員訓練中心落成啟用典禮。（右一為鄭吉男）

另外，舉辦全國衛生行政會議，召集各縣市衛生局局長參加，報告地方執行情形，探討重大衛生問題。每月召開署務會報，科長級以上均需列席，提供他們參與並了解政策之形成過程，及報告地方執行情形的機會。多位衛生局局長皆表示，過去未曾有機會來署參加會議。再者，每年由各縣市衛生局輪流辦理衛生主管人員共識營，交換工作經驗，互相觀摩學習，讓衛生工作人員觀念一致，做法統一，服務到位，使全國民眾了解健康是權利，保健是責任之重要觀念。

總之，重視人才選拔與有計畫地培育，就能增進個人的工作知能，使成為能獨當一面的幹才。就團隊而言，整體人力素質的提升，自然可形成為高效能的工作團隊。

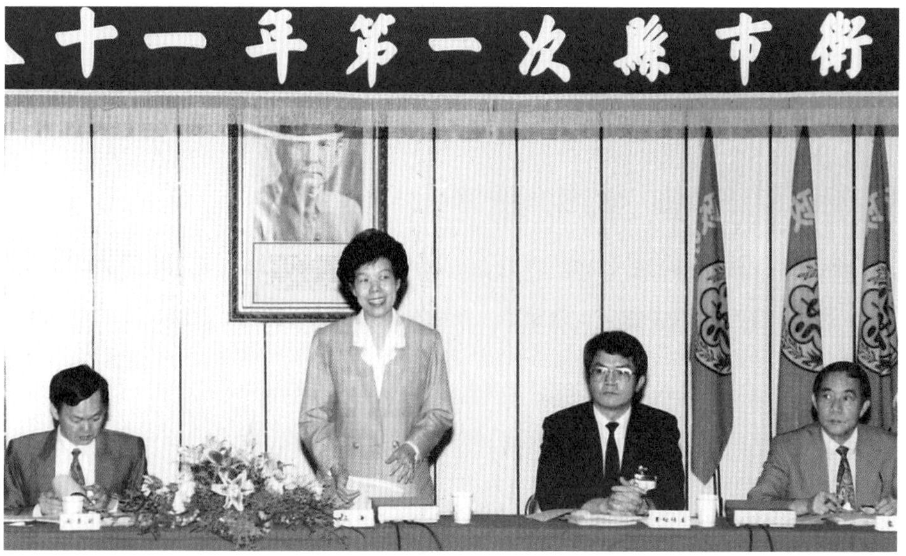

民國81年9月，衛生署召開第一次縣市衛生局局長座談會。

## 寬嚴並濟、賞罰分明，形塑勇於負責的組織文化

### 1. 寬嚴相濟，張弛結合的管理作風：

張署長「望之儼然，即之也溫。」雖然看起來有些嚴肅，但對待同仁卻溫煦親和，關懷備至。她能叫出每位員工的名字，關心同仁身心健康，每日上下午各有二十分鐘的coffee break， 播放音樂紓解同仁上班工作壓力。讓每個人受到的尊重與照顧，有如生活在大家庭的氛圍。

另一面，在工作表現上，卻又堅持不變的價值標準，嚴格要求達到一定的水平。主管們參加署務會議，都正襟危坐，戰戰兢兢地進行業務報告及參與討論。在公文時效和品質要求上，她也極為嚴格。一般公文不能有錯別字，甚至說，每錯一個字要罰五百元。重要文稿更是字字斟酌、句句推敲，不憚其煩地修正至臻善為止。對於延誤公文時效者，公布個人及其科長姓名，作為警惕。採取公文電腦化，落實追蹤機制，使得各項績效評比，在行政院所屬各部會中都名列前茅。

### 2. 賞罰分明、獎懲相兼，達到嚴守紀律與同心協力之功：

在署裡，處理重要事務有功者，可即時得到獎勵。工作表現優良者，能獲得拔擢升遷的機會。對於犯錯或表現不佳者，則先予告誡，如不知悔改，絕不寬貸。如曾有同仁，不認真工作，平時愛發牢騷，甚至誣控亂告，雖予連續兩年考績都列丙等，但是照樣依然故我，最後由人事室勸其自行申請退休，否則予以資遣

處分，終於讓其知難而退。

軍中術語說：「合理的要求是訓練，不合理的要求是磨練。」嚴格的要求可以激發個人潛能及工作表現。組織文化的型塑，除了成員的智商外，每個人的安全感、信任感、工作意義和自我貢獻等都是造就優良團隊的重要因素。

署內統計室人員曾說，衛生署同仁的智商（Intelligence Quotient，IQ）平均比一般機關人員高。但我認為，在署長的領導風格與魅力薰陶影響之下，同仁處理情緒能力的情商（Emotional Intelligence Quotient，EQ）和對逆境反映及應變能力的逆境商數（Adversity Quotient，AQ）都表現良好。

## 鑑往知來、前瞻遠見，明確願景

### 1. 編纂《台灣地區公共衛生發展史》：

以古為鑑，可以知興替，歷史可帶給人們智慧。英國前首相邱吉爾曾說：「對年度久遠的歷史理解愈多，就愈能夠掌握遙遠的未來。」瞭解過去是掌握未來的基礎。

張署長指示企劃室規劃籌編《台灣地區公共衛生發展史》，就是為了有系統地記載台灣地區公共衛生之演進與重要事蹟，留下歷史見證，並彰顯前輩們對這片土地公共衛生工作之貢獻，讓後進瞭解公共衛生發展之軌跡與前人奮鬥精神，俾供推動公共衛生工作之參考。

編纂伊始，特於民國82年 2 月 15 日，假中央研究院學術活動中心會議室召開「台灣地區公共衛生發展史座談會」，邀請資深公共衛生之耆老先輩及公共衛生領域六十五名菁英聚集一堂，貢獻所學，暢抒經驗。會中並決議組成編輯委員會，分為諮詢委員、審稿委員及撰稿委員三組，展開撰寫工作。

本書分二階段完成，第一階段自民國34年至民國60年，於民國84年1月出版；第二階段自民國60年至民國84年，於民國86年8月出版。全書所記錄的年代從光復初期至民國84年12月，回顧橫跨五十年期間公共衛生工作發展的歷史與組織之更迭，並記錄全民健保的實施所帶來的醫療制度變更，展望將來，勾勒跨世紀衛生大國的工作重點及遠景。

衛生署亦將公共衛生發展史內的照片，集結成《台灣地區公共衛生發展史照片選集》（The Path of Progress in Public Health in The Taiwan Area, 1945~1995 — Collection of Photographs），附中英文說明。在世界衛生大會（World Health Assembly, WHA）上，分送與會各國代表參閱，俾使其更了解我國醫藥衛生進步的成果。

**2. 制定衛生白皮書：**

白皮書是政府機關對未來重要政策正式提出的公開文件，是機關向國內外發布政策的手段。唯有以前瞻的視野及引領未來趨勢的思維，才能預定前進的方向與動力。

衛生署在民國82年首次出版衛生白皮書，民國83年更推出英

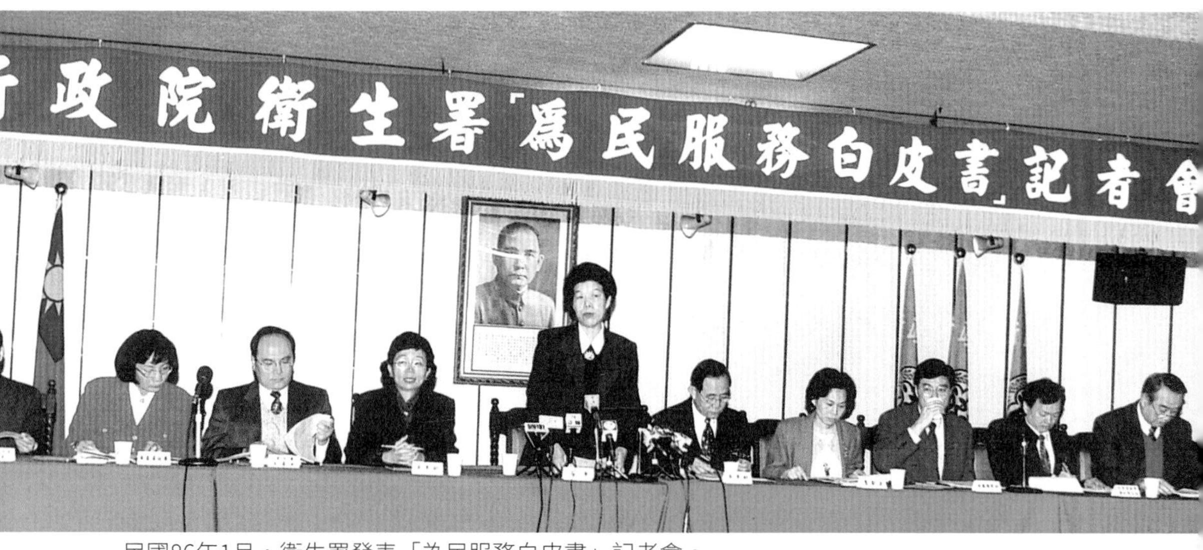


民國86年1月，衛生署發表「為民服務白皮書」記者會。

文版白皮書。其後又在民國85年編纂衛生白皮書——跨世紀衛生建設（1997～2006年），擘劃未來十年的新藍圖，建構前進的願景。

只有看得遠，才能走得更遠，擁有前瞻性思維的人才能定歷史。領導者一定需具備以豐富的專業知識預測未來的能力，讓人動起來，成就偉大的事。張署長領導同仁編寫前五十年的公共衛生發展史，又擘劃了未來十年的發展願景，以鑑往知來的智慧在任期內寫下了多項重要的歷史。

## 勇氣、膽識與決斷力，創建輝煌不朽事功

### 1. 創建全民健康保險制度：

我國全民健康保險之推動，早在行政院院長俞國華時期就宣

示以民國89年實施為目標。行政院經濟建設委員會乃於民國77年成立規劃小組負責規劃。

張署長於民國79年6月接掌衛生署之後，接辦第二期規劃工作。民國80年2月成立「全民健康保險規劃小組」，民國81年12月完成「全民健康保險法草案」，陳報行政院，歷經五次審查通過。在立法院審議時共七個版本，經過漏夜審議，通宵達旦，終於通過創世紀的全民健康保險法，於民國84年3月1日正式實施。

全民健康保險，是強制性保險的社會福利政策，讓全國人民有均等的機會享受高品質的醫療照護。在規劃過程中遭遇到很多的反彈，如企業大老聯合要求緩辦、立法委員及學者質疑「中央集權方式必然導致無效能」、醫院不保、勞工反對，以及來自企業界對勞僱負擔的比例、保大病不保小病、投保薪資額度等等不同意見，其中牽扯不少利益糾葛及政黨意識型態紛擾。

面對諸多問題，張署長在獲得總統的信任及兩任行政院院長的支持下，帶領團隊深思熟慮、博取眾議、有效溝通、化解反對、頂住壓力、堅持不懈，加上有效的執行力，才能獲致最後的成功。

曾為美國四位總統擔任白宮文膽的大衛・葛根（David Gergen）在所著的《美國總統的七門課》書中提到：「克林頓總統在推動全民健保制度時，因為猶疑不決，未能當機立斷， 即時採取行動，致使健保方案失敗。」

臺灣的健保制度在張署長的領導下創制，經過不斷的改進，已由當初四成的反對，到目前超過八成以上的滿意度，廣獲世界的好評。

## 2. 成立國家衛生研究院：

繼全民健保實施之後，張署長又完成推動成立國家衛生研究院的另一項重大成就。為建構完善的醫療衛生研究制度，於民國80年12月成立「國家衛生研究院規劃小組」，並於民國83年7月成立「國家衛生研究院籌備處」，進行籌備工作。

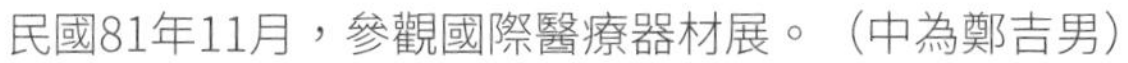

民國81年11月，參觀國際醫療器材展。（中為鄭吉男）

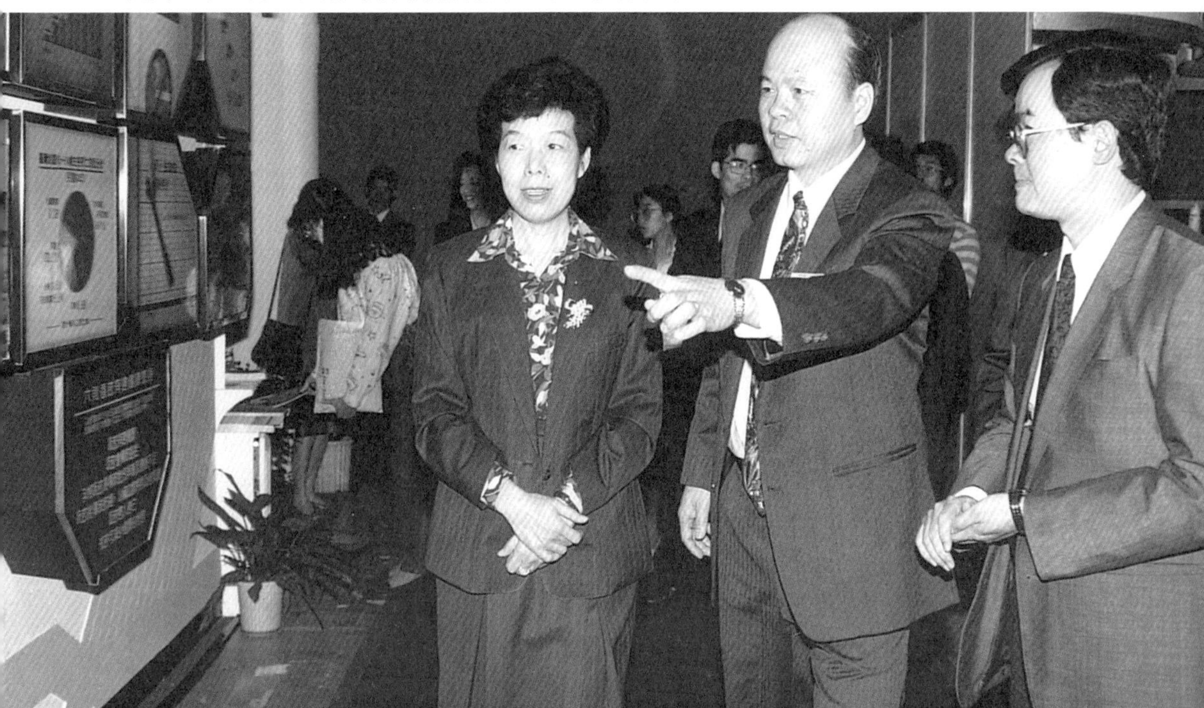

民國84年1月17日設置條例在立法院三讀通過，民國85年元月「財團法人國家衛生研究院」正式成立，成為我國第一所專責的醫藥衛生研究機構。國衛院之成立，對於提升國內醫藥衛生的研究，有突破性發展，期望能成為世界一流的衛生研究機構，是協助我國成為衛生大國的重要里程碑。

美國前總統艾森豪曾說：「吾人應如何成為領導者，就在領導者身上學習。」離開衛生署之後，在職涯進展上，能較為得心應手、平穩順遂，實乃得自張署長之教益也。

# 不讓鬚眉，政壇女英豪

吳成文
時任　國家衛生研究院院長

張博雅擔任衛生福利部前身衛生署署長時，那七年因規劃籌建國衛院之故，她成為我的長官，這一段與張署長一起為台灣開創醫藥衛生新猷的歲月，也是我一生最值得回味的記憶。因為張署長的強力支持，我們為台灣這一塊土地打造出生物醫學研究以及醫療的世紀新貌。台灣今日學術研究暨醫療的進步，切不可忘記前人植樹的遠見與擔當。

回台三十餘年，緣於中央研究院生物醫學科學研究所（簡稱生醫所）的學術業務，以及協助政府創建國家衛生研究院(簡稱國衛院)，與政府官員自然有不少的互動。對我而言，近身接觸不同的政治人物中，張博雅署長是我所見具遠見、有膽識、有效率、肯承擔、願負責，以及正直清廉的政務官。

民國77年利用美國年休假回國，當時心中的夢想是將生醫所提升成為世界一流的生物醫學學術研究機構。爾後在各方敦促，決定常留台灣之際，我更關注台灣生物醫學研究以及醫療環境的現況。那時我已經察覺到台灣學術單位的研究經費侷促，醫學中心或醫療院所各自為政。以當時台灣大約四千人的學術研究者，與先進國家如美國相較，幾乎只相當於一所知名的大學、或具規模的大藥廠的學術人數。以如此的人力、物力，要創造台灣於世界的學術競爭力，其實並不容易。

## 劍及履及，規劃籌設國衛院

因著這份思索，民國79年於李登輝總統執政期間，我受邀參與總統府的月會，進行「生物醫學研究之現況及展望」專題報告。報告中指出由於台灣諸多學術體質薄弱，應有更積極的想法來建立制度改善學術研究環境，因而建議設立國家衛生研究院，以協調、整合國家於生命科學世代之生物醫學研究，並帶領提升我國的醫療水準，以增進民眾健康福祉。這項建言蒙受李登輝總統的讚賞與支持，那時張博雅為參與月會專題演講的新任衛生署署長，在演講中，我注意到了她專注的眼神。之後，張署長即參加由中央研究院吳大猷院長召集的國衛院籌設委員會；會中，張署長非常支持國衛院的設立計畫，也希望我提出初步的構想草案。於是我急忙將院士會議之紀錄，總統府月會報告之精要，與吳大猷院長召開的幾次有關會議之重要紀錄，重新架構組織，快速地將這份構想提交予衛生署。

不久，我在新聞讀及衛生署配合行政院「國家建設六年計畫」，提出籌設國家衛生研究院的構想書，當時非常吃驚，不清楚這與我在總統府月會的演講有否關連。於是前往衛生署請教張署長有關報載的消息，「請教署長，今天報紙刊載衛生署提出六年國建計畫構想書的國家衛生研究院，是不是就是我在總統府報告的？」她非常迅捷地回答說：「當然是啊！就是你來做。」我說這事我還不清楚，只是從新聞知道消息而已。張署長一笑，請來企劃室主任介紹道：「這是中研院生醫所的吳成文所長，以後國衛院的規劃就交給吳所

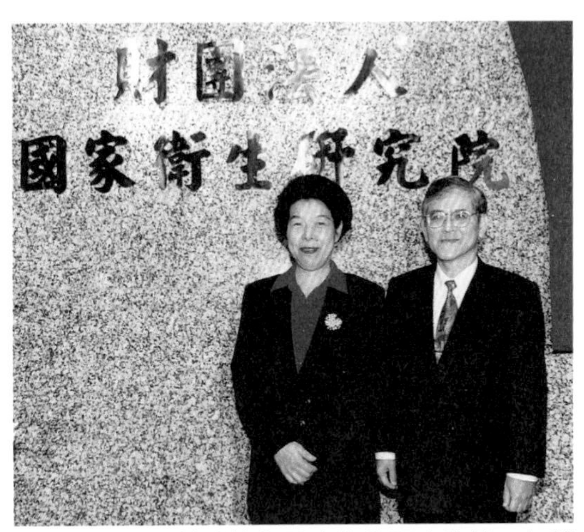

民國85年，張博雅擔任國家衛生研究院第一任董事長，吳成文為國衛院創院院長。

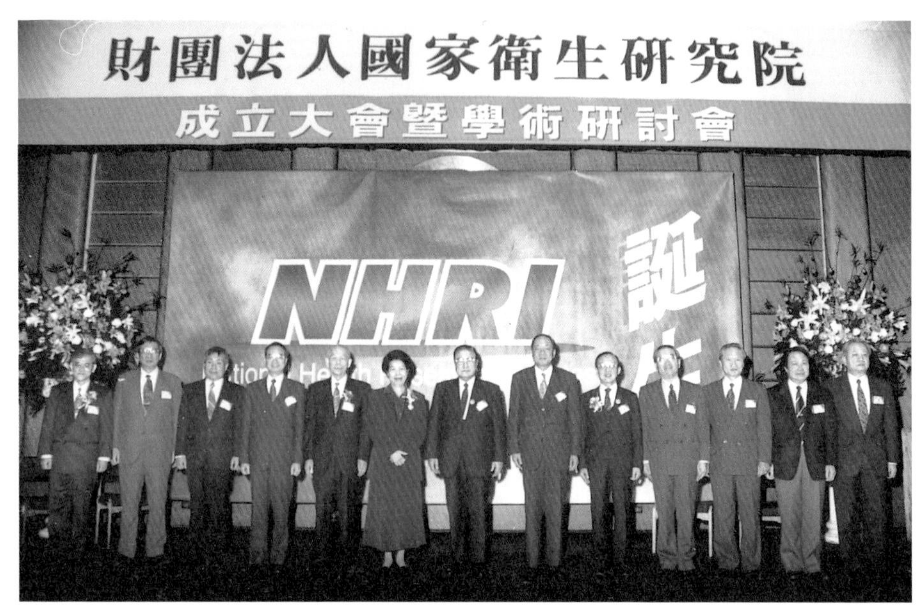

民國85年，成立國家衛生研究院，第一屆董事們合影。

長負責。」不久，辦公室與聘書即備齊，國衛院規劃小組，就此上馬。一句話，劍及履及，讓我見識到一位首長的魄力與即刻決事的風格。自此開始與張署長長達七年餘的密切合作，她是催生國衛院的第一位政務官。她的遠見與決斷是我在規劃小組時代，以及日後行政院通過成立國衛院籌備處，那段胼手耕耘的艱難時期，所深深感受到的。

## 開創學術新制，整合性之醫藥衛生研究計畫

如同在總統府月會演講所提，當時國家的研究計畫一年一期，由科技部前身的國科會負責，是「人人有獎，個個歡喜」的

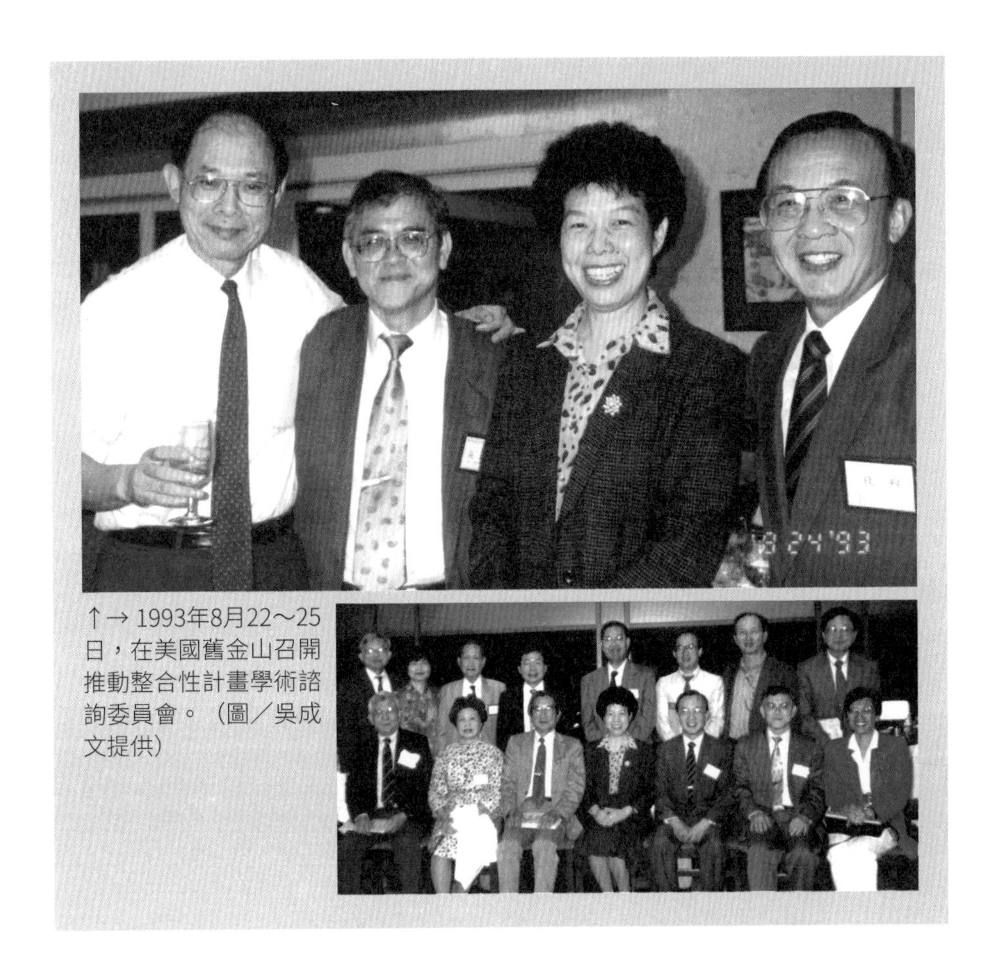

↑→ 1993年8月22～25日，在美國舊金山召開推動整合性計畫學術諮詢委員會。（圖／吳成文提供）

計畫方式，除了一年期低預算的機制外，學術審查亦未建立，這般的研究情境無法帶領台灣學術提升。其實，回台之後我曾經前往國科會進言，希望建立高預算、多年期，以及公正嚴謹的學術評審，來提振台灣的學術能力，但國科會認為，政府的預算一年一編一審，絕無可能進行跨年期的學術研究計畫，在現行的制度下，期待多年期的預算編列方式顯然並不可行。

主掌科技的政府部門難以說服，待國衛院規劃小組成立，卻能夠將這個構想訴諸實現，想當然耳，經費來自行政院衛生署。張署長大力支持這挑戰性的構想，在衛生署有限的預算中，調整出經費支持我國第一個高門檻、多年期的學術研究計畫－整合性之醫藥衛生研究計畫（下稱整合性計畫）。這是台灣以研究卓越為前提，打破學術平頭主義的第一槍，計畫的通過率每年不及百分之三十，多年期的預算也讓研究出色的學者得以專心深耕學術，為台灣的學術生態進行一場高水平的興革。

計畫最特別之處為每年有六十多位海外知名的科學家齊聚來台，進行學術審查。張署長每次均在學術審查的結果出爐，於審查委員進行報告之際，抽空前來參加。除了為辛苦審查數天的科學家們加油打氣之外，她更想知道審查的結果與委員們的評價。有一次，她甚至親自飛到美國舊金山參加在國外舉行的整合性計畫的評審會議。當所有審查委員讚揚計畫的水準不遜國外之際，她也跟著我一樣興高采烈，這麼一位關心台灣學術紮根、發展的政務官，只能說是政壇的優質異數。

整合性計畫是台灣學術一個劃時代的分水嶺，這計畫以卓越為經，充足的預算為緯，為台灣的學術研究開創一個全新的視野，翻轉了過去皆大歡喜的補助機制，想起當年張署長在沒有預算的前提下，願意承擔艱鉅，為台灣創造了不同的科學樣貌，肩承卓識值得一書。

## 提升臨床醫療水準，腫瘤專科醫師訓練計畫

除了學術研究，臨床的醫療品質也是張署長關注的。當年我回國之前，腫瘤疾病已經是台灣死亡率的第一位，但是台灣臨床癌症的治療卻相對落後，大多是由外科系統以及放射科醫師進行，而美國早在十餘年前即有腫瘤專科。這個現象除了我之外，在美國的曹安邦院士和彭汪嘉康院士均有同感，是大家一致的擔憂。

我們均認為要提升台灣的癌症醫療，臨床醫師的訓練最為重要。當時我以及曹安邦院士、彭汪嘉康院士，與比我先回台在生醫所籌備處的錢煦院士，都認為必須進行腫瘤專科醫師的訓練計畫，方能釜底抽薪地解決我國的腫瘤醫療問題。當第一期內科腫瘤專科醫師訓練計畫起跑，其實經費的支應還是異常拮据，這也是我以及海外的院士們憂心之處。

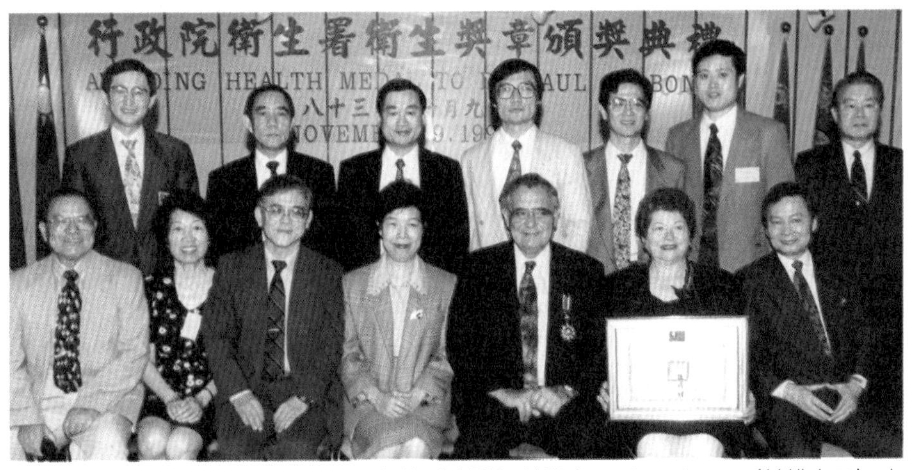


83年11月，有「美國癌症之父」稱譽的腫瘤醫師科學家Paul Carbone（前排右三）來台進行腫瘤專科醫師的訓練計畫。（前排左三為吳成文）

這訓練計畫由曹安邦院士、彭汪嘉康院士，以及我三人，先在美國邀請有「美國癌症之父」稱譽的腫瘤醫師科學家Paul Carbone，以及多位著名美國醫師，來台執行所有課程規劃，臨床的訓練於臺大、榮總、三總進行，實驗室的學習則在生醫所的實驗室，訓練時間為期兩年。我回國接錢煦院士擔任生醫所籌備處主任後，雖期期艾艾地思索如何解決腫瘤專科醫師訓練計畫預算編列的限制，但還是緊鑼密鼓地籌劃第二期的腫瘤專科醫師訓練計畫。

第二期腫瘤專科醫師訓練計畫在規劃之際，真如我所料，遇到了預算緊縮無法支應的窘況，這時張博雅已接任衛生署署長，我覺得這計畫為幫助醫界儲備腫瘤專科醫師的人才，如果可以移轉到衛生署，更名正言順。我與回台參與訓練計畫的兩位院士曹安邦以及彭汪嘉康前往衛生署，提及訓練計畫必須延續，期待衛生署的參與。

如前所言，政府的預算是一年一編一審，希望拿到當年的經費是難如登天，這時張署長找來會計主任，她知道這涉及人民的健康以及就醫權益，當場要求自署內挪移可以支應的經費。她以行動立馬決定衛生署以身為維護人民健康的政府機構，必須責無旁貸地支持腫瘤專科醫師的訓練計畫。這份膽識與魄力是我鮮少在其他政務官身上領受到的。

腫瘤醫師訓練計畫完訓的學員必須驗收成果，包括癌症之臨床研究、臨床治療，以及實驗室基礎研究成果，且必須撰寫論文發表之後，方得具結業的資格。具結業資格的醫師們，還有最重要的一關為需經過美國腫瘤專科醫師的筆試與口試，確認其擁有腫瘤專科醫師的能力，才能榮譽地拿到腫瘤專科醫師的結業證書。結業證書為中英文格式，由主考官美籍腫瘤專科醫師簽名，以及張署長、我的署名，認證所有完訓的醫師具備在美國以及我國腫瘤專科醫師的資格。

訓練計畫所養成的優秀臨床醫師科學家們，成為我國癌症醫療的第一線開路先鋒，而張署長更具先見地將腫瘤專科訂為次專科，協助完訓的醫師回到醫院後能一展所長。這個訓練模式開創我國專科醫師嚴謹訓練先河，同時促動日後國衛院根據此訓練模式持續進行不同科別的訓練計畫，幫助我國今日的癌症治療水準得與世界同步，救助無數癌友。這一頁開拓的歷史，張署長實在功不可沒。

## 儲將練兵於未用之時，感染症專科醫師訓練計畫

民國82年的「感染症臨床及研究訓練計畫」，也幾乎是在相同的背景下執行。當時台灣的醫院不注重感染科，那時的時空背景為抗生素濫用嚴重，連民眾都可以在藥房買得到抗生素，同時國外已經激增新興的感染症如AIDS，而抗病毒藥物的發展尚不及因應。如果台灣也發生新興的感染病毒，在抗生素濫用以及無新

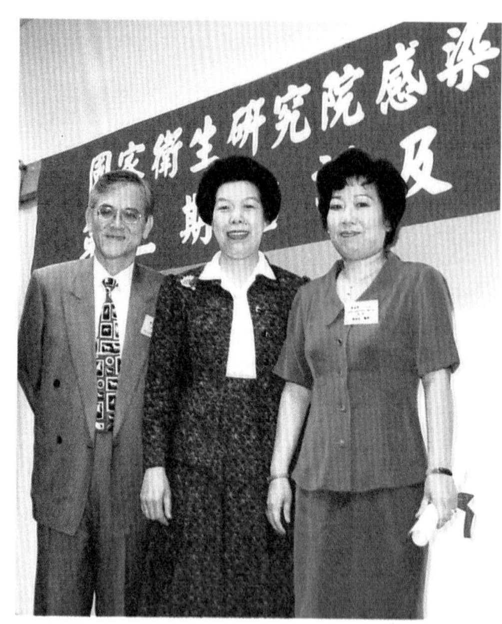


民國86年，國家衛生研究院感染症臨床及研究訓練計劃第三期結訓及第四期開訓典禮（左起院長吳成文、署長張博雅、學員陳淑廷）。

藥可用之下，不僅民眾的健康受到嚴重的威脅，感染症肆虐更會引起社會的動盪。

我在生醫所與國外的何曼德院士商議，兩人覺得必須遵循腫瘤專科醫師訓練計畫的模式，先將醫師人才儲備起來。當時國衛院的規劃小組已經成立，於是在事先與張署長建立的默契下，以衛生署經費支持國衛院規劃小組進行感染科醫師訓練計畫。這一計畫培育我國第一代感染症專科醫師，她更雷厲風行地禁止藥房自由販售抗生素。

台灣在這一位具膽識睿智行政首長的帶領下，感染專科起錨，而國衛院爾後所接續訓練的感染症專科醫師，在腸病毒肆虐、SARS侵襲，以及新興流感的大流行中，發揮了最大的功效。緬懷前人，除了國衛院早期科學家的耕耘之外，還必須再記下張署長這一章。

再說說國衛院創始之際，艱辛點滴中張署長的決斷與擔當。當年我方回國，對於官場現況懵懂無知，本以為成立國衛院是國家決策的六年計畫，政府必定全力支持，但是沒想到規劃報告如石沉大海，這時候才知道政府其他機構，如當時的國科會以及研考會對於國衛院的設立有著不同的想法。

公部門的折衝與溝通是我們這一群學者的罩門，規劃小組的諮詢委員們不斷透過各種管道陳情溝通，當時行政院各單位異動頻仍，幸運的是張署長留任。於是我們這一位大家長，不斷地帶領我們前往行政院、總統府，一路一路地陳述國衛院設立的重要，直到行政院通過成立籌備處，過程如排浪行舟，困頓備嚐，如果沒有張署長的情義相挺，國衛院真的會「胎死腹中」了[註一]。

## 突破官僚體系框架，為國舉才

籌備處成立後當然又是另一番風貌了，其實這段時間國衛院的腳步沒有停過，例如對於國衛院的組織架構，諮詢委員們經過許多討論，過程中更與張署長緊密互動，大家決議以財團法人的形式設立，以突破政府機構有關薪資、人事規章等齊頭式平等的限制。除此之外，國衛院尚肩負與國外重要學術機構科學交流互動的功能，財團法人亦能夠跨越政府外交侷限的障礙，與世界科學大國一起平起平坐。

組織的規劃需要深謀遠慮，國衛院必須邀請世界級與學養卓著成熟的科學家來台，帶領挺進台灣的學術視野，我們在籌備期間已經想及未來國衛院必得站在巨人的肩膀上成長，但是第一步就需要打破台灣公部門用人的框架，例如公部門的退休年歲以及前述的薪資問題。

當時雖然國衛院尚在籌備期間，有關財團法人的體制以及未來用人的規範，張署長以主管官署首長的肩膀，與國衛院的我們站在一起，認為必須以前瞻的視角為台灣以及國衛院開創新路。

也因之在立法院審查國衛院的設置條例之際，她大力支持國衛院以財團法人的機構形式成立，當時的副署長石曜堂在場督陣，帶領我去面對立委的詰難。這一場戰役經過了一讀、委員會審查、二讀以及三讀，感覺有如過五關般的風起雲湧，如果不是張署長的全力護守，我們這一群不懂官場或議場文化的門外漢，的確難以成事。

張署長是國衛院成立之後首任的董事長，在她任內首要思索的是永久院區的規劃以及人事制度的底定。

國衛院當時極力吸引世界級、具成熟視野的華裔科學家回台，第一個需要鬆綁的，就是政府人事規章有關於六十五歲退休年齡的限制。我們的構想是，國衛院所有的科學家均需接受每年的學術評核，因此如果科學家在年滿六十五歲之後，通過委員會的學術評核，院長即可一年一聘。但如果是在七十歲以上，同樣必須通過委員會的學術審查，再提到董事會，由董事會決定一年一聘。如此的學術人事新制，在上一世紀講究一視同仁的人事規範下，其實是非常忌諱的。

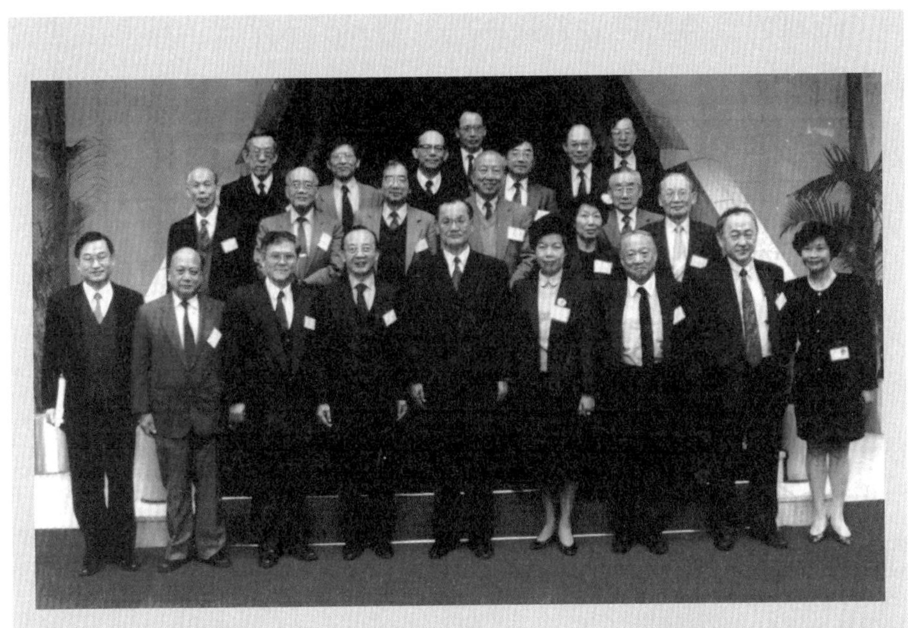

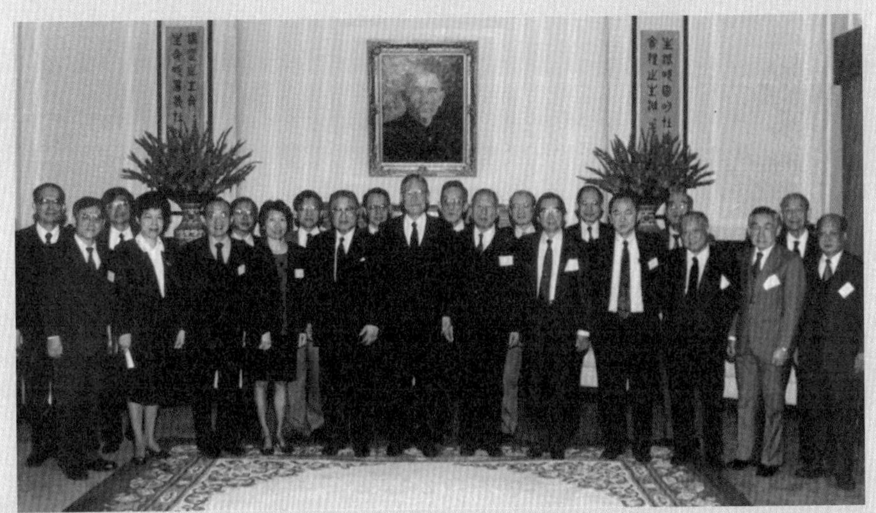

民國82年3月，國家衛生研究院學術諮詢委員晉見連戰院長及李登輝總統。（圖／吳成文提供）

但來自公部門的張署長卻以大開大闔的眼界，認同國衛院的提議，積極為國衛院舉才，爾後國衛院這一批來自國外的科學家，如彭汪嘉康院士、何曼德院士[註二]、黃崑巖教授、李明亮教授等人，無論是癌症的臨床醫療、感染症的防制機制，以及我國醫學院的卓越評鑑制度、或保護台灣擋下了SARS的撲襲，為台灣所開創的新局與優勢，何止獨厚於國衛院，而是全民受惠。一個人事制度的興革，所創造的效應，不是以年齡以及同工同酬的僵硬制度可以限制的，更需要這位高瞻遠矚掌旗手的揮竿前引。

## 以決斷魄力，解決國衛院永久院區問題

國衛院之設立於行政院通過之前，我就與張署長開始關注永久院區設在哪裡的問題，我們接觸過企業家、民意代表、行政首長等等，看過全台三十多塊土地。當時桃園八德市主動與國衛院接洽，計畫提供八德一塊非常廣闊平整、三十公頃的土地，邀請國衛院進駐。我與張署長前往八德，覺得是不可多得的好地方，所以國衛院與八德市政府簽署了合約，由市政府徵收，希望八德可以在行政院通過國衛院設立案之後一年半內提交土地。

結果我還是想得太單純了，爾後才知道土地徵收要變更地目，以及與民眾溝通同意後方能進行，過程繁複，並不容易。國衛院等了三年多，八德的土地依舊沒有著落，這中間還經過當時擔任桃園縣縣長呂秀蓮的強力慰留，以及地方立委在立法院的壓

力，然八德卻只能提供一公頃的土地，無法符合國衛院的發展需求，國衛院當然不能接受。因為已經跟八德市政府簽約，八德的土地問題若不解決，自然影響到國衛院另找土地的可能。

民國86年，行政院再度改組，張署長決定去職，國衛院雖已設立，但是最重要的院區問題還卡在八德的合約上，我在張署長任內的最後一天，專程前往衛生署，除感謝她七年多來願意肩挑責任，與我為國衛院並肩作戰之外，亦有一事相求，那就是八德的土地。

我對張署長說，看來八德土地的確難以如期交出，但國衛院不能因為八德土地問題而被套牢。她二話不說，當天隨即交代衛生署同仁，發函告知國衛院與八德市的合約計畫終止，國衛院不再等候八德市的土地，這一紙公文解救了國衛院，今日得以在寬闊的竹南院區安身立命。而這是在張署長任內的最後一日，她還是扛起身為主管官署以及董事長的角色，為國衛院解決難題。

## 學仕胸懷，政壇女英豪

回顧過去，沒有張署長，無法催生國衛院，沒有國衛院，今日台灣的諸多學術生態、臨床醫療，或許一如以往。國衛院早期的興立，得以受到醫界與學界的敬重，其實是有一位具有遠見的政務官。她不陷溺於官僚體制的格局，為國衛院以及台灣開闢了一場前所未見的變革。她是我少見的一位有擔當、具膽識、肯行動的政府官員，難能可貴的是她清勤自持。我說她是罕見的政壇女英豪，巾幗不讓鬚眉，曾經與她共事七年餘的我，最後想說的是：張署長是我所佩服的政治人物與實至名歸的學仕。

註一：「胎死腹中」，這是規劃報告於研考會遭拒之後，報紙的標題，表示國衛院的設立已經無望了，所幸在所有國衛院諮詢委員、學者，以及張署長與當時行政院秘書長王昭明的力挽下，國衛院又「起死回生」。

註二：何曼德院士業已謝世，他功在台灣，謹在此註記。

# 堅柔並蓄，勇於接受新挑戰

葉明陽
時任　國家衛生研究院籌備處執行秘書

張博雅署長以一位受人敬重的醫師，具體地實現了「上醫醫國」的理想，其行誼實在令我們欽佩。感謝亦師亦友的張署長，讓我國公衛醫療能與世界各國接軌，更有意義的是，藉著國衛院的設立，提升了全體國人的公衛意識及健康品質。

張博雅署長縱橫杏林與政壇半世紀，成就耀眼奪目，是楷模，也是標竿的時代人物。她不但致力於公共衛生領域的教學研究，更是我國國家衛生研究院創設的重要推手。張署長謙稱是深受母親許世賢博士的影響，曾說：「父母都學醫、擔任醫師、關心公共事務，也以服務民眾為職志。所以當我成為醫師，又專攻公共衛生，也是為大眾服務，就不覺得從政和我以前的教學研究工作有何不同。」由此充分展現出她的智慧與素養。

## 一紙公文，明快為國舉才

回顧三十年前，國家衛生研究院（簡稱國衛院）的成立，引起社會相當多的論戰，各方角力。身為當時內閣成員的行政院衛生署張署長，深知道國衛院的成立攸關國家公衛醫療進步及維護國人健康的關鍵，醫療水準若沒有伴隨經濟成長同時提升，並不是進步國家的象徵，尤其國衛院需肩負起台灣本土疾病的病因研究與提出診斷、治療及預防之解決方案，這在當時並沒有任何單位所能或願意做的。因此，張署長懇請當時在生物醫學學術領域備受推崇的吳成文院士出任籌備處主任一職。

惟吳成文院士本身已身兼多職，工作相當忙碌。他知道國衛院的成立刻不容緩，急需找個工作能力佳，且願意跟著他打拚的執行秘書，以協助國衛院的規劃與籌備事宜，吳成文院士便想到我。張署長知道我當時任職國防醫學院後，要吳成文院士不用擔心，這部分她會想辦法。沒想到她一回辦公室，就立刻請衛生署發了一紙公文到國防醫學院，將我借調至衛生署。張署長接見我時，緊握我的雙手拜託再拜託，並告知我的任務是協助吳成文院士籌設國衛院。張署長雖身居衛生署長的高位，竟是如此謙遜又誠懇，完全不計個人得失，只為了國家福祉及人民健康著想。能在這位好長官的麾下工作並貢獻心力，實為我最大的榮幸，也開啟了我與張署長往後長官部屬的深厚情誼。

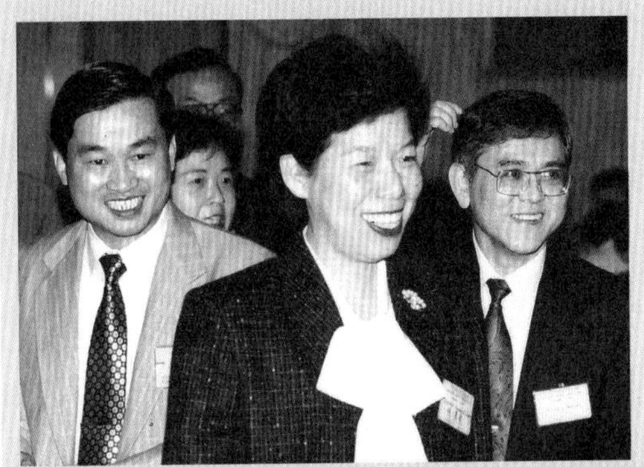

民國79年11月，中美生理學聯合研討會歡迎酒會。（左一為葉明陽）

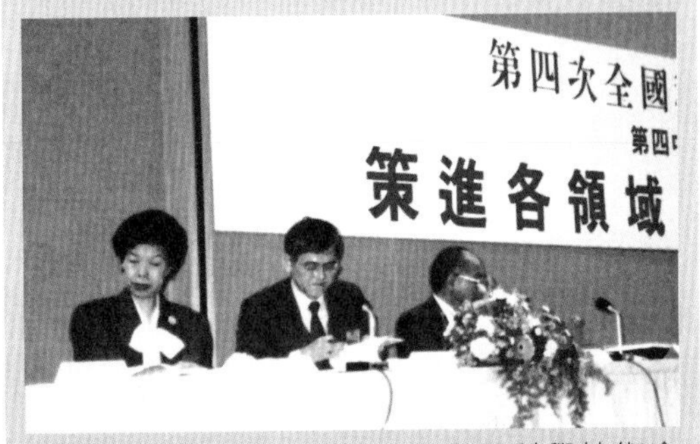


民國80年1月22日，第四次全國科學技術會議，於策進各領域科技發展重點會議中，建議設置「國家衛生研究院」。

張署長處事果斷明快有擔當，與其共事總是令人愉快而無壓力，記得國衛院籌備之初，我們都還沒有想到辦公的地點，張署長立即在衛生署安排了一間小會議室，讓我們規劃小組成員有地方辦公。在業務不斷擴展，辦公空間不敷使用時，亦提出另行租用的建議，顯見張署長對國衛院的支持，不遺餘力。

## 不慍不火，國衛院堅定的支柱

談起張署長；她總是穿著俐落的套裝出現，這也與她的個性若合符節，做事一絲不苟，卻絕不固守僵化，敢言又善於折衝。每次衛生署內部署務會議開會時，如果有涉及國衛院籌備的議題，張署長總是體恤籌備處人少事多的辛苦，而安排我們第一個報告，然後示意我們先行離席去做事。再者如果我們的工作和衛生署業務有需協調之處，張署長更是積極當場協調處理，並請衛生署所屬全力協助。張署長深知國衛院的設立，對國家未來公衛醫療的發展具關鍵性的意義，她的宏觀與真知灼見由此可見一斑。

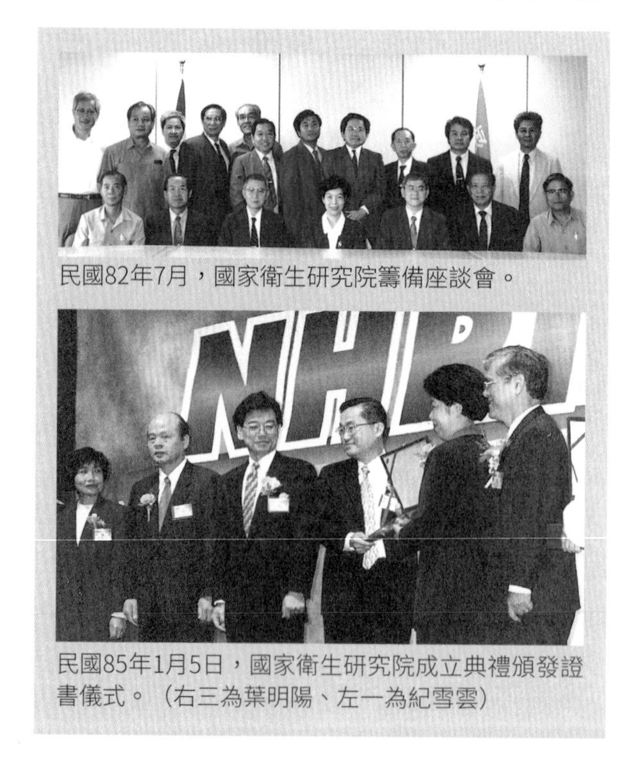
民國82年7月，國家衛生研究院籌備座談會。

民國85年1月5日，國家衛生研究院成立典禮頒發證書儀式。（右三為葉明陽、左一為紀雪雲）

現在回想起那段一起打拚的歲月，當時的辛苦過程不足為外人道，更不是筆墨所能形容，其間不只驚濤駭浪，更布滿崎嶇，常以為希望就在前方，卻落個挫折連連，也常以為成功就在眼前，卻落個失望連連，但回到衛生署向張署長報告後，她

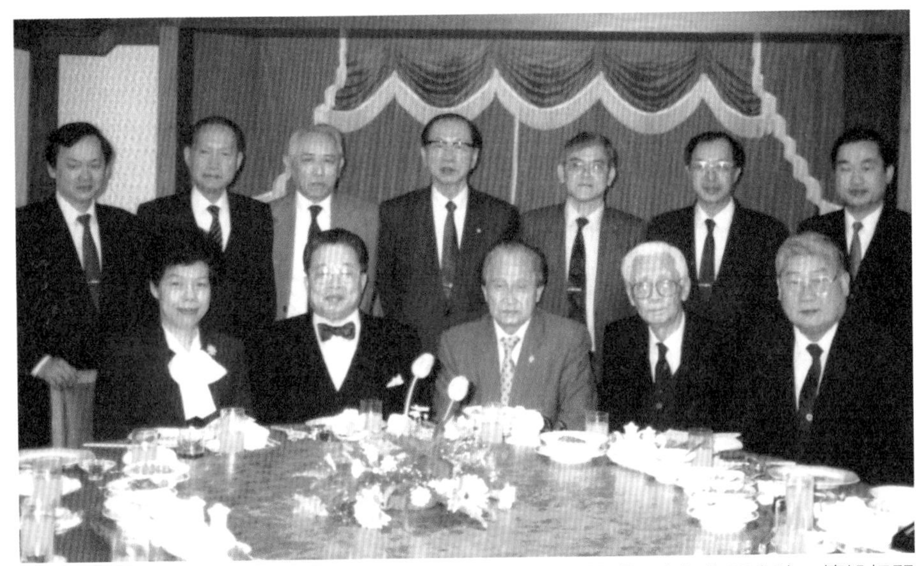

民國81年3月25日，歷任衛生署正副署長共同餐敘，商討「國家衛生研究院」籌設相關事宜。（前排左二起依序為施純仁前署長、顏春輝前署長，張智康前副署長、謝獻臣教授，後排左一起依序為葉金川副署長、李悌元前副署長、王國裕前所長、林朝京副署長、吳成文院長、藍忠孚教授、葉明陽）

一貫的不慍不火，要我們坐下來喝杯茶，先休息一下；然後以她絕不氣餒的個性，總是帶著一貫招牌的笑容，鼓勵我們繼續打起精神上工去。我們拿在手上的那杯茶，都還沒喝完呢！只得放下茶杯，點頭說好。張署長就是這麼一位堅毅又不失感性的長官。其實，曾有的艱辛反倒成了往後生涯的助力，而所有的經歷更化為珍貴又十分令人懷念的往事。如果沒有張署長的高瞻遠矚和排除萬難的鼎力支持，國家衛生研究院是不可能成立的，也正因為國家衛生研究院的成立，台灣如今公衛醫療的成就才能備受國際社會的肯定，其中張署長厥功甚偉。

## 上醫醫國，最佳實踐

提筆至此，往事歷歷，依然清晰地在我的腦海中浮現。張署長說話始終輕柔，溫潤的笑容也總是掛在臉上，她堅毅的個性和那顆為國家人民付出的心，總在舉手投足間展露無遺。不論遇到多大的險阻，她從不喊苦，更不以為苦，一直把那些橫逆都當成是成功到來之前的試煉。沒有嚐過艱難的滋味，那知收穫的甘甜，沒有看過黑夜，那知曙光來臨的美好，無怪乎任何困難有爭議的事，在張署長手上都能迎刃而解，也因為張署長的帶領，使得曾經共事過的我們學到她待人處事的良方。

民國108年年底出現的新興傳染病——新冠病毒，肆虐全球，我國截至民國109年6月7日，中央流行疫情指揮中心宣布，已經連續八週沒有本土病例，台灣開始進入「大解封新階段」。當天為止，全球確診病例高達688萬6615人，造成39萬9668人喪命，致死率約5.8%，台灣僅有確診病例443人，7人喪命，死亡率1.58%。這時候國衛院更適時扮演著科技防疫重要角色，舉凡新冠病毒之快篩檢驗試劑、新冠病毒藥物（瑞德西韋）的合成製造、新冠病毒疫苗的研發製造，對國人的健康維護及安定心理與防止恐慌，產生莫大的貢獻，此更加佐證了張署長的高瞻遠矚，洞燭先機的智慧。因為有張署長，讓我國公衛醫療水準能與世界各先進國家接軌，更有意義的是，藉著國衛院的設立，提升了全體國人的公衛意識及健康品質，達到保障全民寶貴生命的目的。

輯二

# 業務力求精進，福國利民

# 碰到了，務求盡心盡力！

徐永年
時任　行政院衛生署醫政處副處長

民國79年初，透過當時衛生署醫政處楊漢湶處長的引薦，在張博雅市長甫接下行政院衛生署署長重擔時，面試醫政處副處長乙職。張署長看到我只說：「是你啊！沒問題的，好好做！」因著這份熟識、認可和讚許，我與張署長這段長官與部屬的關係就此展開。

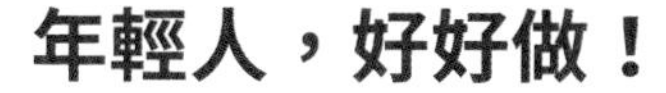

## 年輕人，好好做！

與張博雅署長相識的緣分，可以從民國74年說起。當時身為公費生下鄉服務的我，來到雲林縣四湖鄉衛生所。這裡是典型的沿海農村聚落，盛產花生、西瓜、玉米、蒜頭、甘蔗、蕃薯等，尤其蒜頭的產量與品質為海線首屈一指。然而，當地的醫療資源卻相當缺乏，加上我，全鄉只有兩名正式醫師，得守護著四萬多位居民的健康。

民國74年，當時嘉義市長張博雅在美國約翰霍普金斯大學念書時的恩師，也是公共衛生大師唐納德・亨德森教授（Dr. Henderson）來台，希望了解台灣偏鄉醫療的狀況，於是張市長選擇參訪四湖鄉衛生所。猶記得那時的張市長對著我這小小的衛生所主任說：「年輕人，不錯，好好做！」就這麼，開啟了我與張博雅署長這奇妙又珍貴的緣分。

## 參與影響台灣深遠的醫療規劃

當時，醫政處掌管衛生署最高金額的預算，負責全國醫療網計畫的布建，準備籌辦全民健康保險這世紀大工程。張署長到任後帶領我們，加上石曜堂副署長、葉金川副署長、楊漢湶處長等人共同努力，逐步擘劃今天享譽國際的全民健康保險，為台灣的醫療發展作奠基。

我從未預先設想過，能有機會參與這影響台灣深遠的醫療制度規劃，當中涉及的跨部會調和鼎鼐，譬如公、勞、農、軍保險等制度的整合，真是段辛苦又甜美的回憶。而張署長冷靜理性、按部就班、臨危不亂，又深具智慧的領導能力，儼然成為我日後公務生涯中擔任管理者的重要模範。

身為家醫科醫師，在傳統家醫科的訓練過程裡，較需要學習圓融的人際相處與協調整和的行政技巧，而張署長所展現的正是這樣的領導風範，她曾說：「當一個好的主席，話不用多，仔細聽取業務單位的報告與解釋，抓出大方向，充分信任與授權同仁，不獨斷，最終做出最好的指引及結論。」時至今日，我仍記著張署長的理念，付諸實行。

我還依稀記得，在那自由民主風氣日漸蓬勃發展的年代裡，張署長面對抗議民眾，不是保持距離，而是以親和的姿態，傾聽民眾的聲音與意見。在這樣的溝通協調下，我從未看過民眾生氣的離開衛生署，而是保有理性且愉悅的心情。在接待國際外賓時，張署長也總是以坦誠、中肯的態度，虛心向他們學習討教，並且分享台灣醫療成果。如此謙卑、親切和善的處事態度，我努力用這一生來學習看齊。

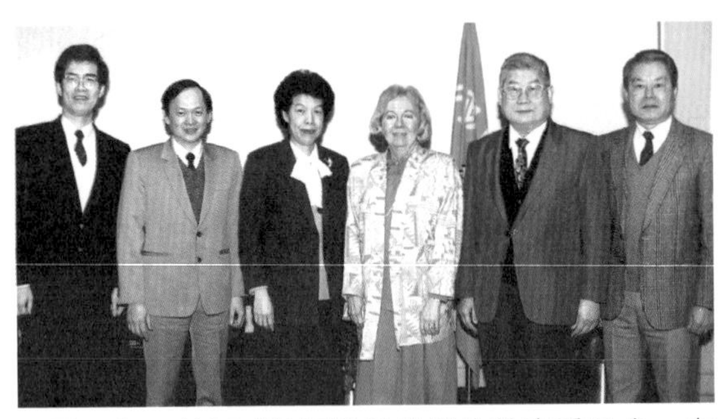
民國81年，美國「外國醫學畢業生教育委員會」來訪，就醫學教育、醫學畢業生考試交換意見。（左一為徐永年）

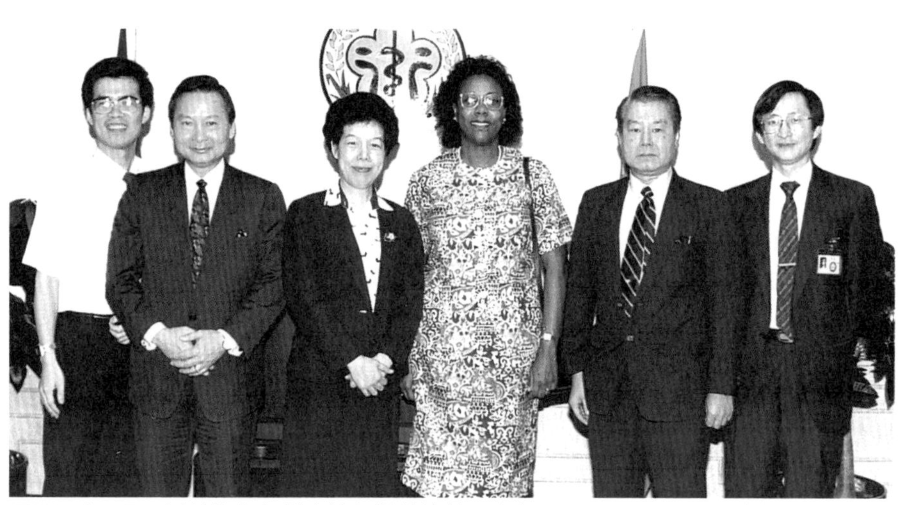

民國82年7月，泛美衛生組織主管加勒比海地區主任Dr. Karen A. Sealey來訪。

## 帶著衛生署的印記出去闖

我何其幸運！遇到人生的好長官，在幾個重要的關鍵時刻，予我信任、鼓勵與扶持。後來在工作上若遇到困難，我仍然會先向張署長請益。若要細數張署長帶給我的影響，只能以「生命中的貴人」來表達我對她的尊敬與感謝。先是感謝張署長的「相信」，讓年少的我，擔任衛生署醫政處副處長；二是感謝張署長始終以仁慈、友善的心提攜後輩，在我想離開衛生署到省立醫院闖蕩時，她沒有任何的責備，而是告訴我：「很棒！年輕人是應該出去闖一闖。要記得你是衛生署訓練出來的人，身上有著衛生署的印記，一言一行都代表著這裡！」這席話，使我在接下來二十多年的時間裡，不論是擔任醫院院長、衛生局局長，都牢牢記得這份交待。

在這，我特別想提到一件往事，當時台灣省政府衛生處林克炤處長同意我的轉任，但並未言明到哪家醫院服務，後來才知是被派到彰化醫院，一所七十床的小型地區醫院。張署長聽到這消息後表示，徐副處長是代表衛生署出任的人，所管理的醫院理應具有一定規模才是。在張署長的堅持下，我的派令改為豐原醫院。張署長愛護下屬的所為，至今仍讓我感恩在心。

有時候回想，人生常遇到無法預測的任務，我從張署長身上學習到「碰到了，就去做，務求盡心盡力」的精神。這樣的信念貫穿我職涯裡每個階段。我更時刻謹記張署長的期許與叮嚀，希望這一切不枉她親自交付給我，那令人引以為傲的「印記」。

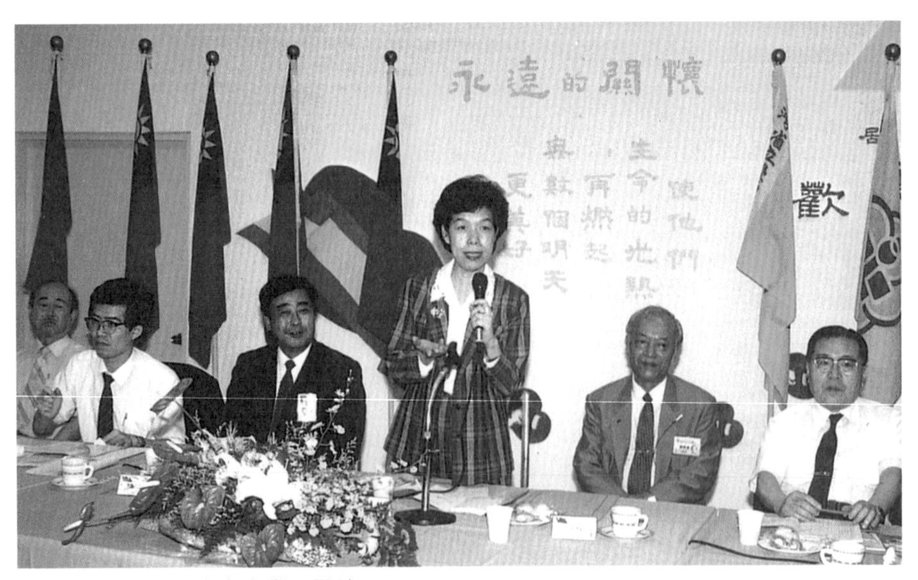


民國80年6月，視察省立豐原醫院。

# 曾經相濡以沫

黃文鴻

時任　行政院衛生署藥物食品檢驗局局長

公職生涯只有短短三年半與張博雅署長有從屬的關係，但因母親是張署長令堂許世賢博士的高女學妹，也是嘉義市同鄉。張署長也是我弟媳婦碩士論文的指導教授，弟弟的婚禮證婚人。因此世交緣故，張署長就任之後，我與長官之間並無生疏感，反而因兩代交誼，在執行職務上，得到充分的授權與信任。

民國67年12月14日結束公費留學美國整裝回國，我隨即於民國68年4月初進入行政院衛生署藥物食品檢驗局任職，民國83年2月l日轉任陽明大學衛生福利研究所任教，直到民國105年元月底屆齡退休。職場生涯三十七年歲月，僅經歷行政院衛生署公務機構與國立陽明大學。

在行政院衛生署的十五年歲月，從藥檢局技正、藥政處副處長、處長到衛生署藥物食品檢驗局局長，是我專業生涯最值得回憶的經歷。在擔任藥檢局局長的五年期間（民國78年2月～民國83年l月），與張博雅署長的任期（民國79年6月～民國86年8月）有三年半的時間重疊。衛生署藥物食品檢驗局是藥政與食品衛生管理的技術檢驗機構，為衛生署的所屬單位，所以，張署長是直屬長官，但是在業務上與藥政處與食品衛生處的往來較為密切相關。

雖然公職生涯只有短短三年半與張博雅署長有從屬的關係，但因母親是張署長令堂許世賢博士，日治時期台南第二高女的學妹，也是嘉義市同鄉。此外，張署長從政以前，在高雄醫學院擔任教職，是我弟媳婦王秀紅碩士論文的指導教授，也是弟弟黃文龍醫師的婚禮證婚人。因此世交緣故，張署長就任之後，我與長官之間並無生疏感，反而因兩代交誼，在執行職務上，得到充分的授權與信任。

在擔任藥物食品檢驗局局長時期，最值得回憶的幾件事情，在公共衛生史上也比較值得記載，以下簡要論述其經緯與重要性：

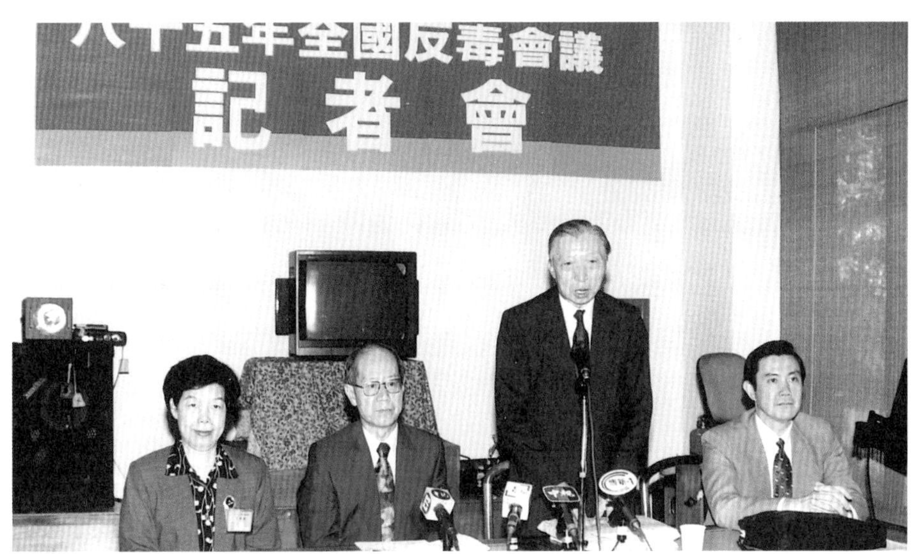


民國85年6月3日，衛生署舉辦「全國反毒會議記者會」。

## 安非他命濫用流行事件，政府向毒品宣戰濫觴

民國79年6月我在行政院衛生署例行署務會報上，提出安非他命檢出案件，從民國77年的掛零，上升至民國78年的三十七件、民國79年5月高達九十八件，已超過當年度煙毒檢驗件數的74.2%（98／132），在張署長主導下，開啟了政府向毒品宣戰的行動方案。

## 台美藥品專利智慧財產保護談判，七七公報由始

民國69年，在台美貿易我國持續大幅順差的情況下，美國強力要求我國改善智慧財產權的保護措施。民國75年專利法修正承認醫藥品與化學品的物質專利後，美國進一步要求我國對無

法回溯的原廠專利藥品給予過渡時期的保護（Pipeline Product Protection）。民國82年3月，張署長指示我代表衛生署參加在華府美國貿易代表處（Office of the United States Trade Representative，英文簡稱 USTR）舉行的台美保護智慧財產權貿易諮商，美國接受衛生署建議，以修改當時的新藥安全監視措施，達成有關保障醫藥品智慧財產權議題的共識，也就是衛生署民國82年7月7日衛署藥字8246232號公告的來源，藥界稱其為七七公報，開啟了我國本土藥品須檢附臨床試驗資料的先河。

## 發行透視大陸藥品手冊，衛教風險概念

民國79年初期台灣開始民主改革，在李登輝總統主導下，於民國80年透過國民大會廢止「動員戡亂時期臨時條款」，並於當年4月30日發布總統令，公告5月l日終止臨時條款的實施。從此，兩岸交往進入一個嶄新的階段。

由於台灣民眾對中國大陸中藥的好奇，大陸中藥有不少是透過觀光或走私的管道流入市面。為了讓民眾對中國大陸中藥有正確的認識，藥檢局開啟了定期檢驗中藥的計畫。藥檢局於民國80年進行大陸中藥的品質調查，抽購從市面非合法管道流入的大陸中藥檢驗，並將結果以彩色圖文並茂的方式，印製成《透視大陸藥品》手冊，提供社會各界參考。此手冊之發行，在張署長任內持續進行，至民國91年共計出版十集。自民國92年至民國95年完

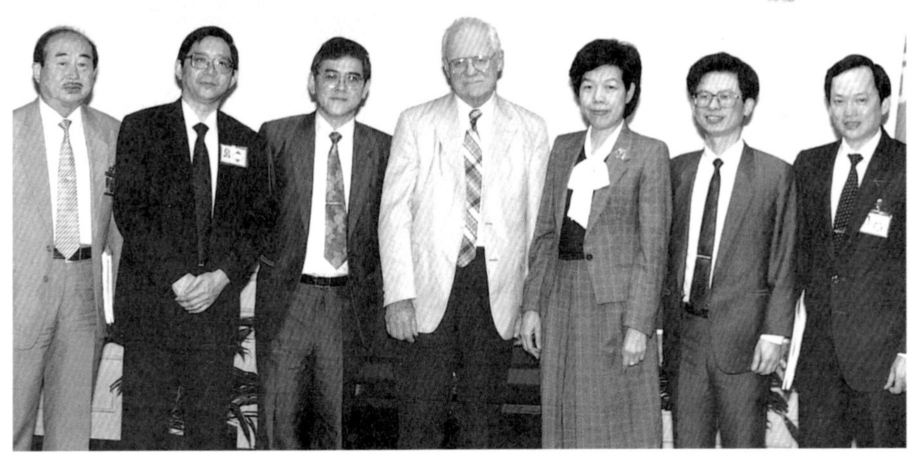
民國80年5月，科技顧問團合影。（左二為黃文鴻）

成第十一至十三集後，不再編印成冊，而是登載於藥檢局網站，連同前十集之內容亦一併上網，俾利民眾查閱。這本手冊在網路尚未普及的年代，提供民眾對大陸中藥的認知與風險概念。

擔任藥檢局局長五年之後，我因個人志趣，於民國83年2月1日轉任陽明大學衛生福利研究所教職。除民國87年至90年曾短暫輪任一次所長職務外，未再擔任校務行政主管職務。對於歷任行政院衛生署（以及後來的衛生福利部）長官殷意探詢是否有意回到公務行政體系，也都禮貌婉拒。在不算短的十五年公職生涯，與眾多同事無不相濡以沫，全力以赴，克盡技術官僚的責任；轉任學術教職後，習於鍾鼎山林，與昔年公領域同事相忘於江湖，但始終珍惜每一階段的公誼與交往，也是我專業公職生涯最值得回憶的舊事。

# 食品衛生安全管理

陳樹功
時任　行政院衛生署食品衛生處處長

民國68年4月，台灣中部發生多氯聯苯中毒事件，兩千多人受害，且禍延下一代。事件發生之後，政府高層決定加強食品管理，於民國70年7月1日，正式成立食品衛生處，但是管理法規仍未完備，食品管理與進口食品邊境查驗工作，基本上並沒有太大變動。直到張博雅署長上任以後，食品的安全衛生管理，才展現一些重大興革！

民國68年，對於台灣而言，是動盪與不安的一年，當年4月，台灣中部發生多氯聯苯中毒事件，兩千多人受害，且禍延下一代；同年10月，美麗島事件發生於高雄，眾多黨外菁英，遭到逮捕判刑。前者造就食品衛生處的成立，後者激化民主進步黨的誕生。

在此之前，我國中央衛生主管機關——行政院衛生署，並未設置食品衛生這方面的專責單位，只因陋就簡的在藥政處底下，附設一個食品科，配置三位承辦人，負責研訂相關的法令與標準，以及辦理食品與食品添加物上市前許可的查驗登記業務。有關食品廣告管理、食品中毒案件查處、食品業者訓練輔導、食品衛生教育宣導，則分別由署內其他的業務處負責幫忙處理。

除了組織不健全外，法規方面也未完備，因為食品衛生管理法雖然於民國64年公布施行，但該法對食品業者，卻僅規定食品製造與加工等相關之場所與設施，必須符合中央衛生主管機關所訂定的各項衛生標準而已。加上政府對於食品，採取抽驗方式管理，以致食品業者的場所與設施，即使已經違反衛生標準規定，但是只要產品，沒被抽中送驗，或抽驗的結果，未檢出不合格，依照當時法令，仍可繼續營業。

多氯聯苯中毒事件發生之後，政府高層痛定思痛，決定加強食品管理，隨即特別於民國70年7月1日，正式成立了食品衛生處，但是由於管理法規仍未完備，以致政府對於食品管理，依舊採取抽驗方式為之，進口食品邊境查驗工作，則遵照行政院的裁示，繼續委由經濟部商品檢驗局，依商品檢驗法據以執行，基本上並沒有太大變動。

直到民國79年6月，即張博雅署長上任以後，食品的安全衛生管理，才展現一些重大興革，茲就舉兩件事，與大家分享之。

## 進口食品查驗收回自辦

當時機場港口均未設置進口食品查驗把關專責單位，這方面的工作係遵照行政院九年前的裁示，委託經濟部商品檢驗局代辦，實施方式是將某些特定食品，公告列為「進口應施檢驗食品項目」，而由該局辦理查驗。至於其他眾多未經公告列為「應施檢驗」的進口食品，不需任何查驗，即可進入國內，這樣的管理方式，其實很沒有效益，因為如果後來發現，這些食品不符規定，再去追查回收，就會非常棘手；而且有些食品，可能已被吃掉，很多民眾無辜受害，所以不但飽受批評，而且造成衛生機關一項極沉重的負擔。

張署長發現了此一管理漏洞，即要我們切實檢討，從制度面謀求補正，我們遵照指示，進行討論規劃，並與經濟部商品檢驗局協調溝通建立共識，旋於民國79年12月，發文給行政院，請同意本署自80年7月起，也就是下年度開始，先行聘用食品衛生查驗人員共五十名，分別派駐機場港口，針對非屬應施查驗進口食品，全面執行衛生查驗，待時機成熟後，再檢討是否要收回所有進口食品查驗業務。此項計畫獲得行政院的支持，同意我們先聘用三十人，衛生署也馬上完成人員遴聘、專業培訓，一切準備就緒，等待正式實施。詎料，商品檢驗局事後竟反悔，而於民國81年1月主張不宜改變作法，行政院隨之於同年4月重新裁示，進口食品查驗業務，仍請委託由商品檢驗局繼續辦理。但該局亦必須對進口食品改採全面查驗。

這種委辦作法，又續行十九年，期間進口食品，相繼發生問題，譬如，飼料奶粉流為人用食品、比利時飼料戴奧辛污染、大閘蟹檢出含動物用藥、奶粉檢出三聚氰胺等等，到最後還是要由我們衛生署出來幫忙收拾殘局，搞得各級衛生機關疲於奔命窮於應付。

所幸，為配合行政院推動組織改造，行政院衛生署現在已經改制為衛生福利部，同時將原先署內兩個業務單位——食品衛生處與藥政處，以及署外兩個所屬機關——藥物食品檢驗局和管制藥品管理局，以四合一方式，整合成為事權統一的「食品藥物管理署」，並且於北、中、南分別設置區域管理中心。另又積極與經濟部標準檢驗局（亦即以前的商品檢驗局）展開多次的協商，終於在民國100年1月，將進口食品的邊境查驗業務，收回中央衛生主管機關自辦。

食品衛生安全管理，是公共衛生的重要課題，管理方式首重於主動積極的預防，有關進口食品部分，務必做好邊境把關，實施源頭管理，才能提高效益。我國進口食品邊境查驗工作，現在已達國際水準，回顧過去這段歷史，真的令人衷心佩服，張署長的高瞻遠矚。

## 食品衛生管理法大翻修

第二次世界大戰後，各國檢討戰爭發生原因，認為除政治因素外，經濟因素亦是主因，所以，均希望能建立一套國際經貿的組織網，以避免彼此間因經貿問題而發生衝突，甚至相繼捲入戰爭，爰於1948年通過了「國際貿易組織」（ITO）憲章草案，但後來因美國政府將擬成立該組織應締結的條約，送請國會批准，遭到國會反對，致使「國際貿易組織」胎死腹中，未能成立。

但是包括我國在內，二十三個該組織的創始會員，曾在通過組織憲章草案的前一年，即1947年展開關稅減讓談判，並成功達成了四萬五千項的關稅減讓協定，影響金額達一百億美元，約占當時世界貿易額的十分之一。後來各國為了避免籌組「國際貿易組織」的努力都付諸流水，且美國政府對參與關稅減讓談判部分，已經取得國會授權，乃將上述關稅減讓談判結果，加上原擬「國際貿易組織」憲章草案中有關於貿易規則部分條文，合而為一變成世人所熟知的「關稅暨貿易總協定」（GATT）。

「關稅暨貿易總協定」自1948年成立之後，總共舉行八回合的談判，其中又以1973年展開的第七回合（東京回合），以及1986年展開的第八回合（烏拉圭回合）談判最為重要，因為該二回合大家談判的內容，除了關稅問題之外，更對其他貿易規範，共同進行廣泛討論。由於討論範圍擴大，第八回合談判係自1986年開始談，直到1993年12月才完成，這是此項協定有史以來，規模最大、影響最深遠的回合談判。談判內容包括貨品貿易、服務貿易、智慧財產權與爭端之解決等。該回合之談判並決議要成立「世界貿易組織」（WTO）。我國早在1948年5月即正式簽署成為GATT締約成員，次年大陸淪陷，政府播遷來台，乃於1950

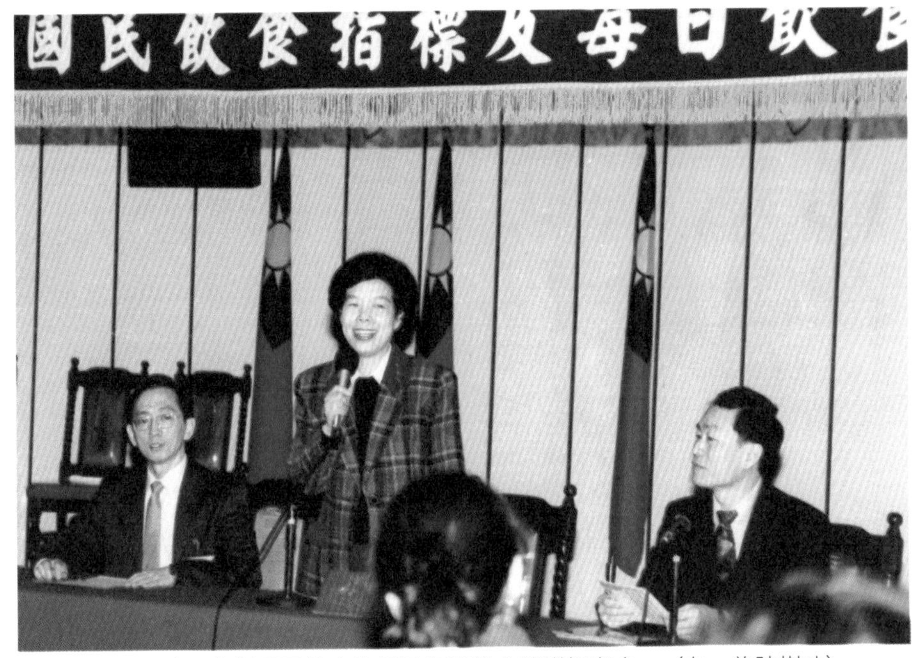

84年12月，衛生署舉辦國民飲食指標及每日飲食建議記者會。（左一為陳樹功）

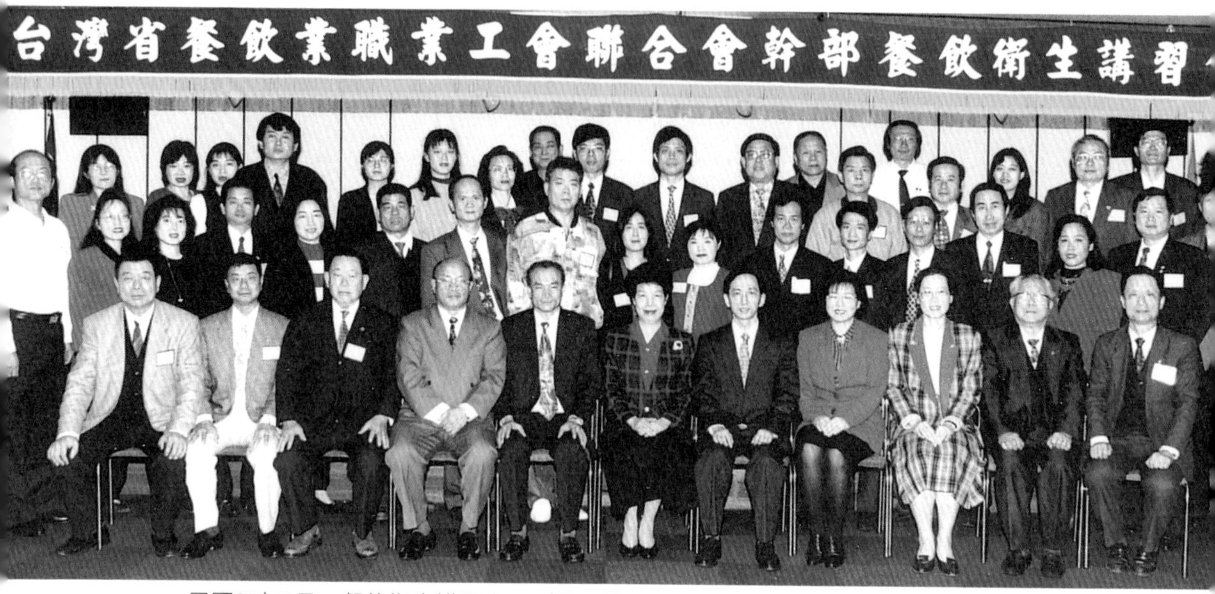

民國85年3月，餐飲衛生講習會。（第一排右五為陳樹功）

年，自動退出該組織。但在三十幾年以後，政府通盤評估結果，認為重返GATT對我國經貿之發展，不但利大於弊，而且更具有急切必要性，所以重返上開國際經貿組織，從此就被政府列為第一要務，行政院為此還特別於1988年成立了「重返GATT專案小組」，作為我國參與國際經貿事務的決策機制，專門負責協調、擬定這方面的整體策略，以及談判立場和對外的溝通。

但是想要重返GATT，必須符合一些基本條件，其中最重要的就是，我們台灣必須嚴格遵守食品衛生安全國際規範。

於1991年，也就是張署長上任後第二年，她發現國內的食品管理方式，有夠落伍，必須整頓，加上當時政府爭取加入

GATT，我國有關食品管理，亦應符合國際規範，乃即要我們食品衛生處，對食品衛生管理法進行全面性的翻修。並且指派本人參加經濟部於1992年11月16日，假台北國際會議中心，召開的「GATT專案小組研討會」，後來我也成為該小組的成員，從此與GATT的業務相結緣。這次研討會主要的目的，在於充實專案小組委員，有關GATT及烏拉圭回合談判一些基本概念，其中一個議題稱之為「烏拉圭回合談判重點說明」，主講人是當時任職國立政治大學的蔡英文教授，與會者在她的介紹與分析下，充分的體認到我國申請入會對於未來經貿發展的重要性。大家可能沒有想到，連任兩屆總統的蔡英文，是這方面的談判高手，而且早在二十幾年之前，當時才四十歲出頭的她，就替我們中華民國政府，在國際經貿的這個領域，運籌帷幄，善謀良策。

為了加入後來取代GATT，於1995年1月1日成立的WTO，我國食品衛生管理法與國際規範不相容的部分，必須切實配合修正，加上該法原設計的管理方式，是傳統的產品抽驗，亦與時代潮流脫節，因此全面翻修，誠屬當務之急。其中針對食品業者衛生安全管理方式，是將原條文：「食品業者製造、調配、加工、販賣、貯存食品或食品添加物之場所及設施，應符合中央主管機關所定之衛生標準」。大幅翻修為：「食品業者製造、加工、調配、包裝、運送、貯存、販賣食品或食品添加物之作業場所、設施及其品保制度，應符合中央主管機關所定食品良好衛生規範；

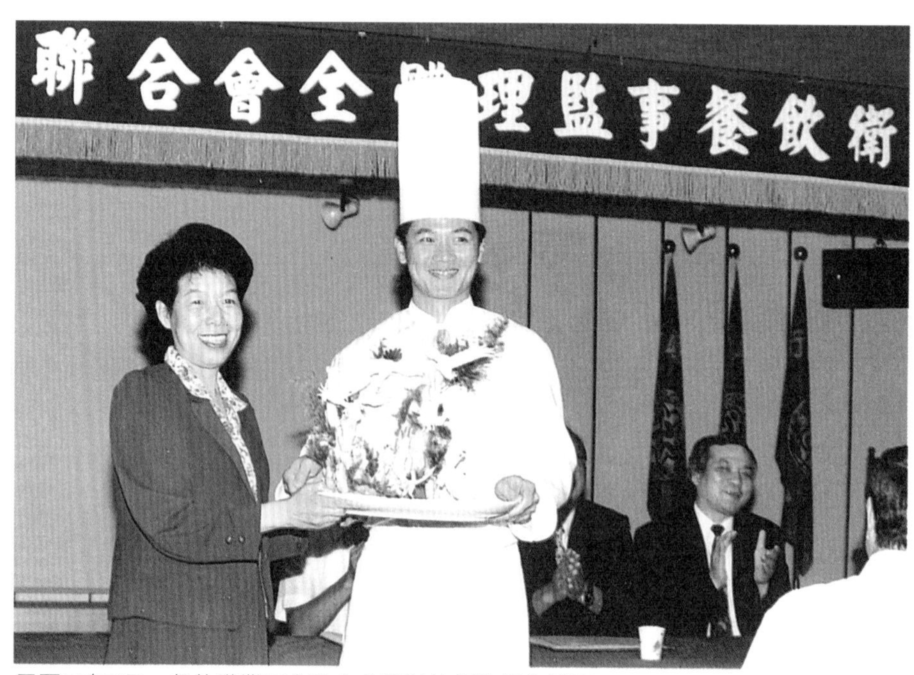


民國85年8月，餐飲職業工會聯合會舉辦的餐飲衛生講習。

經中央主管機關公告指定之食品業別，並應符合中央主管機關所定食品安全管制系統之規定」。明確要求食品業者，必須建立品保制度，而且還要符合中央主管機關，即行政院衛生署所定的「食品良好衛生規範」（GHP），對某些特定的食品業者，甚至更進一步要求其應符合行政院衛生署所訂定的「食品安全管制系統」（HACCP）相關規定。

這項食品衛生管理法的全面翻修，推動過程備極艱辛，必須與食品業者不斷溝通，還要向消費大眾充分說明，並且到立法院拜會各個黨團，闡述原委，爭取支持，同時也要透過管道，設法取得國際經貿組織以及其會員國的認同與諒解，鍥而不捨，耗時多年，終於在2000年1月完成三讀，同年2月公布施行。

從此以後，我國食品衛生管理方式愈趨精進，食品業者對其產品衛生安全，必須負起更大、更直接的責任，同時明定政府也要加強督導，不僅讓我們的食品管理制度，往前邁一大步，而且成功協助我國於2002年1月1日，正式成為「世界貿易組織」的會員國。

我們有幸隨同張署長的腳步，完成這項福國又利民的任務，如今回味，彌足珍貴。

# 從麻經處到藥檢局

廖俊亨

時任　行政院衛生署麻醉藥品經理處處長、
藥物食品檢驗局局長

我由被稱為人民保母的警政工作，轉入維護國民健康的藥政工作，在台灣公衛界，算是非常罕見。張博雅署長在位七年多期間，我都是衛生署所屬機關首長，她給我的印象，就是每天神采飛揚，信心十足，勇氣百倍，處事明確果斷，待人誠懇親切，對署內的業務瞭解甚為深入，對未來的政策也都胸有成竹。

話說從頭，民國43年中央警官學校（現在已改制為中央警察大學）在台復校對外招生，我就是改制後四年制大學部第一屆畢業生。

在校期間，我是學校的柔道代表隊，並接受過劍道訓練，以上兩種運動，除強健體魄外，也讓我在以後更具有自信心，勇敢面對事實，接受各種挑戰。記得三年級學校放暑假，有兩位虎尾的同學前來找我，很開心跑去日月潭遊玩，回程時在路邊一家餐館吃飯，那時瓦斯並不普遍，餐館烹飪都是燒木炭或稻草，可能木炭稻草沒有完全燃燒，整間餐館裡面彌漫著煙燻味，眼睛有點張不開，感到非常不舒服，我就對同學說，好像在燻老鼠！想不到吃完飯要離開餐館時，有三個年輕人，持木棍圍住我，說我取笑餐館「好像在燻老鼠」，破壞餐館的名聲，影響他們做生意，要我還他們一個公道，否則就別想離開這裡。我向他們很委婉的解釋，這是同學私底下的對話，絕對沒有什麼惡意，但是他們聽不進去，顯然存心挑釁，我得勇敢面對，乃請其中一位同學去打電話給派出所，同時將另一位同學手中的雨傘拿過來，背靠現場一堵牆，面對他們三個人，雙手緊握雨傘，擺出劍道架勢，用堅定的語氣清楚告訴他們：「我是警官學校三年級的學生，也是學校的柔道隊，同時受過劍道訓練，希望彼此尊重，別欺侮出外人。另外，我已經請同學打電話到派出所報案，警察很快就會過來，你們好膽，就一個一個來，如果不敢，三個人一起來，我照樣沒在怕，現在就動手吧！」他們看我人高馬大，擺出架勢霸氣十足，知道踢到鐵板，彼此互瞄一眼，就閃到一邊，讓我們離開。事隔六十多年，現在回想起來，兩三下就被我嚇到，自己不禁莞爾一笑！

警官大學畢業之後，我被分發擔任嘉義縣警察局督察室巡官，負責員警常年教育，後來決定充實自己，加上對藥學有興趣，知台北醫學院有在舉行夜間部藥學系招生考試，乃去報考，並獲錄取。長官們為成全我進修的心願，就特別推薦我以支援的方式，借調到台灣省警務處督察室，上班地點就在台北，念夜間部比較方便，並在我藥學系畢業的前一年，提拔我升任為基隆市警察局駐區督察員。不久警務處處長羅揚鞭，到省議會列席備詢，因為他聽不懂台語，就指定我去當翻譯。

有次要前往霧峰省議會，從基隆搭火車到台中，坐在我旁邊的那個人，正好是謝清雲省議員，謝省議員是基隆人也是藥師，非常關注藥政業務，經過簡單交談之後，他知道我受過警官養成教育，獲教育部授予法學士的學位，同時又就讀北醫藥學系，就說他很希望找個像我這樣，具有藥學專業背景，且又懂得法律的人，協助整頓國內藥界一些亂象。那時候行政院正積極在籌備要成立衛生署，承蒙謝省議員的鼓勵與栽培，把我推薦給衛生署首任藥政處處長許鴻源博士，也因此讓我在民國60年3月17日，行政院衛生署掛牌成立之後，馬上由警務處商調接任藥政處科長的職務，從此也改變了我一生的公務生涯。

衛生署成立時，藥物藥商管理法（即現在的藥事法）才公布七個月，所以我到任後就忙著去研擬該法施行細則及相關子法規，以及藥商分類、分區、分期整頓方案等重大之興革計畫。從此開始，直到退休，先後在藥政處、藥物食品檢驗局、預防醫學研究所、麻醉藥品經理處等機關服務過，期間長達三十一年。

民國79年6月，張博雅署長上任時，我是麻醉藥品經理處的處長，民國83年3月，調任藥物食品檢驗局局長。張署長在位七年多期間，由於受到警官學校的磨練、台北醫學院教育的薰陶，及我父母親家教的影響，我始終秉持著全力以赴，與使命必達的敬業精神，陸續留下了一些，值得懷念的事蹟：

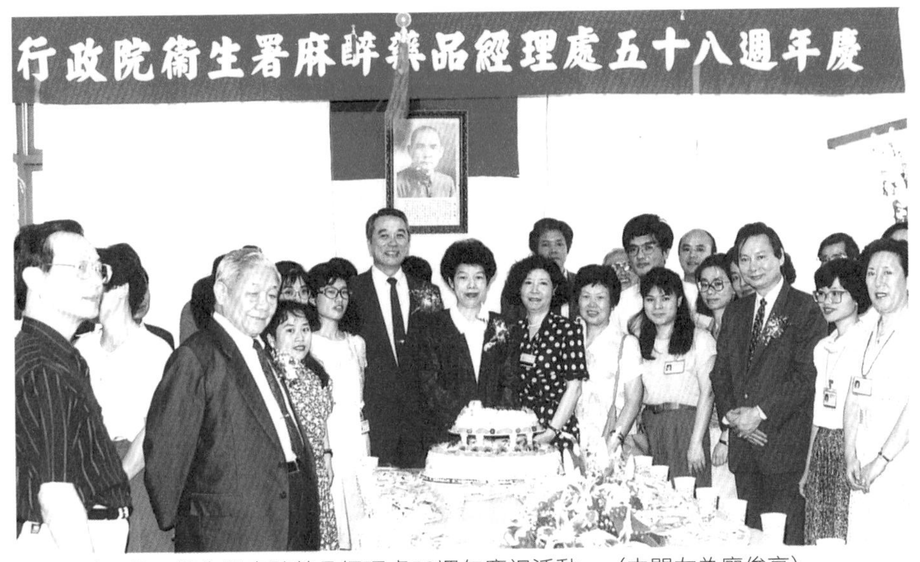


民國81年6月，衛生署麻醉藥品經理處58週年慶祝活動。（中間左為廖俊亨）

## 推動藥物濫用防制工作

民國79年期間，安非他命入侵校園，我們麻經處依張署長的指示，推動校園反毒工作，短期間即印製反毒教育手冊及各類宣導資料，透過相關部會所組成的督導會報，發放到全國每一所學校，同時加強反毒師資培訓與校園的反毒教育宣導，才使濫用情勢，獲得妥善控制。

隨後並於民國81年6月，舉辦「中美藥物濫用研討會」，邀集專家學者，就藥物濫用的相關問題，交換意見，研商對策，也建立日後與美國藥物濫用防制研究所（NIDA）的資訊交換與人員互訪機制。

## 提升癌末病患生活品質

癌症，多年以來一直高居國人十大死因首位；疼痛，則是癌症末期病人最難以忍受的折磨；嗎啡，是麻醉藥品的一種，也是抑制疼痛良方，但因患者擔心上癮，醫師也怕惹上麻煩，故使用者甚為稀少，讓眾多的癌症末期病人，長期忍受椎心刺骨之痛，從醫療的觀點來看，非常的不人道。

麻經處為導正偏差觀念，提升癌末病人生活品質，特別於民國80年編印《癌症疼痛治療處方手冊》，另又訂頒「麻醉藥品用於癌症末期居家治療注意事項」，並辦理多場次的疼痛研討會，使癌末的病人，免於疼痛折磨。

## 協力興建聯合辦公大樓

麻經處辦公室座落於台北市林森南路6號，係一及二層樓矮房子，基地之面積約七百坪。

張署長到任後認為，如能將之改建大樓，除地盡其利外，也可一併解決當時檢疫總所，沒有辦公廳舍需租屋的問題，全案交賴進祥主秘協調處理，協調結果朝向「由麻經處提供現址土地，檢疫總所負擔工程費用」方式辦理合建。

由於麻經處是國營事業機構，財務必須自負盈虧，因此處內同仁大都希望自建大樓分租，增加盈收，穩固財源，但我認為上級政策，應該極力配合，乃經取得同仁諒解，報衛生署同意合建。

民國81年7月27日，由張署長親自主持辦公大樓動土典禮，民國84年7月1日正式落成啟用，施工期間長達三年，加上前置拆遷作業，三年多的時間，麻經處的同仁，必須遷離現址，搬到別處辦公。其中的業務組，因為負責麻醉藥品配售業務，基於麻醉藥品如嗎啡等，黑市價格比黃金還昂貴，安全問題必須列為首要考量，但也要兼顧到購戶提貨方便，乃將該組遷移至台北市杭州南路一段巷內繼續營業。

業務組以外的所有工作同仁，則全部遷移至三峽麻醉藥品製造工廠上班，同仁分乘兩部檢疫總所支援的九人座客車，及我們處內的一部中古貨車，少數選擇自行開車，往來台北三峽之間，每天要花兩小時的時間在上下班的路途中，復以那個時候北二高未通車，很多地方路面顛簸，坐在車內，甚為難受，同仁反彈，迭有怨言，我乃邀集他們在會議室座談，用真誠的語氣，愷切呼籲大家，把沿途搖晃震動，當做是按摩一樣，多往好處去想，心情就會開朗，大家體諒我的苦口婆心，情緒也就很快恢復平靜。

現在回想那一段，同甘共苦的日子，我對他們，充滿感念。

## 完成中華藥典編修作業

藥典，是國家收載其醫療用藥品規格與檢驗標準的法典。能夠被收載者，都是療效確切、副作用小、品質穩定的原料藥及其製劑，所以藥典最能反映，一個國家醫藥水準，目前世界上大約有將近四十多個國家，編訂有他們國家的藥典。

我國中華藥典，係於民國19年5月發行第一版，民國48年再發行第二版，民國69年更新為第三版，民國79年張署長上任後，認為第三版已經不能符合國內醫藥需求，乃指示藥檢局進行第四版的編修工作。

嗣經藥檢局簽報衛生署核定，聘請國內醫藥界之專家學者，成立該藥典編修委員會，參考近年國內藥品使用情形，及歐、美、日先進國家藥典，針對第三版的內容，進行全面性之翻修，同時增列品目，以求更加實用，歷經四年多的努力，全書終於民國84年6月，完成編修，付梓發行。正文總共收載一千零四十九品目，附錄收載試驗法等一百二十五項，索引採用中英對照及英中對照之方式，利於查閱，至為實用。

張署長除關切編修的進度外，並於全書完成編修，定稿付梓發行之際，親自慰勉編修委員及相關之工作人員，且還設宴招待大家，令人感到無比溫馨。

## 樹立藥物食品檢驗威信

民國85年1月26日，行政院消保會與衛生署在台北市立圖書館共同辦理「消費者月系列活動——藥物食品檢驗公信力研討會」， 共有五十七個單位，兩百五十多人參加。會中張署長指示藥檢局，對消費性藥物食品，研擬具有公信力足以保護消費者的抽查檢驗方案，俾讓消費大眾放心。

藥檢局即擬具「市售藥物食品抽樣檢驗計畫」，報衛生署核定實施，抽樣檢驗品目，以消費數量多或價格昂貴者為主要之標的，抽樣檢驗結果，不管什麼品牌，無論合格與否，一律發布新聞，週知消費大眾，以促廠商加強其產品的管理，同時藉以保障消費者之權利。

民國86年開始，藥檢局依這項計畫，每年至少選擇十個品項，進行常規性的抽樣檢驗，對藥檢局業務而言，既是創新，也是突破，更是一項非常有意義的工作。

## 疏解尿液檢驗爆量困境

民國79年，安非他命氾濫，造成涉嫌煙毒犯罪案件，每一年爆增至十萬人次，這些嫌犯尿液檢體，都送到藥檢局或縣市衛生局，逐一加以檢驗，再將檢驗結果，函復司法、警察等送驗之機關，導致衛生機關實驗室的同仁，疲於奔命，窮於應付，而且癱瘓各該機關藥物食品檢驗與防疫等例行性之業務，如何突破困境，成為當務之急。

經與藥檢局同仁討論後，認為善用民間檢驗資源，才是解決問題的不二法門。此項構想獲得張署長的支持，我們就著手於規劃認可民間檢驗機構，加入這項檢驗工作。首先研擬認可基準，接著訂頒管理要點，建立尿液檢體採樣作業規範，後來更將前開經認可之民間檢驗機構，明文列入毒品危害防制條例，使之成為尿液檢驗法定單位，澈底解決尿液檢驗資源不足問題，同時確保尿液檢驗品質與公信力。

在張署長任內，我都是衛生署所屬機關首長，她給我的印象，就是每天神采飛揚，信心十足，勇氣百倍，處事明確果斷，待人誠懇親切，對署內的業務瞭解甚為深入，對未來的政策也都胸有成竹。到立法院備詢，她都親自上場，侃侃而談；面對新聞媒體，總是言簡意賅，娓娓道來。這對我們同仁而言，就可減輕許多壓力，而且她人緣好，品德又甚崇高，府院對她極為信任，立委對她也很尊重，這對我們業務，皆有莫大幫助。成為她的部

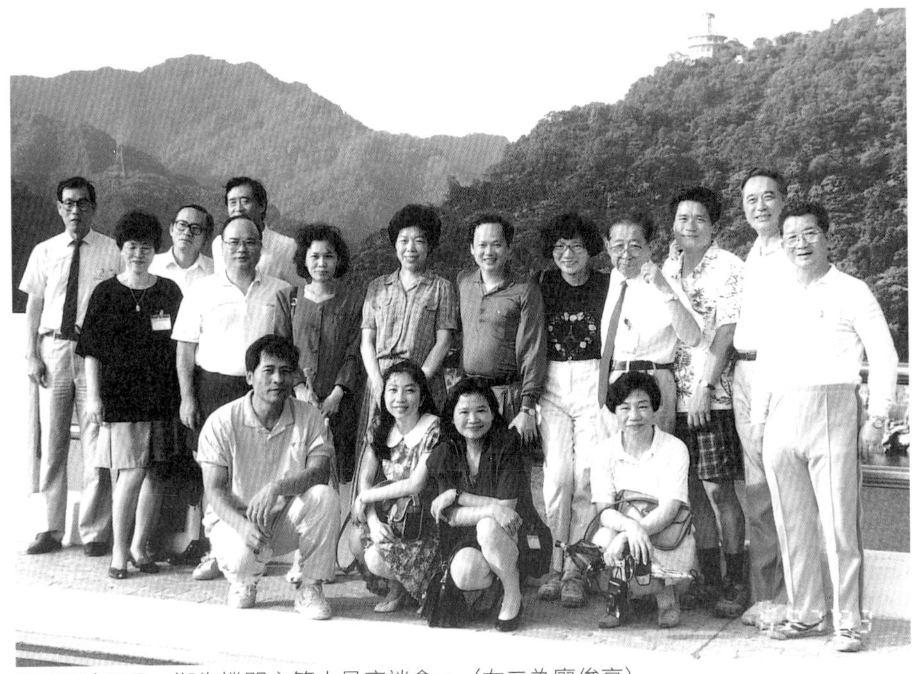

民國82年6月，衛生機關主管人員座談會。（右二為廖俊亨）

屬，接受她的指導，既是一種享受，也是一種學習，讓我覺得非常的可貴與珍惜。

最後，時常讓我懷念的是，麻經處搬遷到三峽那段期間，衛生署賴主任秘書進祥，常代表張署長前來問候關懷，有時也會安排石副署長曜堂、葉副署長金川、張技監鴻仁及陳副處長陸宏等署裡的長官，到三峽為我們同仁加油打氣，我們就帶大家一起去爬鳶山，接著聚餐，小酌一番。有一次我們還跑去桃園大溪，吃野生鱸鰻，喝台灣生啤，氣氛溫馨熱絡，讓我印象深刻，至今想起那時場景，依舊令人回味無窮。

# 宦海浮沉，感懷記述

洪其璧

時任　行政院衛生署參事
　　　預防醫學研究所所長

許子秋署長與張博雅署長皆屬公共衛生型醫師，在衛生署長任內的貢獻，值得與社會大眾共享，本文謹記述在張署長領導下，我們之間互動點滴，以彰顯其對預研所的疫苗自製與研發計畫的大力支持。

台灣大學農業化學系畢業後，我受前台灣省衛生試驗所（簡稱衛試所）副所長許鴻源博士延攬，由委任技士升薦任技正，嗣經考取省政府公費留學，取得美國密西根州立大學微生物與公共衛生學碩士及紐約州立大學生物學博士學位，返國繼續於衛試所服務。三年後衛試所改隸為行政院衛生署藥物食品檢驗局（以下簡稱藥檢局），改任藥物生物學組組長，之後仍持續在衛生署暨所屬機關服務，直到公務退休。其間歷經四位署長，許子秋署長委以藥檢局副局長及局長重任，施純仁署長平調為衛生署參事，張博雅署長提攜為預防醫學研究所（簡稱預研所）所長；最後在詹啟賢署長任內退休。

## 人事更迭，重啟有事可參的熱情

公共衛生型長官許子秋署長曾說過「公衛工作者就是拿把鐮刀走在第一線上，篳路藍縷開出一條康莊大道」。許署長之後，換了長官，我經歷因擁有黨產與國產股份的保生藥廠B型肝炎無菌試驗被藥檢局判不及格等事，被調衛生署參事。

民國78年2月我就任衛生署參事，這是一個沒事可參的職位，像個冷凍庫一樣，辦公室位於愛國東路衛生署大樓的十樓。本想準備年資一到就退休，另謀出路；然而民國79年又換來另一位公共衛生型醫師，張博雅接任衛生署署長。張署長一上任，我這參事的辦公室也被調到最高的十四樓層，與後來當她主任秘書的賴進祥，還有另一位曾被張署長指導過的博士生吳聰能同一辦公室，開始從不認識到一起共事。一年半後，於民國81年5月，我被外放空降到預研所擔任所長。

其實，張署長到任之後，我這參事開始變得有事可參，先參與全民健康保險、老人照護等不同領域，後來到預研所處理疫苗政策，更挑戰出我的興趣。

民國80年7月10日，我還擔任參事時，石曜堂副署長召開「疫苗供應政策及發展疫苗供應中心」座談會，邀請專家學者，提出相關問題。我被指定為執行秘書，協助整理，也理出一些頭緒，於民國81年2月13日後續性會議進一步修正，內容包括：疫

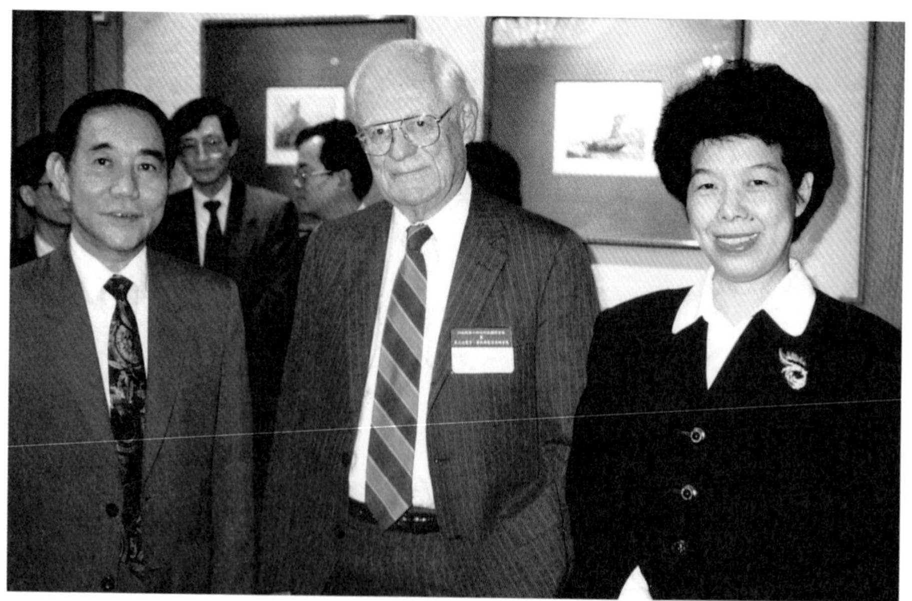

民國82年9月，STAG科技顧問Dr. Robbins（中）來訪。

苗之生產、供應、研究發展、民間製造、與國際衛生活動的參與等，準備提到當年6月的行政院科技顧問會議上討論定案。與此同時，我也參與署內召開的「疫苗工作小組」，探討技術細節，當時藥檢局生物組的技正謝榮添、預研所製造組組長廖明一與檢驗組組長盧政雄等提供相當多的協助。

那期間，我還曾負責接送張署長邀請的1950年代諾貝爾獎得主Frederick C. Robbins，他被署長推薦為衛生領域的行政院科技顧問。他年紀已大，抵達機場時，抱怨搭機時間可看兩部影片，這麼長的航程，讓他很不舒服，但他還是耳聰目明。接機時，他表示想送花到張署長辦公室，以感謝她邀請的好意。這個好辦，因為下塌的福華飯店是我同學廖家開的，有個好花店，所以我可以安排得讓他們第一次的見面輕鬆愉快。

## 因緣際會，因疫苗開啟國際參與事務

科技顧問會議在Robbins大力支持下，通過「人用疫苗研究發展計劃」，接著還有層層關卡，那才是真正的考驗。

科技顧問會議結束後，我被派接任預研所所長，原任所長吳昭新則平調同屬衛生署附屬機構的檢疫總所所長。對我而言，預研所與藥檢局以前同屬台灣省衛生試驗所，分家的情境彷彿以前的醫、藥分業，如今都被我經歷到。我既非醫師也非藥師的背景，回想過去接到公文要接藥檢局局長，還沒交接時，就有人不服氣地在全國藥師聯合會上正式提議要罷免我，差點首開尚未上任就遭罷免的紀錄。這一次上任預研所所長還算好多了，應邀參加交接的第二任前所長楊照雄，曾當過台大醫學院院長，上台致詞時就先向全體預研所員工恭喜，祝賀大家以後都有機會當所長，顯示醫師可敬的風度。

接著因為Robbins質疑保生製藥廠自巴斯德藥廠技術引進B型肝炎疫苗之製造技術後，無法理解為何產品只在台灣上市，未輸出到亞洲市場，於是我與保生製藥總經理賴本隊及預研所製造組組長廖明一，三人連袂出訪歐洲。民國81年7月首站抵達法國里昂巴斯德藥廠所在地，當天晚上約在一家餐廳餐敘，由巴斯德藥廠之國外部經理Charbot接待。因Charbot與賴為舊識，我等他們談話告一

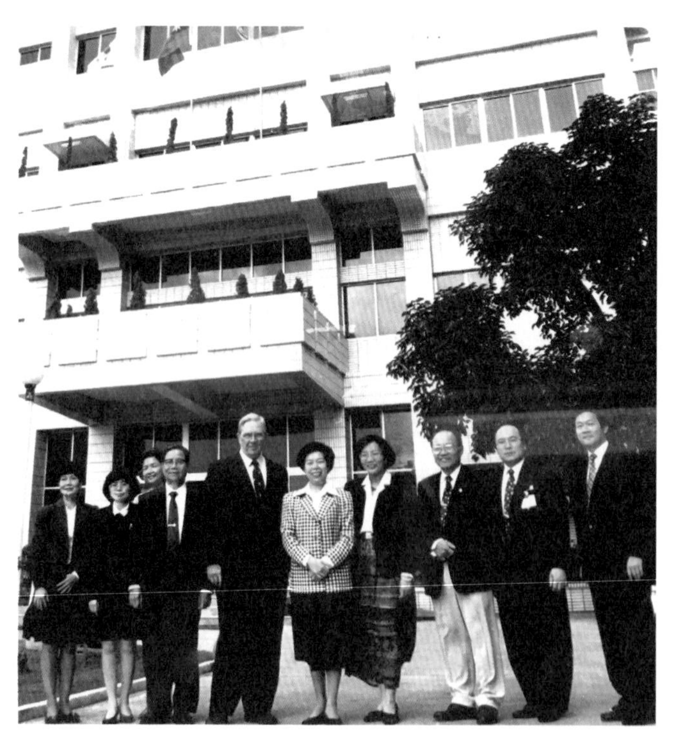

1993年夏季，Dr. D. A. Henderson（Johns Hopkins University公共衛生學院院長）參加行政院科技會議。（圖／洪其璧提供）

段落，才向他提及Robbins質疑台灣既已與巴斯德技術合作，建議應取得外銷的亞洲市場，Charbot也同意。遂要求賴本隊報價以便從中協助，結果保生的報價竟然是巴斯德在亞洲市場價格的數倍之高，答案當然就是台灣自己的問題。這次訪問Charbot也談及國際疫苗援助，並告知美國CDC派駐世界衛生組織專員Alan P. Kendal醫師的聯繫方式，無意間開啟了國際衛生事務的活動。

接著，轉往丹麥哥本哈根拜訪年輕熱心的國際事務高手Alan Kendal，他告知原由俄國供應疫苗的10個獨立國協，因蘇聯解體疫苗供應中斷告急，建議位於亞洲的哈薩克、烏茲別克、吉爾吉思等國應可由台灣協助，這也促成張署長經中央研究院生物

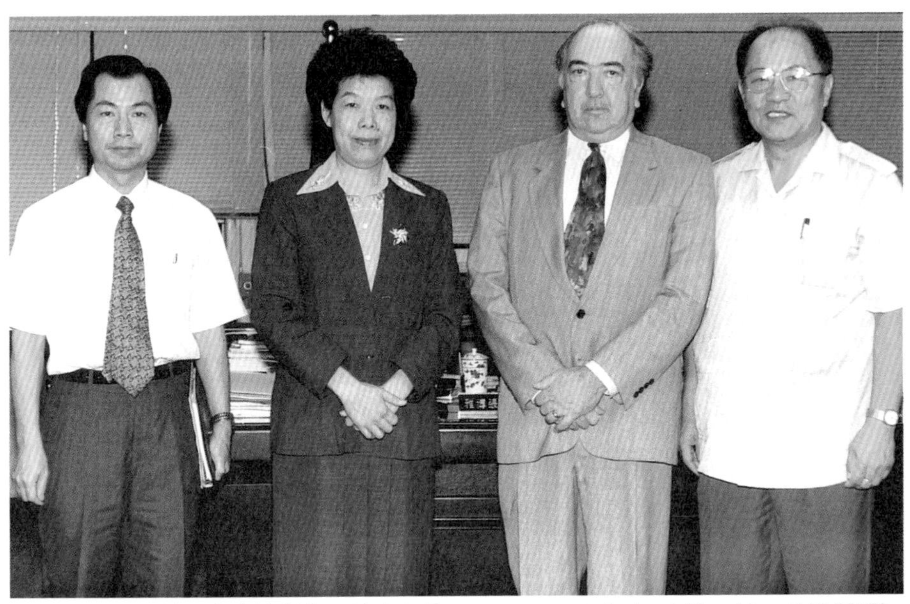

民國82年9月，美國疾病管制與預防中心的Dr. Myron G. Schultz來訪。(右一為洪其璧)

醫學研究所的何美鄉研究員陪同，參加民國82年11月於吉爾吉思首府Bishkek召開的國際疫苗援助會議。張署長在會上當場承諾捐款20萬美金，接著，民國83年3月我代表出席巴黎另一場為期三天的技術性會議。第一天一大早抵達會場時，發現全世界疫苗援助國只有美國、加拿大、日本與台灣四個國家，因此倍受禮遇；第二天還被邀表達官方看法，深深體會到國際參與之榮譽。可惜後來還是遭受中共的抵制，未能實現台灣參與的援外計畫。另外，我方也應邀參與多次的兒童疫苗倡議（Children Vaccine Initiative, CVI）研討會，瞭解對兒童義務性免費注射疫苗的國際發展趨勢，但礙於台灣非WHO會員國，參與深度還是有限。

歐洲之行回來後，卻發生十多年未見的百日咳重現台灣，情況嚴重，讓預研所檢驗能力備受考驗。署務會上，被要求如不速解決，可能會拆掉預研所招牌。於是，趕緊召開內部會議，在兩天內建立檢驗方法而化解危機。

接著，從文化大學找任職於化學研究所所長的潘子明教授為細菌組組長，潘組長在任內還開發了多項新的病原菌檢驗方法，並致力於其環境存在之探討，尤其是退伍軍人症細菌之檢驗，貢獻甚多，真是慶幸得人。

剛到預研所時還聽到沈君山教授應教育部請託，由中研院生醫所吳成文所長陪同到預研所訪問的事。在聽取所長吳昭新簡報後，沈教授即開門見山問預研所有幾位PhD？吳所長答稱兩位，包括他自己是MD相當於PhD。沈教授接著不客氣的指出兩個PhD怎麼夠成立一個研究所？這是他代表教育部的質詢，事後吳所長即據以爭取預研所的用人權，終於獲得人事行政局的同意，得以教育人員任用條例聘用。這是國內除了核能研究所以外的另一例外，吳所長的爭取居功甚偉，我接任後就盡全力引進新人，在五年半之任期內，將預研所之PhD人數增加到二十三位之多，使所內科技水準也因之相當幅度的提升。

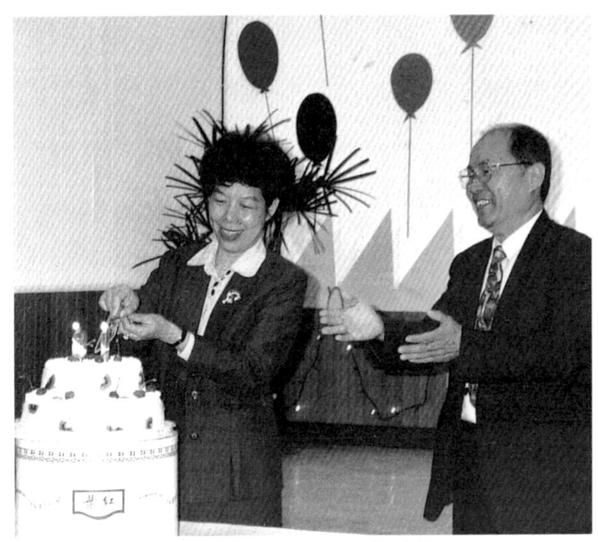
民國82年7月，預防醫學研究所所慶活動。

## 政策大轉彎，不如歸去

當時預研所還是以疫苗發展為優先，除了將已成立的疫苗工作小組納編入預研所，並增聘專業人員外，製造組與檢驗組也大幅晉用新人以開發新的疫苗計畫，還延攬國內有志者，其中中研院的何美鄉研究員與陽明醫學院的陳宜民教授，是我們的常任的客座夥伴，襄助甚多。至於，人用疫苗研究發展計畫則以成立非營利性法人「國家疫苗研究所」取代預研所的疫苗部門，以優良製藥標準的設備從事血清疫苗製造，並統籌供應為防疫所用（有別於一般藥物，血清疫苗之供應，政府與人民之間的關係，是權利也是義務）。此技術性機構必須具備研究發展新製品與新技術之能力，在已知成本之控制下扶植民間製藥廠，以維穩於國際市場之生存空間，行有餘力，還可發展國際衛生外交，開創國際道義性援外目標。

計畫案程序須經衛生署、國科會、研考會、科技顧問組、經建會等層層關卡審核後，到行政院院會做最後決定，其中最為關鍵性的審核意見來自科技顧問組。科技顧問組是行政院的幕僚單

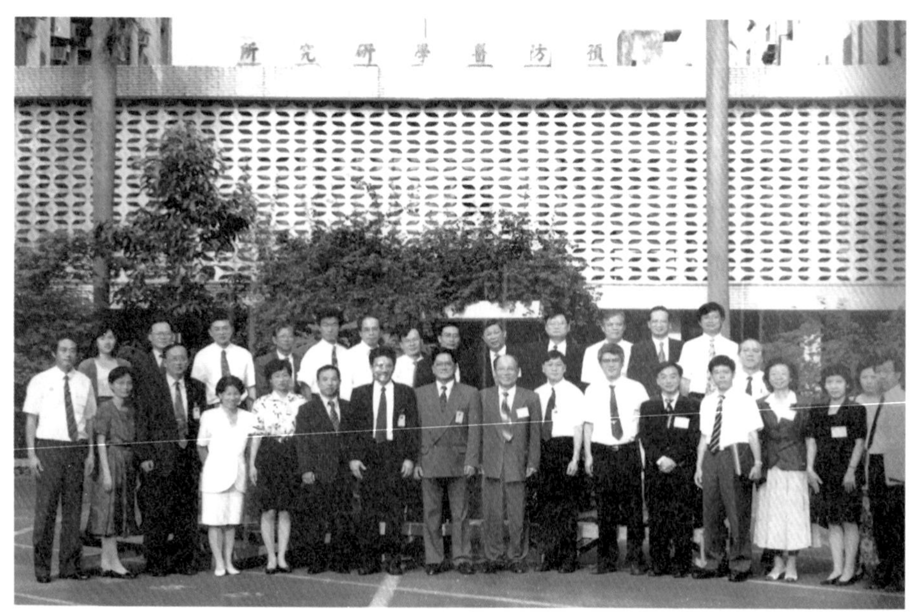


民國84年7月，國家建設研究會醫藥衛生研究分組合影。（圖／洪其璧提供）

位，主持人楊世緘曾任職工業局局長多年，被認為是李國鼎的傳人，他以茲事體大，與我單獨會談數小時，最後我們都同意整個計畫關鍵還是在衛生署的支持與充分授權。

「人用疫苗自製及研發推動方案計畫」終於在民國86年4月15日到行政院院會進行簡報後通過，於民國86年1月18日發函核定，計畫經費總計十六億元，分五年編列預算支用。

但在最後關卡立法院審議時，意外出現立法委員陳定南以該項計畫提及研究部分會與國家衛生研究院合作，認為我們是在跟國衛院院長吳成文分贓，高姿態的抵制計畫的通過。於是我就去找台大農化系的系友郝龍斌委員幫忙，郝推辭說：「現在是國民黨政府，阻擋你的是民進黨立委，我是新黨的，沒有交集，幫不上忙。」總算是上了一堂政治課。後來又找建國黨副主席林山田，他一口就答應幫忙，果然一、兩天後就有好的回報。林山田告訴陳定南說：「定南兄，你知不知道那位洪其璧是誰？」「我不知道」，「他是比你們民進黨還民進黨的建國黨黨員！」於是，立法院最後的審查會陳定南沒有出席，而我們的計畫也過關了。

不過，民國86年底，就在計畫通過行政與立法兩院後不久，行政院宣布內閣改組，張署長辭職回嘉義市競選市長，衛生署長改由詹啟賢接任。他到任後主張疫苗製造民營化，加上疫苗計畫的疫苗廠購地案沒有著落，而畫下休止符。該購地案原已花了兩、三年的時間找地，最後找到相當理想位於竹東榮民醫院之斜對面兩甲寬廣、方方正正的地點，卻未獲詹的批准；退而求其次，連就近規劃在南港現有衛生大樓之空地也不准，甚至於疫苗廠就地改建亦皆不行。

而當初被調衛生署參事，我即規劃提早退休，當時與台北榮總毒物科主任鄧昭芳醫師共識，認為台灣應發展民間檢驗企業，以健全產、官、學之平衡。議定由鄧負責資金之籌措，我在退休後著手經營面，然因張署長要我接掌預研所而與鄧醫師協商，延後我加入「昭信科技顧問公司」合力發展的任務。在任職預研所三年後，依約聯繫鄧醫師，他還是期待我退休後轉任昭信，遂向張署長提出退休。她以疫苗計畫正在進行，不宜中斷而不同意，甚至於在疫苗計畫通過而她辭職參選時，還是不批准我的辭呈，也不同意我留待新任署長批准的請求。她說：「國家財政這麼困難，應該全力以赴」，將辭呈退回。只是，改朝換代詹署長傾向疫苗民營化經營，更何況疫苗計畫成功的關鍵，還是在於衛生署的全力支持與充分授權，於是在預研所對詹署長的疫苗計畫簡報上，將疫苗計畫改為朝向民營為主，並遞出辭呈。隔天一大早，接到詹署長的關切電話：「洪所長，你昨天談得很好，大家都支持你，為什麼還是要走呢？」我回答「昨天的簡報是順應傾向民營的看法，還是另找能執行的人選，總不能讓我天天覺得今是而昨非吧！」於是辭呈獲得批准，於民國87年2月如願自公職退休。

## 成敗是非，難逃政治

人生七十古來稀，八十已不足奇。在三十三年的公務歲月中，雖談不上什麼成就，但感謝在兩位前衛生署署長許子秋醫師與張博雅醫師的提攜與大力支持下，還是做了一點事，包括完成許署長改革衛試所與藥檢局之弊病，還有張署長所期待建立國家疫苗研究所的宏願，只差臨門一腳，愧對張署長。雖說得意處彌足珍重而感懷，但失意處實際上也有可資檢討所在，行筆至此，不免讓人想到以前藥檢局謝榮添技正曾在公費留日期間，觀察日本厚生省與國立衛生試驗所運作的心得：日本政府也有政務官與事務官，但異於台灣的是，在事務官有理的情況下，政務官不得輕易推翻事務官所做的決定，所以關鍵性問題還是政治。

# 張署長時代的防疫

許須美
時任　行政院衛生署防疫處副處長

在念台大醫學院微生物研究所碩士班時，我就認識當時念公衛研究所的張博雅學姊。當時學業繁忙，雖同在醫學院卻是不同研究所，彼此只是點頭之交而已。我們同年畢業，畢業典禮前畢業生繞校園時，我們排同排，有照片為證，留下同校唯一的青春樣貌。沒想到二十年後，我們在衛生署再遇，她已是我的頂頭上司。

回憶民國79年5月底衛生署署務會議，和藹可親的施純仁署長一如往昔信心滿滿地，以他宏亮的聲音指示署內未來的施政方針以及他出國爭取公衛外交的計畫，言猶在耳，不料一星期後卻被換掉，由張博雅女士出任署長。當時仍在李登輝總統時代，沒有政黨輪替，只是內閣改組，沒有甚麼徵兆，署內同仁大感意外。

大家對新署長不熟悉，有所期待，也有些忐忑不安，不知會不會新官上任三把火？

其實在念台大醫學院微生物研究所碩士班時，我就認識當時念公衛研究所的張博雅學姊。那時女研究生很少，學校很善待我們，不論是否住台北，都能分配到研究生宿舍，全部集中在女生宿舍二樓的第一間。但是當時學業繁忙，雖同在醫學院卻是不同研究所，加上我又很少在宿舍過夜，彼此只是點頭之交而已。幸好我們同年畢業，畢業典禮前畢業生繞校園時，我們排同排，有照片為證，留下同校唯一的青春樣貌。沒想到二十年後，我們在衛生署再遇，她已是我的頂頭上司。

## 以衛生署之名出品，就代表衛生署形象

新署長上任後不久，有次主管會議，就聽到防疫處莊徵華處長在眾多主管面前被張署長質問。莊處長以前是台灣瘧疾根除的貢獻者，後被邀請去世界衛生組織（WHO）擔任防瘧顧問，多年在沙烏地阿拉伯工作，退休後於民國75年10月接續也曾是WHO

顧問的果祐增處長，擔任防疫處處長。我當時任防疫處副處長，聽聞被質問是因莊處長回應署長反應較慢。莊處長說話本來就較慢，尤其是說國語。我跑去關心處長此事時，莊處長卻幽默的說：「沒關係，我左耳聽進去，右耳就跑出去，沒事！沒事！」從他那，我學到轉換心情幽默以對的態度。

衛生教育是署內每個局處必要的業務，所印製的宣導單張小冊，一般由業務單位設計內容，請專家審閱，簽核後再委外製作。歷任署長很少留意宣導品的設計細節，多由業務單位負責。

民國79年12月，衛生署表揚防治瘧疾有功人員。

慶祝台灣地區瘧疾根除二十五週年暨防瘧有功人員表揚大

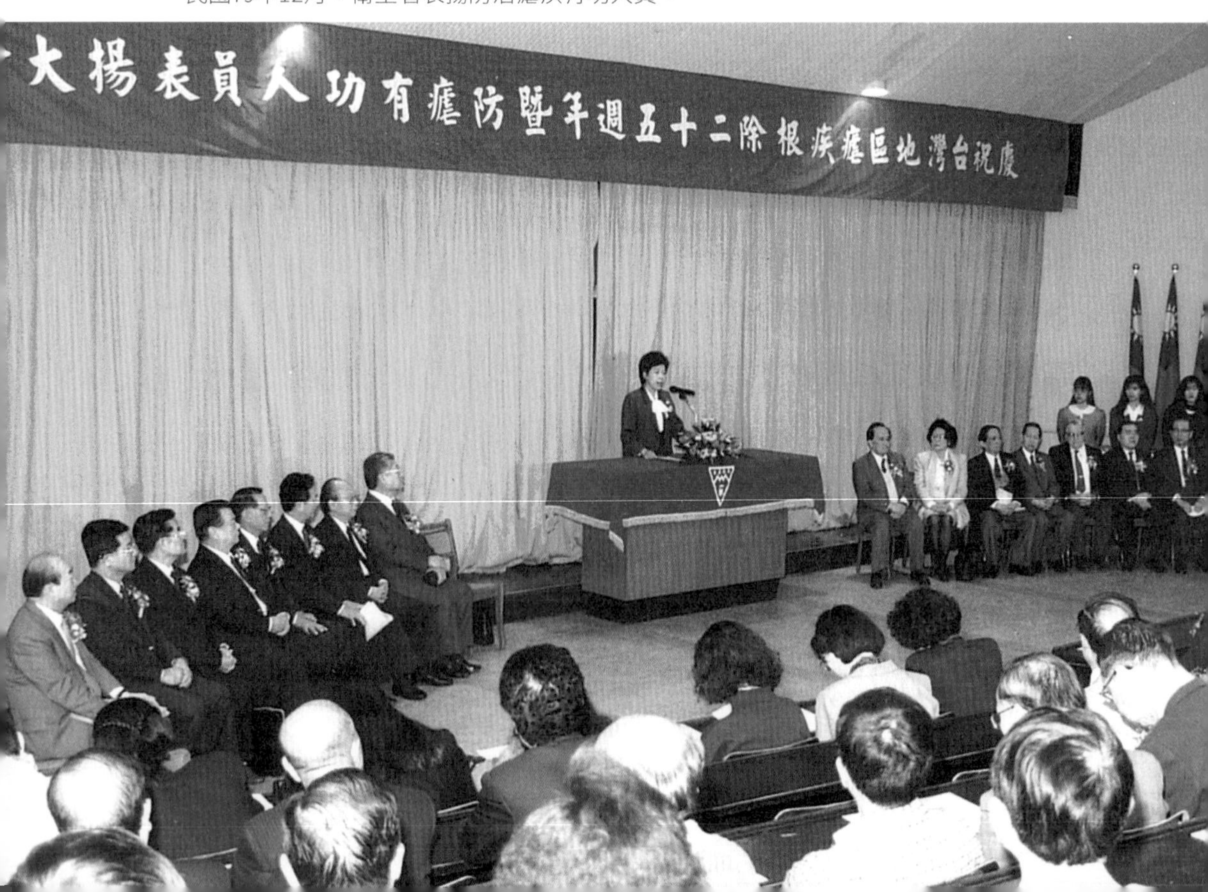

張署長上任後，就傳出有某業務處上呈廠商已印製好的宣導單張，被署長退了好幾次，好不容易最後核准，承辦員雖鬆了一口氣，但也傳出再也不敢製作新的宣導單張了。後來同仁才了解到張署長認為任何以衛生署名義出品，就代表衛生署形象，必須慎重。她細心的女性特質，也在她主持的第一次大型會議上呈現。當她進入會場，馬上注意到會議桌的桌巾沒有鋪平，會議資料及筆紙沒有擺好，椅子沒有擺正等諸多細節。經過此經驗，每次會議前，同仁一定仔細檢查以求完善。

## 沿用愛滋病名稱，宣導因對象更易

人類免疫缺乏病毒（Human Immunodeficiency Virus，HIV）所引起的後天性免疫缺乏症候群（Acquired Immunodeficiency syndrome，AIDS），為民國70年在美國洛杉磯發現的血液傳染新興病例，於民國71年發現致病病毒。由於這疾病名稱太學術，有次看到新聞媒體以愛滋病稱之，我們覺得很貼切易懂，以後就沿用此名稱至民眾衛教資料。我當時任防疫處科長，原負責B型肝炎防治，但因兩者都是血液或體液傳染，故特別注意此疾病，陸續收集論文研讀整理，並撰文發表於民國72年當代醫學雜誌，提醒國人注意，這應該是台灣最早發表有關愛滋病的文章。

在台灣還沒有任何病例時，我們很快成立防治委員會，迅速建立監測系統。除了依法通報感染愛滋病毒之病例外，為瞭解感染情形，將性工作者、毒癮者及監獄受刑人、役男、捐血者、同性戀者等列為定期血清監測及調查對象，以掌控我國感染流行趨勢。而對性工作者或同性戀者衛教及抽血檢驗，必須要能接觸他們，這不容易。我們請合作的醫院設立隱密篩檢管道，不必掛號就可到特定的服務室給予衛教及抽血。這些訊息只在他們活動場所發放，這方式很有成效，很多感染者由此發現，而可進一步轉介治療。另在委外的研究計畫中，有一項很特別，需透過召妓，實際做問卷調查及衛教，然後付費給性工作者；也有經由認識的老鴇，安排清晨到性工作者下班的場合為她們抽血服務。

因體認到衛教宣導的重要性，請同仁到內政部收集民間團體資料，廣邀民間團體來署開會，請他們協助宣導。初期由防疫處提供宣導品，開辦訓練，培育種子講師、再透過民間團體管道與活動，擴大深入各層民眾及高危險群宣導預防。

最初台灣的愛滋病感染者以異性戀者居多，但很快男同性戀者病例也增加。檢視當時的宣導資料，缺乏針對同性戀者的衛教品，因此我們大膽打破過去保守說法，列入同性戀的不安全性行為，保險套安全使用的步驟等。沒想到文稿上呈後，久久沒有下文，只好硬著頭皮主動去晉見張署長。如我們所料，署長擔心內容寫得太露骨，費盡一番口舌，說明疫情的演變及嚴重性，WHO的防治策略，衛教宣導必須依對象而異等，總算讓署長接受屬下意見，讓衛教品能印製分發，也得到同性戀團體讚賞的回應。

## B型肝炎防治，成就斐然

另一項肝炎防治業務也是衛生署重要成果之一。因緣際會，我於民國70年4月以薦派專員進入防疫處，被賦予撰寫「加強B型肝炎防治計畫」，將肝炎防治委員會委員的意見有系統的整理，經報院核定，內容含蓋多方面，除肝炎防治衛生教育外，還包括截斷傳染途徑，首推使用拋棄式注射針及注射筒，輸血安全、肝炎檢驗品質監測、肝炎研究、建置肝炎患者資訊中心、舉辦病毒性肝炎國際會議等。民國71年「肝炎防治」列為行政院八大重點科技之一，當時的許子秋署長及李國鼎政務委員眼光獨到，大力支持功不可沒，使台灣肝炎防治在公共衛生及學術科技上均奠定良好的基礎。

不到一年，升任流行病學科科長時，許書刀處長指示肝炎防治為主要業務。民國70年引進美國默克及法國巴斯德B型肝炎疫苗，進行三年的臨床實驗，結果證實效益相當好，肝炎防治委員會建議可開始擴大實施，並提出預防注射的優先次序。我們的預防注射方式相當複雜，孕婦要先血液篩檢B型肝炎表面抗原及e抗原，嬰兒依母親的感染情況給不同的預防注射方式。嬰兒於出生後三至五天、一個月、六個月，應完成三劑美國默克B型肝炎疫苗；或出生後一、五、九週及十二個月完成法國巴斯德四劑疫苗。若母親檢驗結果為高傳染性B型肝炎帶原者（表面抗原陽性且e抗原陽性或表面抗原效價≧2560），其新生兒還要於出生二十四小時內注射一劑B型肝炎免疫球蛋白。當時沒有國家有此經驗，必須在短期內完成計畫，但又欠缺很多執行面資料，於是請科內僅有的兩位同仁，林雪蓉及吳賢邦進行電話調查；另方面又碰到當時負責疫苗採購以及引進製造技術的國科會生物處談判結果，由美國默克廠變更為法國巴斯德廠，疫苗注射由三劑變更為四劑，又需大幅修改才能完成。民國72年「加強B型肝炎預防注射實施計畫」報院核定，民國73年7月開辦，成為全球第一個大規模之全國性B型肝炎預防注射計畫。

計畫執行過程，我們經常到地方了解執行情況。有次我們在路上隨機訪問孕婦，她抱怨衛生局把檢驗結果用明信片寄到她家，被她婆婆看到她是B肝帶原者，造成婆媳之間的問題。我們回到署裡立即通知衛生局，孕婦檢驗結果一定要密封寄送。再者，B肝疫苗必須保持在攝氏二到八度，冷運冷藏都需溫度監控。與法國巴斯德疫苗廠的合約就要求每箱內都要放溫度指示劑，不巧，第一批疫苗空運抵桃園機場，我和李聰輝同仁一起租冷藏車去機場接，卻發現部分溫度指示劑變色，我們即通知法國廠商整批退貨。

我們規劃的B型肝炎預防注射計畫有多項創舉，值得一提，包括：

(一) 世界衛生組織（World Health Organization，WHO）於民國81年建議HBsAg帶原率等於或大於百分之八的國家，於民國84年納入嬰兒B型肝炎預防注射，大部分國家於民國86年實施。我國比WHO政策提早十一至十三年，注射對象由高危險群母親之新生兒起，逐年推展至所有新生兒、學齡前幼兒、國小學童、青少年、大學生、成人及其他高危險群等，創造我國預防接種史的先例。

(二) 建置B型肝炎免疫球蛋白及疫苗冷運冷藏系統（cold chain），由此擴大至所有預防接種，監控疫苗的冷運冷藏，維護疫苗品質及預防效率。

(三) 普及醫院診所及衛生局肝炎檢驗服務。

(四) 建置孕婦檢驗及新生兒B型肝炎預防注射登錄資訊系統，首次將孕婦檢驗結果及嬰兒預防注射資料資訊化，將龐大資料庫提供各項重要效益研究，並發展成衛生署資訊中心，擴大功能為各種衛生資訊。

(五) 完成多項效益研究，證實我國兒童B型肝炎帶原率由百分之十點五遽降至百分之一以下。

(六) 由研究證實嬰兒猛爆性肝炎下降，兒童肝細胞癌下降，為全世界首度證明疫苗可預防癌症。

由於歷任長官的支持與鼓勵，被奉派多次出國透過國際研討會報告我國B型肝炎預防注射計畫與成果，並先後發表論文於JAMA、J Infectious Disease等科學期刊，宣揚台灣公衛成就。民國77年9月在羅馬舉行之第十三屆腸胃病學國際研討會（XIII

International Congress of Gastroenterology）&第六屆消化內視鏡歐洲研討會（VI European Congress of Digestive Endoscopy）獲頒「ROMA 88 Prize」最佳海報發表獎（poster presentation）；民國81年10月2日榮獲衛生署暨所屬機關研究發展獎勵學術論文甲類甲等獎；民國85年12月3日榮獲行政院衛生署暨所屬機關研究發展獎勵學術論文乙類乙等獎；民國86年4月更應邀到烏茲別克協助指導B型肝炎預防注射計畫；民國90年9月10日獲頒科學資訊研究所之引文經典獎（ISI Citation Classic Award）。（註ISI：Institute of Scientific Information）

在張署長上任時，正進行第二期肝炎防治計畫，民國81年7月1日到民國86年6月30日為第三期計畫。防治項目也擴大到A、B、C、D 型肝炎，例如民國81年6月起推動C型肝炎血液篩檢，是較為少見的輸血後肝炎。民國84年6月起推動山地鄉兒童A型肝炎疫苗預防注射，使山地鄉A型肝炎病例大幅下降。

記得許子秋署長剛就任時，指示台灣經濟發展快速，醫療公衛進步，急性傳染病已減少許多，以後需要加強慢性病的預防，公衛專家也都認為這是必然的趨勢。沒想到沉寂了四十年的登革熱，於民國76～77年在高雄及屏東大流行，民國80年在高雄又發生小流行。張耀雄處長行政及公衛經驗豐富，但似乎常常經歷登革熱的不預期發生，早預料防疫處處長不好當，隨時可能面臨傳染病爆發。果然民國83～84年登革熱又起，病例雖集中在高雄屏東，但台北縣（現為新北市）中和市卻在民國84年發生一百七十九例，證實台灣北部的白線斑蚊也會傳染登革熱。經媒體大肆報導，人心惶惶，指責聲不斷，劍指衛生署防治不力，張博雅署長當機立斷，就發布張耀雄處長與張鴻仁技監對調職務。

## 根除三麻一風新計畫，步步為營達任務

在張署長任內，新開張的防疫計畫應該是民國80年7月起推動的根除小兒麻痺症、消除麻疹、新生兒破傷風、先天性德國麻疹計畫（簡稱根除三麻一風計畫）。這計畫緣起於民國77年世界衛生組織第四十一屆大會決議，推動全球於民國89年根除小兒麻痺症。聯合國於民國78年通過兒童權利法案，希望本世紀末將全球兒童死亡數目減低三分之二，其策略即著重以預防接種可預防之傳染病。台灣非世界衛生組織及聯合國會員國，當時沒有網路，訊息不暢通。剛巧，我們於民國78年夏天邀請美國衛生福利部公共衛生署國際衛生局的邱鳳英醫師來台，為當時與美國疾病管制中心合作的流行病學訓練班授課，她建議也邀請曾任她的主管，時任西太平洋區技術顧問委員會副召集人Dr. Kenneth Bart一起來台。他們帶來WHO民國89年根除小兒麻痺症的策略。兩位專家了解台灣可預防的疾病已大幅下降，我們預防接種系統與執行具相當水準，建議可積極參與WHO根除小兒麻痺症計畫，獲當時施純仁署長及李國鼎政務委員的支持，交由防疫處楊世仰科

長及我負責。在兩位專家的指導下，我們參考WHO及泛美地區的策略，加上在推動全國大規模B肝預防注射計畫的經驗，順利獲行政院核定根除三麻一風計畫而開始執行。

這計畫主要重點是疾病監測與加強預防接種。疾病監測包括（一）建立零病例通報，醫療院所沒有病例也要每週通報沒有病例，以增加通報效益不遺漏任何可能感染小兒麻痺病毒的案例。民國84年1月起擴大報告病例定義為急性無力肢體麻痺，發現手腳有無力症狀就需報告及採大便檢體，報告病例定義較寬才能掌握任何可能的病例，不遺漏，使監測系統更完備。（二）嚴格規定採檢體的標準作業流程，建立參考實驗室，除國內台大及成大醫院外，還與美國疾病管制中心的實驗室合作，每個檢體要分送兩處檢驗以提高檢體品質及檢驗準確度。（三）加強預防接種方面包括(1)國小一年級全面檢查預防接種卡及補接種；(2)學齡前幼兒及國小國中學生，全面接受麻疹、德國麻疹三合一疫苗（Mump Measles Rubella，MMR）注射；(3)舉辦全國預防接種週；(4)強化冷運冷藏系統；(5)預防接種資訊化，以確實掌握預防接種率。目標雖訂為預防接種率達90% 以上，實際上是希望所有參與計畫執行的工作人員，以讓每個小孩完成所有預防接種項目為使命。

實施全國預防接種日是WHO建議根除小兒麻痺症的重要策略，經由Dr. Bart的協助，民國83年3月，防疫處莊凱全科長、台北市衛生局林王美園科長、高雄市衛生局宋雪娟稽查員與我四人奉派去菲律賓考察全國預防接種日活動。我想WHO西太平洋區設在馬尼拉市，應趁此次機會與之接觸，於是試著透過接待我們的菲國衛生部婦女服務處代為聯繫，對方居然答應，派員到我們下榻的旅館咖啡廳會談。當年3月14日來了五男一女，主談者是Dr. Shigeru Omi，他是西太平洋區擴大免疫計畫的顧問，後來成為WHO西太平洋區的主席。

會談中，除了說明我國根除小兒麻痺症的措施及努力外，並提出技術問題討論：台灣如何與WHO參考實驗室建立我國小兒麻痺檢驗品質確認管道？如何證明環境中無小兒麻痺病毒存在？實施全國小兒麻痺口服疫苗日之必要性及時機等；同時也提出較尖銳的問題：「台灣屬西太平洋區，沒有台灣的參與及提供資料，西太平洋區如何宣布根除？我國非WHO會員國，WHO將來如何評估我國的情況？」其中一位官員提到，也許可請中國派員到台灣評估，我斷然說台灣不可能發給簽證的。Dr. Omi回答：「世局變化大，將來政治情勢很難預料，因此，不論怎麼樣，台灣可開始對各種根除措施、接種情況、病歷調查、採檢、冷運冷藏系統等詳細記錄，保存文件，以備將來作為根除評估的憑據。」我又進一步提出台灣可否派員以觀察員身分參加4月25日到29日西太平洋區小兒麻痺技術顧問會議？ Dr. Omi回答：「因為WHO西太平洋區辦公室設在馬尼拉市，而該會議也在此地舉行，台灣

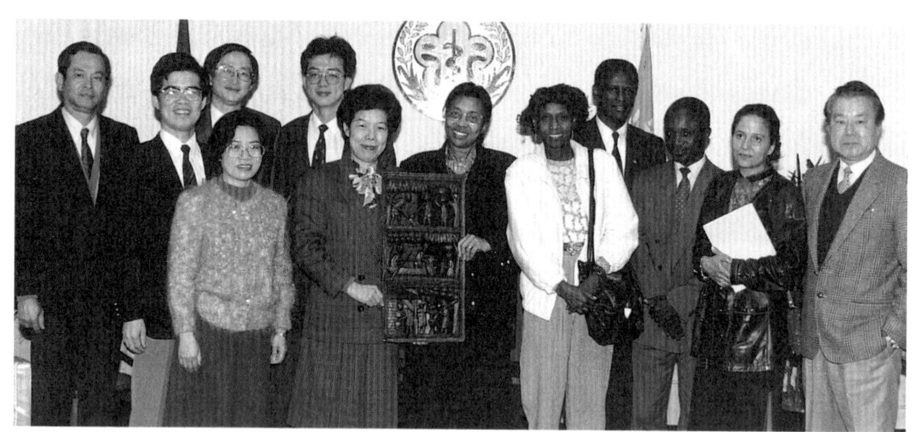
民國82年2月，幾內亞比索衛生部部長來訪。（前排左一為許須美）

派員來較不方便，將來如在其他地方舉行，也許WHO同意台灣派員參加的可能性較高。」雙方會談將近三小時，雖不在西太平洋區辦公室，但透過直接接觸，使WHO官員更了解台灣根除小兒麻痺所作的努力，對方也提供相關出版品和文件資料，讓我們更能掌握根除的策略與細節，我因此也獲得一次難得的經驗。

全國預防接種「日」是世界衛生組織訂定的預防策略，主要是針對預防接種率低、資源較缺乏的國家，能集中一天全面對五歲以下的兒童口服一劑小兒麻痺疫苗。經考量我國情況，我們從菲律賓回國後，就積極籌劃全國預防接種「週」，從民國83年5月14日至21日。5月初，我們就透過電視、電台、文宣、記者會、報章雜誌等密集宣導，就像競選活動一樣，張署長還發了一封公開信給各縣市長與醫師，說明此次活動宗旨，呼籲共同協助辦理。例行預防接種都在衛生局、所及醫院診所實施，全國預防接種「週」則由各地方衛生局、所視情況增設疫苗口服站，廣設在人口聚集的點，如廟口、市場、公園、麥當勞速食店等，形成全國總動員的盛況。署內也設了一站，第一天還由張署長親自為小朋友服務。

## 疾病根除，由第三方委員來認證

衛生署在中央策訂計畫，由地方衛生局負責執行。中央應經常派員視察地方，以了解地方是否落實計畫項目，並帶回地方的意見，供進一步檢討修正。我有次陪同兩位美國專家到澎湖視察，當地衛生局請來白寶珠修女與我們見面，談起來才發現白修女是長期在澎湖照顧痲瘋病（癩病）患者，與三麻一風無關，原來，衛生局同仁搞錯了，以為三麻一風的「麻」「風」是「痲瘋」，雖然鬧了笑話，但也因此機緣讓我認識白寶珠修女，白修女來台北時就常到辦公室找我，很感佩她及癩病防治協會對痲瘋病患的照顧及推廣防治，貢獻良多，因此防疫處繼續補助癩病防治協會。

疾病根除證明必須由公正客觀的第三方辦理。民國85年11月8日公告「中華民國根除小兒麻痺症證明委員會」設置要點，依據WHO的標準和規定，委員必須包括感染科、小兒科、神經內科、流行病學、公共衛生、病毒學等專家，此委員會必須獨立行政體系外。遂由張署長聘任台大醫學院謝維銓教授、呂鴻基教授、張楊全教授、陳建仁教授、高雄醫學院陳順勝教授、葛應欽教授、陽明醫學院藍忠孚教授、長庚醫學院張學賢教授、長庚兒童醫院謝貴雄院長、中華民國護理學會尹祚芊理事長、前防疫處果祐增處長等十一位委員組成「中華民國根除小兒麻痺症證明委員會」，於民國85年12月13日召開成立大會，由台大醫學院謝維銓教授擔任召集人，第二天即展開各地視察及評估工作。依據WHO評估的標準是(一)三劑口服疫苗的完成率達百分之八十以上，(二)嚴密的急性無力肢體麻痺監視系統，(三)連續三年沒有野生株病毒引起的小兒麻痺確定病例。

為了將來的小兒麻痺症根除認證，民國86年6月謝維銓教授利用參加澳洲開會之便，與在澳洲國立大學任教並任WHO西太平洋區根除小兒麻痺證明委員會召集人Dr. Tony Adams見面，當面邀請來台。礙於其因具有官方身分無法立即同意，不過積極協助WHO小兒麻痺症根除的還有民間團體——國際扶輪社總社，因此謝維銓教授聯絡台北市扶輪社，最後以台北市3480扶輪社出資邀請，於民國87年3月23日至27日Dr. Tony Adams終於來台。Dr. Adams實地訪視台北、高雄、嘉義之後，於3月26日參加中華民國根除小兒麻痺症證明委員會第三次會議，他很肯定台灣執行的努力及水準，也提供WHO相關的資訊，實質地協助防疫處準備根除證明工作。

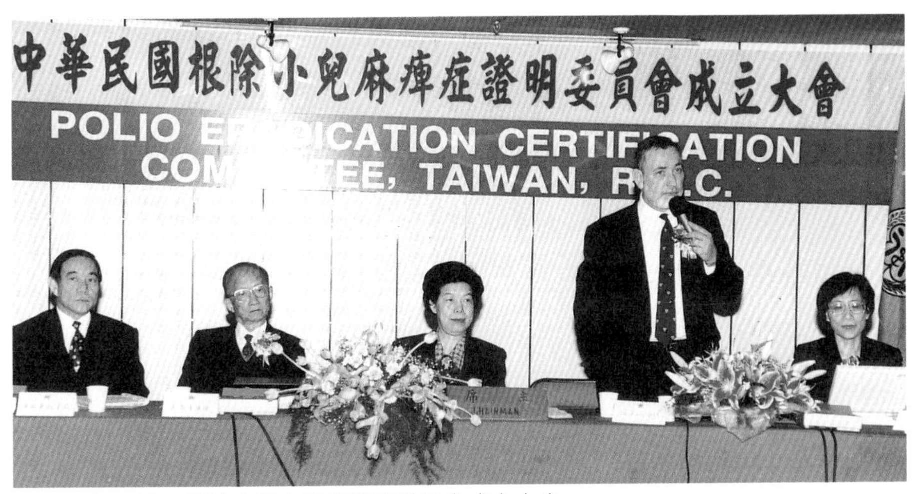


民國85年12月，根除小兒麻痺症證明委員會成立大會。

撰寫英文根除報告書是一大挑戰，報告書的標準規格民國88年2月才在馬尼拉發表，我們於3月才取得。當時防疫處又面臨腸病毒疫情，以及開辦老人流感疫苗注射的業務壓力，而根除報告書又要在6月28日寄出。同仁兢兢業業處於壓力鍋下，遂當機立斷請相關人員聚在陽明山的中國飯店，就自己認養的部分專心撰寫；後再請邱鳳英醫師、Dr. Bart及果祐增委員審稿及校正英文，大家忙得不可開交。最後一刻，我親自拿著稿子到印刷廠趕工印刷，終於趕在6月28日順利寄出。

有了初版的經驗，第二版我們增加民國88年6月到民國89年6月的成果資料，於民國89年7月14日寄出台灣地區根除小兒麻痺症證明報告更新版給Dr. Tony Adams，總算可以暫時放下重擔。WHO 於同年10月29日在日本京都宣布西太平洋地區根除小兒麻痺症。可惜我們未受邀參加。當時已改組接任的衛生署李明亮署長即刻於10月31日致函給WHO主席，代表中華民國國民表達對此事的遺憾與心聲。

根除小兒麻痺症在台灣公共衛生史上意義非凡。民國71年曾爆發全島大流行，報告病例高達一千零四十三例，造成九十八人死亡。經大規模預防接種後，報告病例大幅下降，民國73年以後為零至三例，但均非小兒麻痺症的確定病例。初期有人質疑台灣已多年沒有病例了，為何還要花錢執行此項根除計畫？殊不知WHO對根除的定義除沒有病例外，還要環境沒有病毒存在，所以雖然台灣早已沒有病例，我們還是花了十年時間，從民國80年到89年依照WHO規定項目，滴水不漏完成各項任務。這要感謝張署長成立落實根除小兒麻痺症證明委員會，以及衛生署防疫處同仁與地方衛生局所、醫療院所、民間團體、國內外專家的協助與通力合作。小兒麻痺根除後，我們還繼續進行根除維持計畫，以及消除新生兒破傷風、先天性德國麻疹及麻疹的計畫。

# 培育人才，<br>開啟防疫新里程

陳國東

時任　行政院衛生署應用流行病學訓練班主任

張博雅署長本身是醫師，又是公共衛生專家，了解疾病的防治需要有力的科學證據做基礎，不能沿襲舊時代思維，靠運氣或因循來防治疫情，更不能讓同樣的疫情一再發生，而不探討及解決疫情發生的根源。她大力支持應用流行病學訓練計畫。在張署長的睿智與領導下，開啟了我國防疫工作的新里程碑。

## 流病情報服務訓練，打破運氣防疫舊習

領導者的睿智與領導統御能力（leadership），常能使所屬單位麻雀變鳳凰，化腐朽為神奇。中美斷交後，為建立新的溝通管道，我國仿照美國疾病管制預防中心的流病情報服務（Epidemic Intelligence Service, EIS）訓練模式，於民國73年在行政院衛生署成立了應用流行病學訓練班，負責培育應用流行病學專業人才，以提升我國防疫人員疾病調查、防治、研究的專業能力。然而成立之後，卻頗受各界質疑與責難。有人認為以往祖父母時代，台灣沒有成立流行病學訓練班，百姓還不是活得好好的，何必額外花費辦訓練；有人則質疑說許多大學已有公共衛生相關學系訓練公共衛生人才，何以衛生署要另外成立應用流行

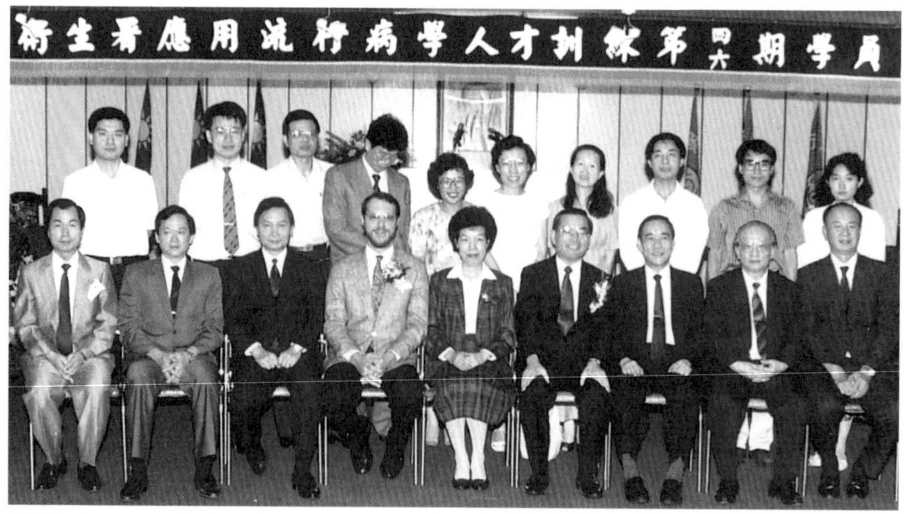


民國80年10月，衛生署應用流行病學人才訓練研習第四期結訓暨第六期開訓典禮，並邀請國外應用流行病學專家授課。

病學班來培育防疫人才？由於社會各界不了解這訓練計畫對培育防疫人才的重要性，使得這訓練計畫在各界的質疑聲浪中載浮載沉，隨時面臨被關閉的命運。

張署長本身是醫師，又是公共衛生專家，很了解疾病的防治需要有力的科學證據做基礎，不能沿襲舊時代思維，靠運氣或因循來防治疫情，更不能讓同樣的疫情一再發生，而不探討及解決疫情發生的根源。她認為學校訓練的公共衛生專業人才偏重學術研究，缺少實務訓練，遇到疫情發生時常束手無措，不知如何著手控制疫情。因此，民國79年張署長接任衛生署署長後，大力支持應用流行病學訓練計畫。在張署長的睿智與領導下，開啟了我國防疫工作的新里程碑。在這過往的成果中，有許多令人津津樂道的事蹟，在此無法一一陳述，僅與大家分享一件對台灣醫療界變革及民眾健康影響極為深厚的小故事。

## 流行病學訓練班成員介入，瘧疾水落石出

瘧疾是經由已感染瘧原蟲的瘧蚊叮咬，或經由接觸到已感染的血液，傳染給人類或其他動物。台灣在60年代以前屬於瘧疾疫區，每年都有不少的本土病例發生。經過許多瘧蚊專家及公共衛生人員的努力，台灣於民國54年被世界衛生組織宣布為瘧疾根除地區。直到民國84年間，台灣地區除境外感染的移入病例，未再發現本土瘧疾病例。正當大家已慢慢忘記瘧疾曾經侵襲台灣時，

台北榮民總醫院於民國84年10月23日，通報了七例非境外移入的瘧疾病例。這讓台灣各界極為震驚與恐慌，大家擔心台灣又重回瘧疾流行的區域。記得事件剛發生時，由衛生署預防醫學研究所瘧疾組負責調查疫情發生的原因。但經一段時間的努力，一直毫無頭緒，因此張署長下令改由流行病學訓練班成員介入調查。

受命前往調查時，張署長囑咐我們幾個調查命題，包括這些瘧疾個案是在本土感染嗎？他們如何被感染？感染途徑為何？被感染的危險因子是什麼？這些瘧疾病例的年齡差距分布很寬，在二十至八十歲之間，居住地及活動範圍都不同，住院病因也不一樣，有的是因慢性疾病住院，有的是因急性病住院，唯一共同點是這些個案都曾經在台北榮民總醫院住院治療。因此我們分別至台北榮民總醫院的門診室及病房、個案居住地區、上班地區等，以設計好的問卷作地毯式訪視。訪視對象包括個案同病房病人、住家附近居民、以及一同上班的同仁。同時也由瘧疾專業人員在台北榮民總醫院個案待過的門診區、病房、醫院周邊地區、個案住家及上班地點附近地區，設下捕蚊器或以人為餌設置蚊帳誘捕瘧蚊。這一連串行動宛如「危機總動員」的電影情節，驚險刺激，結果一無所獲，沒有發現他們受感染的原因及途徑。

本來曾經懷疑個案是受國外疫區感染，但經調查結果，這些個案最近一年都沒有出國旅遊史。到這時候，我們團隊已精疲力竭，江郎才盡，實在想不出其他可找出這些個案感染瘧疾原因的

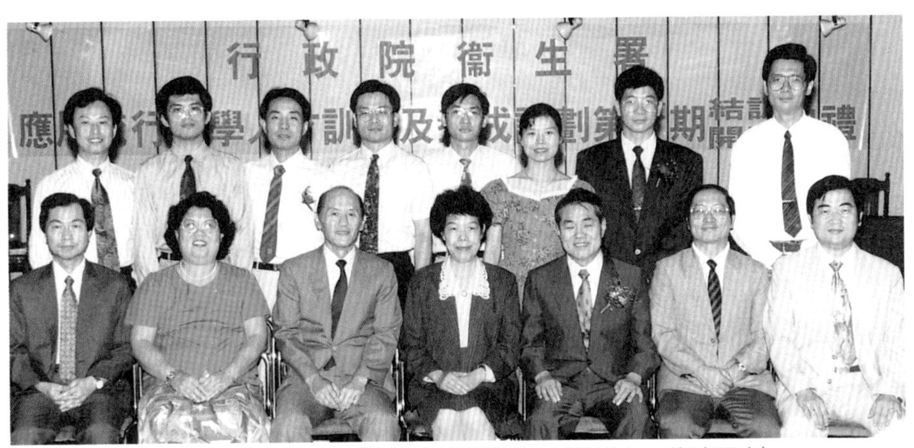


民國82年9月，衛生署應用流行病學人才訓練研習。（前排左一為陳國東）

方法。當時原想以事出有因但查無實據簽結，待下次再有瘧疾病例再調查吧！雖有這樣的想法但又不敢說，只好硬著頭皮將調查結果向張署長報告。她聽了我們的報告後認為，在這麼短的期間有這麼多瘧疾個案發生，必定有其原因，魔鬼藏在細節裡，調查過程一定疏漏了重要線索，建議我們再回頭仔細調查。

隔天，我們團隊再度回到台北榮民總醫院，有系統的以問卷訪視仍在住院的瘧疾個案，發現他們都曾在民國84年10月5日在院內接受注射顯影劑的電腦斷層掃描檢查。我們立刻到放射科收集檢查紀錄，赫然發現所有瘧疾個案的名字都列在同一台電腦斷層掃描機器的檢查紀錄上。這時候，感染源似乎呼之欲出，但仍不敢驟下結論。因為這台機器的檢查紀錄裡，除了七位病例個案的名字外，還有十三位當天接受同一台電腦斷層掃描檢查的受檢者並未感染瘧疾。這究竟是怎麼回事呢？

圖一：電腦斷層檢查受檢查者時序示意圖。（斜線為指標病例，紅色為受感染個案，白色為沒被感染者）

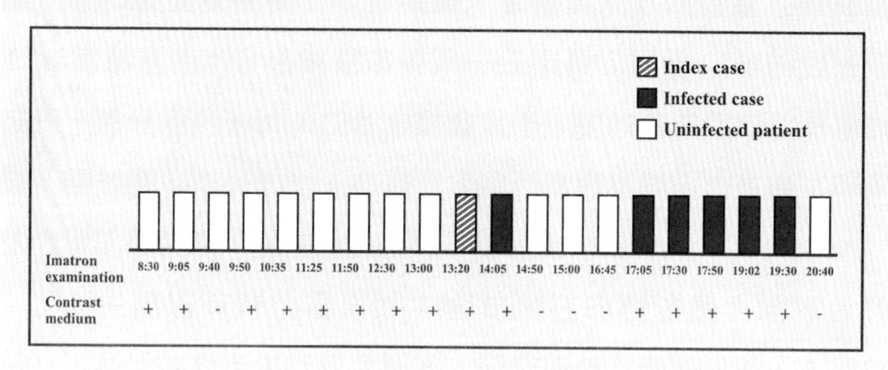


我們進一步將當天在這間檢查室接受電腦斷層掃描檢查者依接受檢查的時間加以排列（如附圖一），發現指標病例是一位從非洲奈及利亞返國的生意人。他在奈及利亞感染瘧疾，回國後因黃疸、發燒不退至醫院就醫。醫師沒想到他是感染瘧疾而以不明熱診斷，給予各項檢查包括注射顯影劑之電腦斷層檢查。從檢查的時序紀錄發現，在指標病例之前接受檢查的十位受檢者都沒感染瘧疾，在他之後，所有接受該機器且有顯影劑注射檢查者皆中鏢，但未注射顯影劑者則未被感染。因此，得到結論是這些病人感染瘧疾是因顯影劑輸液管線受到瘧原蟲污染後，重複使用造成。

## 避免重複使用輸液管線，保障國民健康

在民國84年之前，為了節省成本，台灣幾乎所有醫院進行注射顯影劑的電腦斷層檢查時，只更換輸液管線最前端約二十公分長

的注入管線（如附圖二之A段），其他部分則重複使用。當時以為輸液管線前端約二十公分已經更換，受檢者血液不會回流這麼長，應不會造成微生物汙染（如B型肝炎病毒）。這件院內感染瘧疾事件被發現後，震驚了國內外醫學界與國內民眾。醫學界由此警惕，不管輸液管線更換多長，只要有部分輸液管線重複使用，就有可能引發經血液傳播的傳染病。經過此一事件之後，我國醫療界也隨即大改革，所有輸液管線不准再重複使用，大大減少民眾因血液汙染而感染傳染病的機率，對我國國民健康影響甚鉅。

回顧這次事件，若非張署長的睿智領導、處事嚴謹、深具使命感，以及對下屬的深切要求，可能這件重大疫情就被我們草率結案，使得事件發生的原因無法水落石出，更甚者，在人們的無知下，醫療器材重複使用的感染問題恐將繼續危害國民健康。

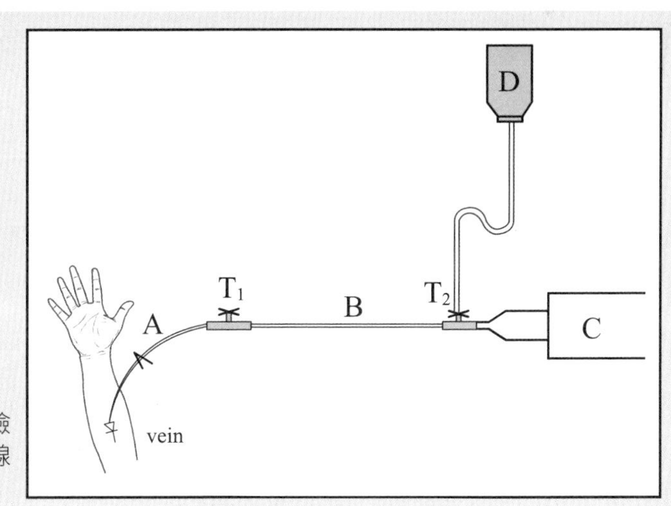


圖二：電腦斷層檢查顯影劑輸液管線示意圖。

# 深具科學精神與人文關懷的張署長

紀雪雲

時任　行政院衛生署企劃室科長、專門委員
　　　行政院衛生署參事、兼科技發展組主任

張博雅署長認為很多健康問題需從公共衛生角度解決。公衛背景出身的她，特別留意到民國50～70年代早期在台灣小學流傳的「衛生十大信條」兒歌，對個人衛生養成功不可沒；只是因年代已久，有些觀點不合時宜，便修改為「衛生保健歌」。為了推廣公共衛生概念，她不僅創刊《衛生報導》，更提出「健康是您的權利、保健是您的責任」宣導口號，在衛生單位沿用至今。

「親愛的小朋友們，大家要講衛生，衛生十大信條，條條要遵行。衛生第一條，洗手記得牢，飯前大小便後，一定要洗淨；衛生第二條，東西要分清，茶杯碗筷手巾，不借給別人；衛生第三條，青菜豆腐湯，加上水果雞蛋，吃了保平安；衛生第四條，大便要按時，最好每天一次，再也不能少；衛生第五條，手帕記得牢，咳嗽或打噴嚏，蒙著口與鼻……衛生第十條，晚上睡得早，睡足十個小時，精神才會好。親愛的小朋友們，大家要講衛生，養成良好習慣，活潑又聰明。」這首至今已六十多年的衛生十大信條兒歌，相信1950～1970年出生的人一定不會陌生，強調個人衛生習慣的養成，尤其當面對嚴重特殊傳染病威脅時更是深具意義，讓人了解「健康是您的權利，保健是您的責任」的重要性。

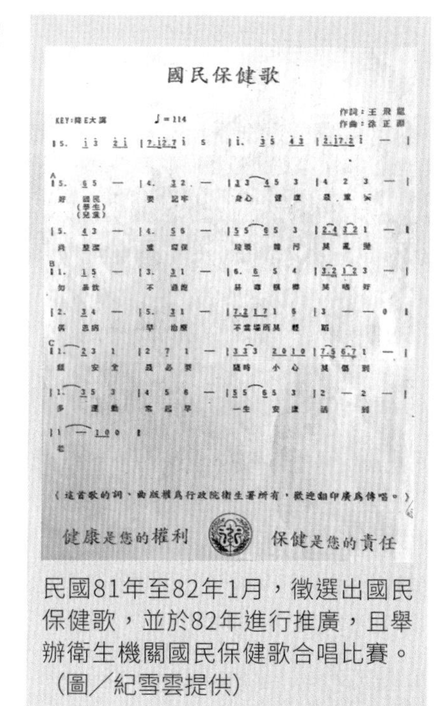

民國81年至82年1月，徵選出國民保健歌，並於82年進行推廣，且舉辦衛生機關國民保健歌合唱比賽。（圖／紀雪雲提供）

## 倡導個人衛生，落實健康自主管理

張博雅署長認為很多健康問題需從公共衛生角度解決。公衛背景出身的她，特別留意到民國50～70年代早期在台灣小學流傳的「衛生十大信條」兒歌，對

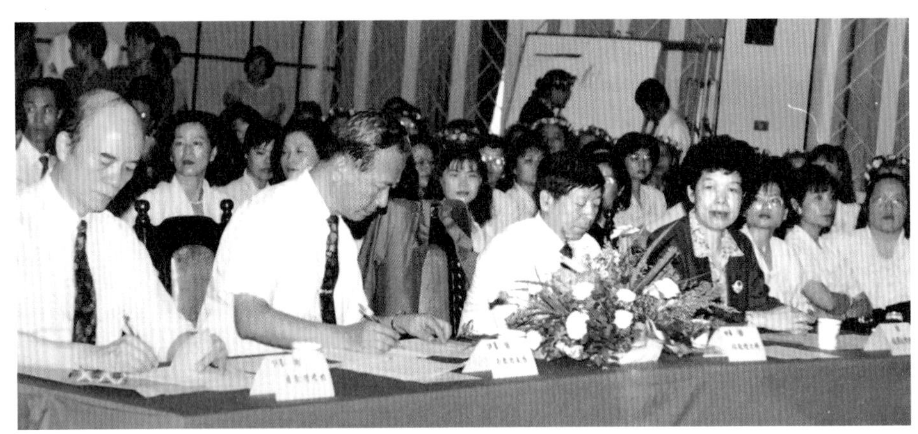

衛生機關「國民保健歌」合唱比賽評審委員。（圖／紀雪雲提供）

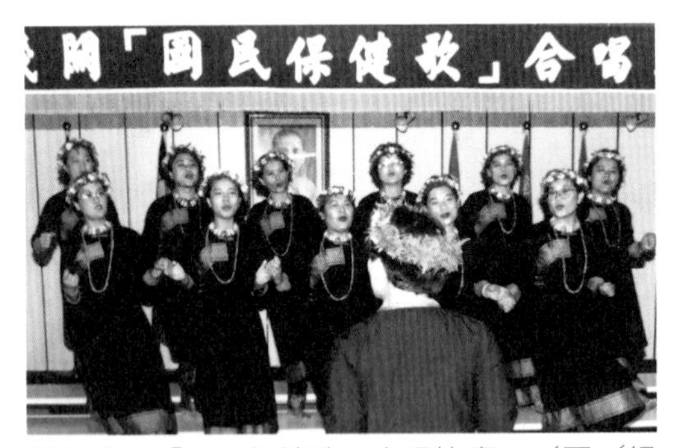


衛生機關「國民保健歌」合唱比賽。（圖／紀雪雲提供）

個人衛生習慣的養成功不可沒；只是因年代已久，有些觀點不合時宜，便修改為「衛生保健歌」，把「發燒配戴口罩、不上學」等概念都寫入歌詞。當時，還請馬偕醫院小兒科黃富源醫師提供建議，足見署長非常重視個人衛生和健康自主管理。人們往往只講權利，卻忽略了相對義務的重要，為了推廣公共衛生概念，她不僅創刊《衛生報導》，更提出「健康是您的權利、保健是您的責任」宣導口號，在衛生單位沿用至今。

預防和宣導要做得好，就是打好基本功，落實教育。老師每天檢查手帕、手指、剪指甲，才能讓兒童從小養成習慣。衛生

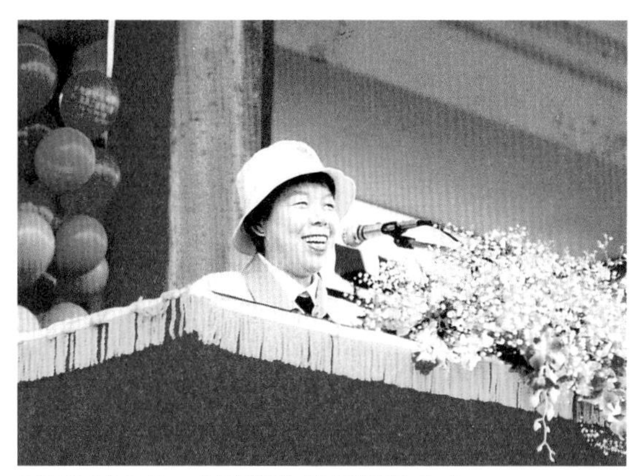
民國85年2月，出席衛生機關運動大會。

署政策要推得好，民眾應該做好健康管理的責任，譬如施打疫苗、發燒不上學等。像每次面對新型傳染病，如果民眾能真正落實個人衛生習慣，做好自主健康管理，對台灣整個社區就具有保護力；而若缺乏概念，到處趴趴走，政府就要花更多的人力和成本，這就是張署長所強調的保健責任。

另外，過去我在台北市政府工作像7-Eleven一樣，常忘了休息、吃飯而胃痛。到衛生署任職後，察覺到張署長很重視同仁健康。在充分授權下，我在衛生署任企劃室科長時，推「coffee break」，分別在早上和下午各安排一次咖啡時間，播放音樂，提醒大家放鬆一下，調理身心，這也是後來衛生署每日做「健康操」的前身，足見張署長對身心健康的用心。

## 數據會說話，有憑有據

張署長重視健康與科學實證。依據學者研究，檳榔屬淺根，種植檳榔不利水土保持，種植檳榔地區易發生土石流；且檳榔又是造成口腔癌的主要危險因子，所以站在衛生署的立場反對栽種檳榔，並提出四年檳榔防治計畫。但種植檳榔的管理簡單，成本低且利潤高，當時農政單位認為檳榔是經濟作物，沒有把健康風險列為成本。所以到現在檳榔問題依然存在，衛生單位能做的防治有限，且成本高。我覺得張署長相當有遠見，只是她提出的計畫沒被行政院採納，有點可惜。不過，在衛生署署長辦公室，她率先將「菸灰缸換成糖果罐」，展現反菸政策的決心，且考慮到來者是客，以糖果取代菸。

另外，她認為統計數字會說話，這可從她處理美國藥品輸台一事看出端倪。有一次美方希望台灣派員赴美洽談藥品輸台事宜，她請同仁提供外商在我國銷售藥品之相關資料，發現美商從中獲利不少。她認為這樣獲利的商業行為，並不適合公家單位派人去談判，應該是對方前來台灣洽談，所以衛生署不派人出席相關會議。造成相關國貿單位很緊張，後來署長以精確的數據讓高層了解，最後仍依張署長的建議，美方派員來談。既維護台灣的尊嚴，也保護我國的權益。這是我擔任公職三十年少見的敢對美國301條款說不的首長。

## 講求效率，公文電腦化

民國70年代公文尚未電腦化，署長的朋友跟她反應說：「署長，你們的公文是照會？我收到開會通知時，你們會都開完了」。那時候，「公文旅行」過了開會時間是常有的事，大家並不當一回事。但是，張署長很重視效率，在主管會報中追蹤到底公文是哪個環節出了問題。我當時是研考科科長，被交辦要列管這件事。有人抱怨自己的公文比較困難，別人較簡單，為公平起見，我請同仁統計一整年度的公文，因公文都有註明日期，可以統計平均值和眾數分布情形，讓張署長了解每個單位公文處理時間，也讓大家服氣。

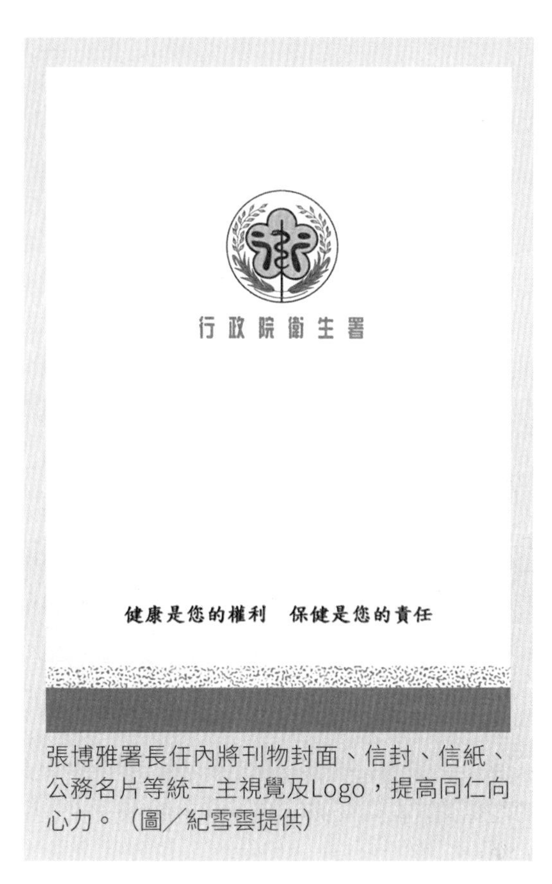

張博雅署長任內將刊物封面、信封、信紙、公務名片等統一主視覺及Logo，提高同仁向心力。（圖／紀雪雲提供）

有鑑於此，張署長乃要求盡速將公文電腦化。此外，衛生署過去只有logo，一直缺乏統一的主視覺，在張署長任內除了首度要求公文電腦化外，也將刊物封面、信封、信紙、公務名片等統一主視覺，提高同仁向心力。

## 不分黨派，用人唯才

我在台北市政府衛生局服務十年，主要做衛生教育，也曾在台北市立博愛醫院任職秘書一年。民國75年，施純仁任衛生署署長時，我進入衛生署擔任研考科科長一職。民國79年，行政院院長郝柏村組閣，任命張博雅為新任衛生署署長，有一天石曜堂副署長找我說，請我協助處理國民黨與衛生署的一些往返文書，但我卻從未因此背景被打壓，反而隔年張署長升我為簡任專門委員，之後又升為參事。當時，反而是有人眼紅，認為我和署長可能有裙帶關係，還去監察院投訴我升官快……。後來，張署長離開衛生署好一陣子，有一天同仁問我「你嫂子好不好？」我沒有哥哥，一頭霧水反問說：「我嫂嫂是誰？」對方回說：「張署長呀！」我這才恍然大悟，原來傳說中，她是我嫂嫂，其實我也壓根兒不知道張署長的先生姓紀，純粹是她不分黨派，用人唯才，還真是烏龍一件。

此外，在公務上張署長自律甚嚴，但私底下她其實非常貼心關愛周遭的人，不論黨派，也不分職位高低。這可從有次她到美國華府開會，各黨派紛紛邀請張署長餐敘，但因為張署長只待在華府一個晚上，邀宴單位都不放棄，最後大家齊聚一堂，當時與會僑胞讚賞的說：「這是他們旅居美國多年以來，從未有的事呢。」大家都覺得她很親切，不論對方職等、職位高低，她都一一打招呼，關照每一個人。我尤其感受到的，是陪同張署長參加各類會議，下了會議桌，她看我抱了一大疊資料，也會希望分擔一些，這貼心的舉動，讓人倍感溫馨。

## 支持新科技，提升國家競爭力

癌症研究、基因科技、生物資訊科技等大型計畫，一旦行政院科技顧問會議決定方向，張署長率先指示提出計畫爭取預算，提供經費支持這些大型計畫。記得當時有一群想回國貢獻的癌症專家，對台灣人生地不熟，行政體制更是一竅不通，但相當受張署長支持，一年編五千至七千萬元預算推展癌症研究。因此，國衛院成立之後，我國基因醫藥衛生、生物資訊、癌症治療能在世界上具有競爭力，可說有賴當時張署長的大力支持與遠見。而在張署長任內，我執行最多的是科技業務，只要是有關科技的會議，張署長都派我參加，讓我對科技相關法規等都很熟悉，有利科技相關業務持續推展。打破墨守成規，求新求變，都是需長官的充分授權，我運氣好，遇到好的主管。

至於國家的醫藥衛生研究，國科會的研究是著重於未來性的基礎研究，提供大學老師申請計畫；衛生署科技組的研究主要是為了落實政策，

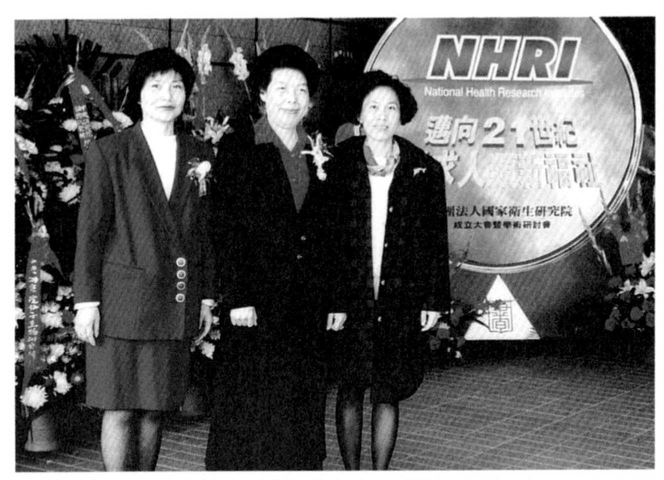

民國85年，國家衛生研究院成立大會暨學術研討會。（左為紀雪雲）

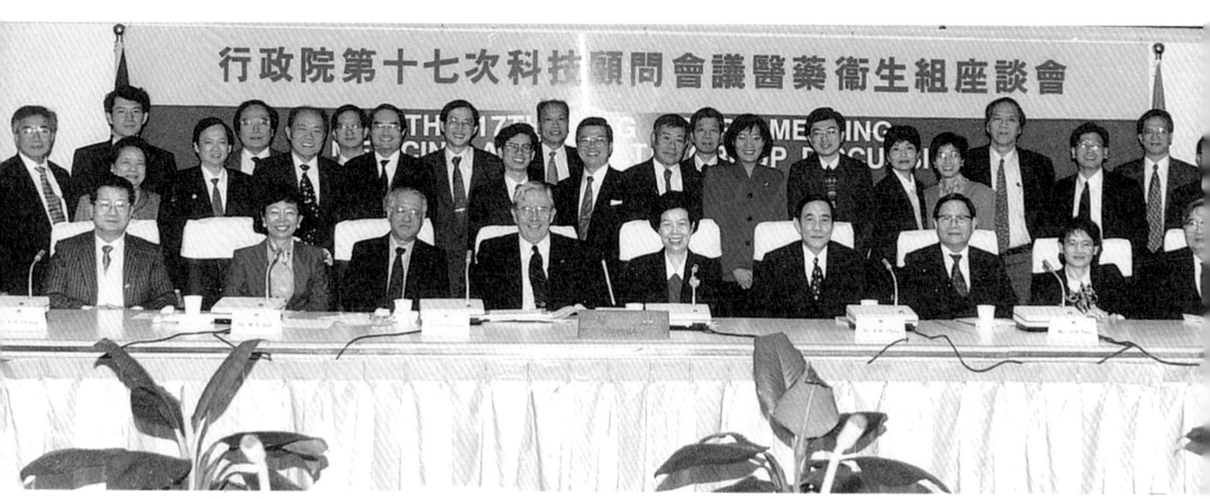


民國85年12月，行政院舉辦第十七次科技顧問會議，針對醫藥衛生議題進行座談。（後排右六為紀雪雲）

配合政策目標取向，需要實證資料或醫界新療法、新技術。譬如事故傷害過去一直是國內第三大死因，所以事故傷害健康議題是科技研究重點，當時施純仁署長是腦神經外科專家，很重視頭部外傷的研究，委託五年的中程研究計畫，張署長任內有人檢舉施署長獨厚某團隊，建議終止該計畫，張署長調閱該計畫及執行成果，認為符合施政，有必要持續。最後，張署長保留了這計畫，反而刪除另一高層長期關切的計畫。張署長認為那個計畫的執行報告不完整，堅持刪除。猶記得當時主管們都嚇了一跳，捏把冷汗呢。而施署長時期就開始推動的此項中程計畫，提供不少戴安全帽與繫安全帶立法前後重要的科學證據與成效。這也是我很佩服張署長的科學精神與膽識之處。

# 參與國際衛生事務，當仁不讓

阮娟娟

時任　行政院衛生署國際合作組簡任技正

張博雅署長在任期間，我因過去國際合作的經歷，有幸多次奉派陪同出國參與國際衛生事務，有機會近距離觀察體驗她對工作的投入與用心，以及對同仁的照顧與包容，也多次見證重要任務的歷史性時刻。

張署長非當重視參與國際衛生事務，在任期間，國際合作組由蔡榮福前主任帶領，我則因過去國際合作的經歷，有幸多次奉派陪同署長出國，有機會近距離觀察體驗她對工作的投入與用心，以及對同仁的照顧與包容，也多次見證重要任務的歷史性時刻，僅以下列重要事件，重現張署長對國際衛生的重視與努力。

## 退出聯合國後，<br>WHO及UNICEF首次主動邀請台灣與會

中亞五國——哈薩克、吉爾吉斯、塔克斯坦、烏茲別克、土庫曼，每年約有一百五十萬名嬰兒出生，在舊蘇聯（USSR）時期，幾乎全由USSR提供自製疫苗，供應這五國的嬰幼兒預防接種計畫。1991年蘇聯解體後，便不再免費提供疫苗，加上中亞五國資金困難，因此疫苗供應嚴重短缺，導致嬰幼兒死亡率上升，無法依WHO所定之指引實施預防接種計畫（EPI）。為協助解決問題，世界衛生組織（WHO）及聯合國兒童基金會（UNICEF）與吉爾吉斯共和國衛生部合作，1993年11月2～4日於該國首都比斯凱克（Bishkek）舉辦「中亞五國疫苗供應計劃與預防接種政策會議」。WHO主動探詢我國參與之意願，隨即來函邀請我國參與國際活動，我國基於人道立場出席會議。

我國與吉爾吉斯並無邦交，在外交部協助下，張署長等三人之簽證由我駐土耳其辦事處代辦，並送至伊斯坦堡機場。因此，

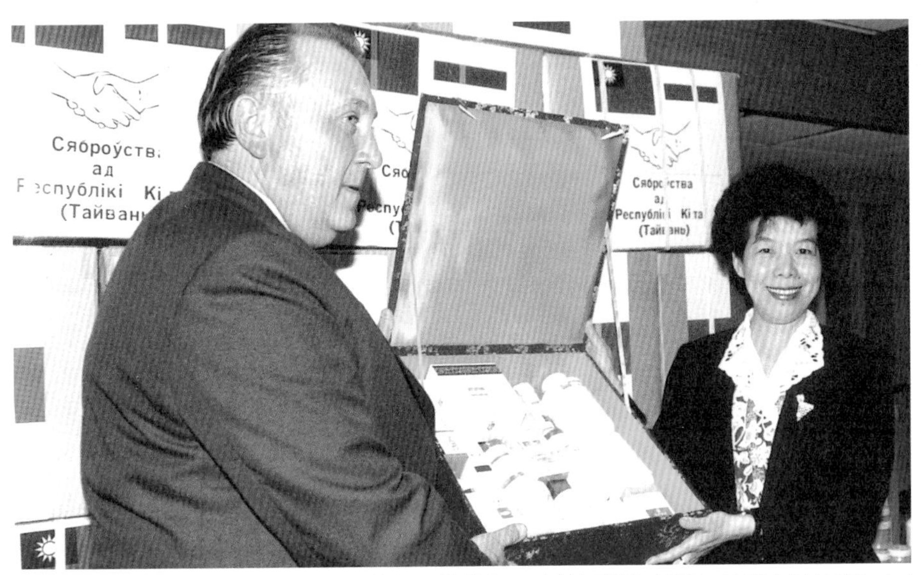

民國81年6月，我國援助白俄羅斯共和國醫藥品，由該國衛生部第一副部長H.E.Nikolai Stepanenko出席贈藥典禮。

為了到土耳其取簽證，張署長等人歷經三十八小時飛行，方抵達吉國Alma-Ata機場。當時，正下著那年第一場雪，大會所安排的巴士，擋風玻璃破裂，只能以木板遮掩，再經過約五小時的車程，終於抵達比斯凱克（Bishkek）會場。

會議由吉爾吉斯副總理主持開幕，除中亞五國的衛生部部長、財政部次長外，另有世界衛生組織（WHO）、聯合國兒童基金會（UNICEF）、美國國際開發署（USAID）、歐盟國際化學品貿易法規（REACH）、國際扶輪組織、國際紅十字會等國際組織，及美國疾病管制與預防中心、丹麥、挪威、捷克、蘇聯、日本、土耳其、印度、馬來西亞等國代表與會。

會中除達成比斯吉克宣言外，並決議中亞五國依據WHO之全球擴大疫苗計畫（EPI）指引施行預防注射，國際夥伴及捐贈者除捐贈疫苗外，將協助建立疫苗冷運冷藏系統；1993年緊急需求之疫苗由日本提供四十萬美元援助。鑑於這次會議目的及人道考量，並宣達我國參與國際事務的決心，行前衛生署與外交部取得共識，由該部「國際災難人道救助」項下經費認捐二十萬美元。因此，在各國及國際組織盼望下，張署長當場表示將透過UNICEF捐贈二十萬美元，由UNICEF 統籌運用，得到與會代表一致的歡呼與鼓掌。WHO並邀請我國指派專家參與國際顧問團，及B型肝炎流行病學調查。

有關我國認捐之款項及參與顧問工作，後續的手續和安排，會後經由外交部和WHO及UNICEF多次協調折衝，最後仍因台灣非聯合國會員國，無法參與聯合國發起之活動，且雙方對我國捐款名稱亦無法達成共識，使得我國退出聯合國後，首次參與國際人道援助的美意大打折扣。

當時中亞五國仍相當落後，生活水準約落後台灣三十年，然因天然資源豐富，有待開發，往來之歐美各行業人士絡繹不絕，航機班班客滿，旅館供不應求。返程在哈撒克轉機過夜時，還需委屈張署長與隨行人員同住一房。當時飯店使用的衛生紙就像台灣早期的草紙，現在回想起來仍覺得有趣，也對署長的隨和印象深刻。

## 台阿關係中斷二十一年後，首位應官方邀訪的署長

由於當時阿根廷和智利均為霍亂疫區，且牛隻有口蹄疫問題，因此我國政府禁止兩國之水產品及牛隻進口。1993年在台阿外交關係中斷二十一年後，阿根廷政府首次透過駐館代表，正式邀請張署長前往訪問，希望我國能比照歐體市場或美、日等國，准許上述產品進口。因此，張署長在檢疫總所吳聰能所長、食品衛生處陳陸宏副處長及我等業務主管陪同下前往訪問，考察當地檢疫及疫病防治措施。行程中，阿國特地安排訪團參觀牛隻屠宰及加工廠，以瞭解阿國對屠宰衛生之重視。張署長體恤我恐無法承受牛隻屠宰的血腥畫面，因此特別交代我留在外面，令人感受到她對部屬的照顧。

另外，此行還發生一件烏龍事件，張署長基於國際禮儀，事前會準備具台灣特色的禮品贈與外賓。此行，禮品與衛生署簡介資料裝箱後，由陳副處長負責。我們由台北到舊金山，再轉機至阿根廷布宜諾斯艾里斯，到了要送禮時才發現，整箱禮品及公衛文宣遺忘在舊金山機場，未隨機到阿根廷。張署長了解原委後，除採取因應措施協助善後外，僅笑箸數落陳副幾句，真讓人感受她對同仁的包容。

## 首位赴日內瓦宣達我國加入WHO意願的衛生首長

我國自1972年退出WHO後，匆匆已過二十多年，其間莫不思索如何重返該組織，以增進國人健康，與世界各國共同為提升人類福祉而努力。1995年，行政院衛生署完成「重返世界衛生組織之展望」文件，分析加入該組織的方式與困難，推演相關因應策略，為推動加入WHO邁出第一步，同時也邀請國內相關各界，徵詢具體的策略與做法；同年12月，獲行政院指示，衛生署應會同外交部辦理推動加入WHO事宜。

1997年，適逢WHO第五十屆衛生大會，相關各界認為已是適當時機，乃由外交部正式致函WHO秘書長，申請為世界衛生大會觀察員，同時籲請友邦代表提案支持。衛生署則由署長具名致函各國衛生部部長，爭取支持；並緊急翻譯出版英文版《台灣地區公共衛生發展史照片選集》（The Path of Progress in Public Health in Taiwan Area，1945～1995），攜至日內瓦，分贈各國與會代表，協助他們瞭解我國公共衛生發展的過程及進步情形，以爭取對我案的支持。

張署長率同仁赴日內瓦，配合外交部安排，爭取友邦及各國與會代表支持。她出席國際記者招待會，以我國衛生成果，包括開辦全民健保、建立骨髓資料庫、B肝防治、小兒麻痺防治、基層與山地離島醫療保健服務、推動藥品 GMP 及菸害防制等，呼籲國際衛生社會重視我國被排除於國際衛生社會的事實與問題。

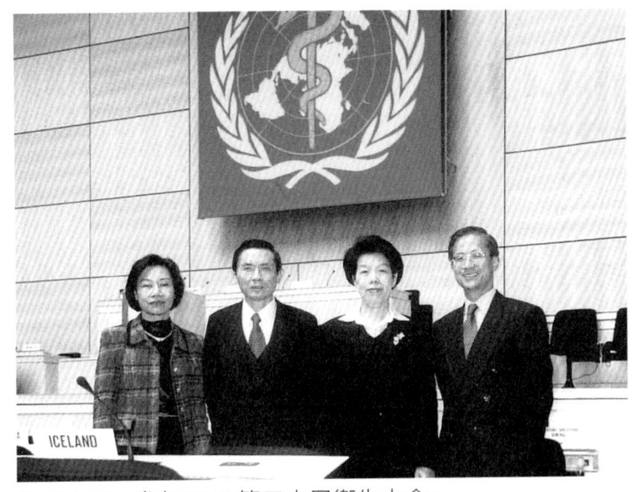

赴日內瓦，參加WHO第五十屆衛生大會。

並以「台灣是世界的一部分、健康本無國界、疾病防治亦無國界、醫療保健防疫工作必須全球一致共同努力」，呼籲台灣應為世界衛生組織的一員，「Health for All 」不能缺少台灣，而台灣也希望有機會對國際衛生盡一份心力，將我們數十年的衛生發展成果，回饋國際社會。

台灣醫界聯盟（簡稱醫盟）則聯合各界組成「台灣加入世界衛生組織聯盟」（Taiwan for WHO Al1iance），製作各種文宣，組團赴日內瓦宣達，爭取支持。宣達團由李鎮源院士率領，當年立法院多位有醫師及公衛背景的重量級立委也參與宣達，一起走上日內瓦街頭發傳單、拉布條，也出現當時因尚不了解瑞士法規，未事先申請而被請回警察局的情形。醫盟並在當地舉辦國際記者招待會、辦理「台灣之夜」酒會，廣邀WHA與會代表參加。經由宣達團的努力及赴日內瓦支援之相關工作人員的協助，當晚官蓋雲集，有多位友邦衛生部部長如中非共和國、格瑞紐達、宏都拉斯、東加、吐瓦魯、馬拉威、史瓦濟蘭、塞內加爾，及無邦交之代表團成員等；尤其是甘比亞副總統駕臨會場，為酒會生色不少。

大會期間，經農委會駐WTO日內瓦工作小組李簡任技正舟生協助，得以WTO公用車直接進出聯合國會場，增加不少工作的便利性。張署長還有機會坐到六樓旁聽席，當場看到提案與表決情形，可惜這項權利隨著之後我國熱烈推動WHO案的任務浮現，被聯合國取消。那年，李技正亦帶領張署長一行參訪世界衛生組織、國際紅十字會總會。行程中，看到世界衛生組織正門的玻璃門，仍保留繁體中文書寫之「世界衛生組織」字眼，足供憑憶我國為世界衛生組織創始會員之身分，更讓人懷想當時正式會員國之景況。

民國86年7月，行政院衛生署暨東西文化中心舉辦第二十八屆暑期人口研討會。

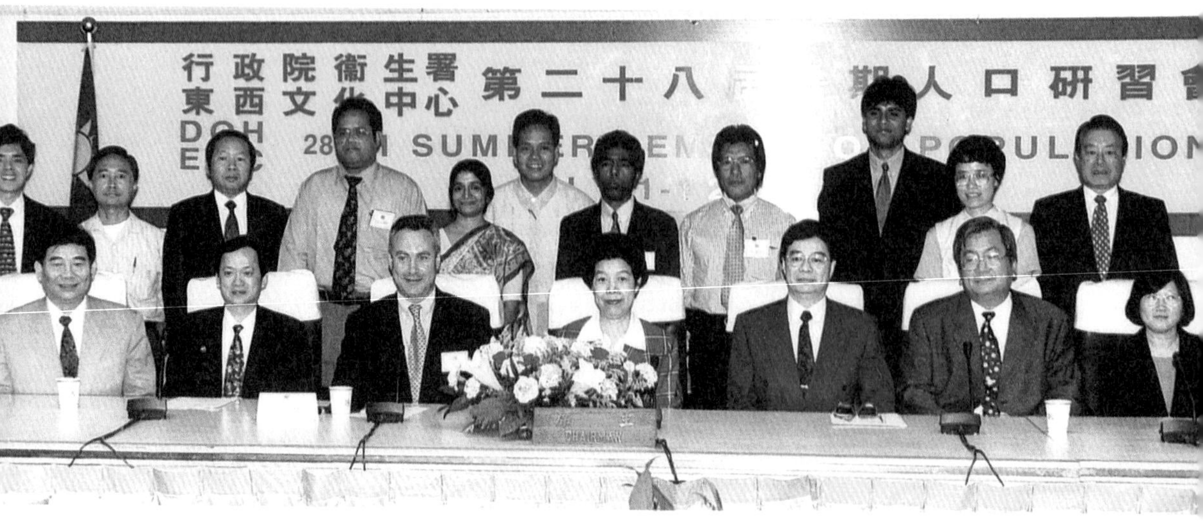

# 輯 三

# 傑出的領導人，淡定堅持

# 我的恩師張博雅

吳聰能

時任　行政院衛生署簡任秘書、參事
　　　檢疫總所所長

張博雅，是我碩士班半途離開的指導教授。民國79年6月2日，陪同張博雅署長就職，開始了長達七年多的衛生行政生涯。老師由教授轉為市長、立法委員，再就任衛生署署長，角色一再改變，但任事待人一直未變，旁觀的我，除了欽佩，還是欽佩。

## 角色一再改變，任事待人未變

張博雅，有如媽祖婆，是我碩士班半途離開的指導教授。當時，許世賢博士在任內過世，她因而參加補選當選嘉義市市長，而我這孤生就倍受欺凌，諸多事端，不堪回首，合先敘明。先是我的碩士論文被評72分，創下高醫研究生最低分紀錄（雖然該研究論文發表在SCI期刊，這在民國70年代的高醫應該不多見）；接著，我申請就讀博士班的計畫書被剽竊；好不容易申請成功進入博士班，竟然被老師指稱是否有機關同意函許可進修……。

尼采說：「痛苦的靈魂沒有悲觀的權利」。自此，我養成刻苦耐勞的精神。在取得博士學位的隔年，我原本擬赴中國醫藥學院任職（現為中國醫藥大學）。民國79年6月1日早上前往報到，面見鄭通和院長（即校長），中午卻接到張博雅立法委員打來的電話，要我一起前往行政院衛生署上任。師命難違，只好硬著頭皮前去鄭通和院長辦公室辭行。幸好鄭通和院長理解，沒有見怪，得以趕回台北。

隔天，民國79年6月2日，陪同張博雅署長就職，開始了長達七年多的衛生行政生涯。老師由教授轉為市長，再為立法委員，此時就任衛生署署長，角色一再改變，但任事待人一直未變，旁觀的我，除了欽佩，還是欽佩。

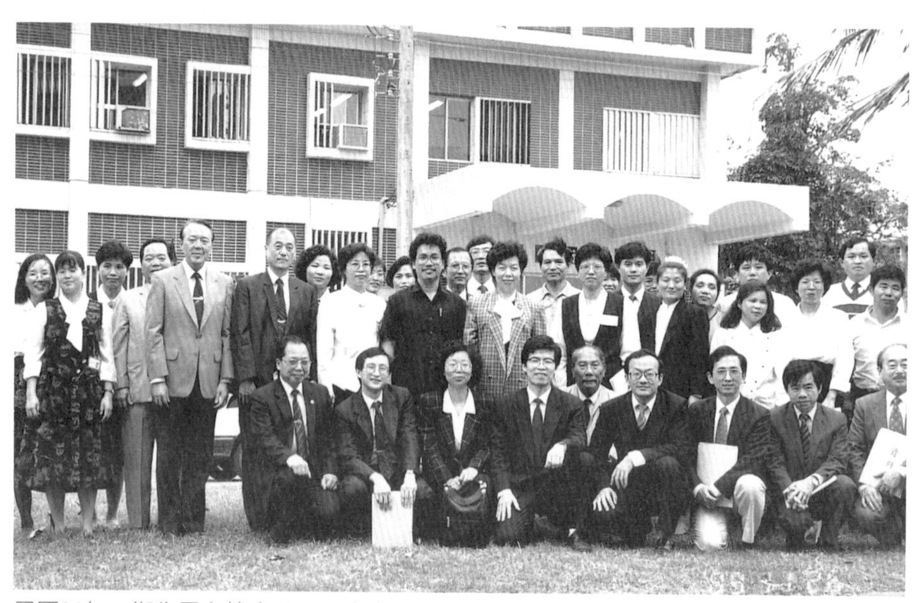

民國86年，衛生署主管人員研習會會後合影。（第一排右四為吳聰能）

## 籌設新衛生機構，公衛醫藥跨大步

在行政院衛生署的前兩年，恩師除了例行署務外，留給社會大眾的是新衛生機構的籌設，如中央健康保險局、國家衛生研究院，中醫藥委員會等，讓我國公共衛生與醫藥服務得以跨越一大步。這些應該有其他伙伴論述，在此不加贅述。

猶記得當年正逢美國301條款發威，美商借題發揮，尤其是藥商希望藉此獲取更多利潤而施壓，但恩師態度強硬，認為台灣是採購醫療藥品、器材，並非售出，無301法案之適用問題，咸信美國不應縱容商人無理施壓友邦。幕僚在旁頻頻捏把冷汗，所幸最後安然落幕，此事凸顯恩師的硬頸作風，有所為有所不為。

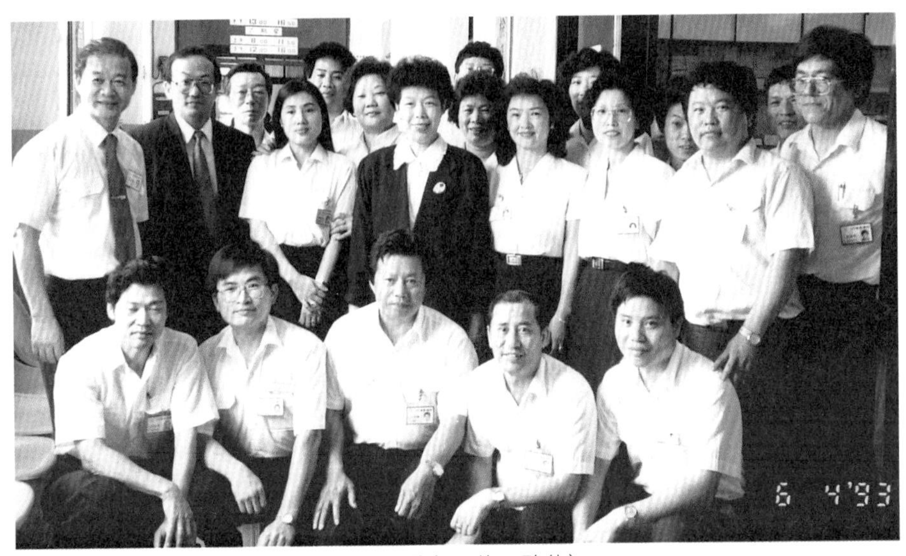


民國82年6月，巡視檢疫總所。（第二排左二為吳聰能）

雖然個人在此之前曾擔任過嘉義市衛生局局長，但還是有許多中央行政事務需要學習，經過兩年多的署務訓練，在民國82年2月1日被派赴檢疫總所任職。恩師希望我能以公共衛生的養成，前往辦理流行病與傳染病業務，臨行，沒有歡送，只囑咐我一句話「行政是一時的，學術才是永遠」，這似乎意味著我後來的人生走向。

上任檢疫總所後，所需的能力恩師都有指導過，包括公共衛生監測、流行病學、傳染病學與職業醫學。是以，在檢疫總所近六年任期，雖然都是我們防疫團隊的努力作為，但是基本核心能力與精神都是恩師思想的延伸。身為學徒受益頗多，但恩師知識積澱極為厚重，壓力不可謂不大 。

公共衛生監測既是檢疫總所的主要職責，當然該建置與強化衡定性的監測系統。在3C尚未發達以前，定點醫師疾病監測系統完成即為重要的貢獻，各種需要監測的傳染病或疾病都能受到流行與否的監視，因為是由診所直接送出疫情，供同仁研判，時效上比醫院的通報系統更佳。然而，還是受到來自醫界，甚至衛生署同仁的批評，一是疾病通報定義，再是參與通報定點醫師僅有八百餘位。

疾病通報定義是因醫院疾病確定診斷與大眾人口監測疾病之差異導致，依世界衛生組織的定義而為，以疾病流行監測為主，不以疾病醫療確診為歸。至於定點醫師數量多寡為宜？在恩師與

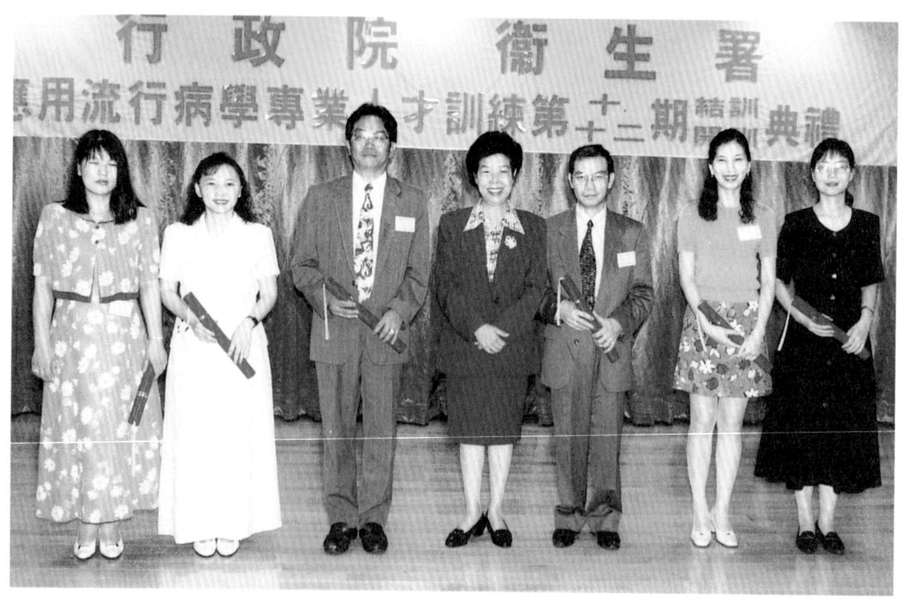


民國86年8月，衛生署應用流行病學人才訓練班第十期結訓暨第十二期開訓典禮。

陳建仁老師的支持下，我們瞭解一次性的疫情調查或許該有足量的通報來源，才能讓疫情分析顯現意義；但是長期與固定的疾病監測只要通報來源與疾病定義具有可比較性，定點醫師通報系統所得資訊是有其參考價值。

最顯著的案例就是EV71腸病毒的大流行，之前是十至十五年流行一次，流行期間通常會導致小兒重症死亡案例。病毒總在不知不覺間悄悄入侵，這種是七十餘種腸病毒中殺傷力最強的一種。當年年初，定點醫師開始依往年通報手足口病病例數，但我們發現在3月以後，進入4月份之際，通報病例數逐週倍增，異於往年。流行病學告訴我們疾病有流行趨勢，所以發布警告，雖然尚不知是何種腸病毒正在流行，防疫原則是相似的，而且沒有疫苗可用。接著，通報進來的質性資訊顯示，該年病程病況較常年嚴重，而且有越演越烈趨勢，緊接著，開始有重症住院病例及死亡病例傳出。於是展開全國防疫總動員，終在9月底10月初才讓疫情消退。猶記得美國CDC及香港均有派員觀摩。在EV71的防疫上是相當不容易的。

## 開立先河，以工業衛生及職業醫學見長

恩師私人有輛紅色雪佛蘭小轎車，在學期間常載我們這些貧苦學生訪視工廠與上館子（我比較喜歡後者）。恩師落跑之後，就不再自行開車，所以曾有「榮幸」搭過恩師車的人不多。

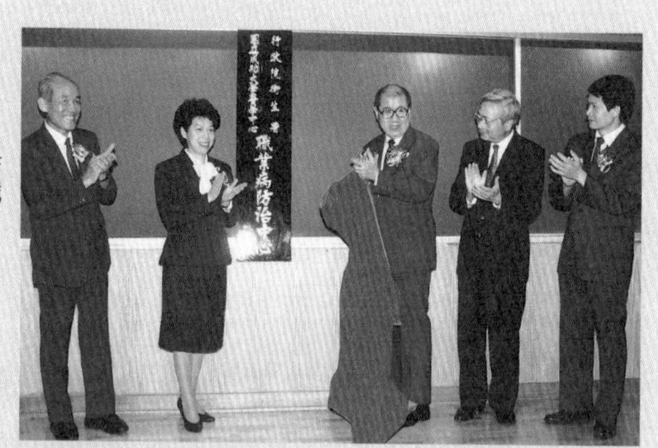


→民國81年5月，衛生署與成大醫學中心共同成立「職業病防治中心」。

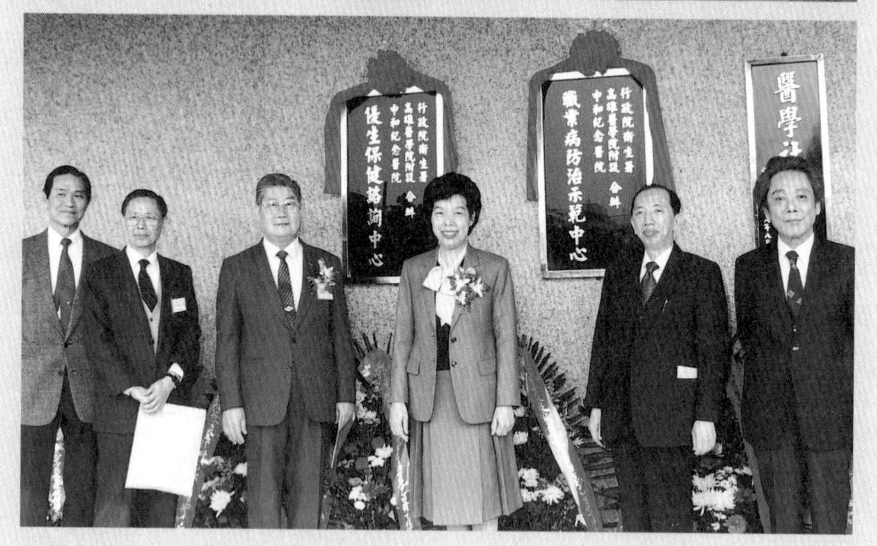


↓民國86年，「職業病防治示範中心」、「優生保健諮詢中心」成立茶會。

當時，除了傳染病學外，恩師是以工業衛生及職業醫學見長於杏林。民國80年就於全國各地成立六個職業病防治中心，奠立我國環境職業醫學疾病防治先河，帶領大家結合公共衛生監測與環境職業醫學，建立台灣的系統。以往國內有關工業衛生與職業病，不論是研究或行政工作，鮮少有利用通報系統蒐集相關資訊，甚至利用公共衛生監測系統來匯集職業醫學資訊的構思，這想法亦不容易獲取多數同好的認同。然而，在個人的堅持與努力下，國內自民國82年起，發展出職業醫學相關通報系統，命名為Program to Reduce Exposure by Surveillance System（PRESS），下分為3項通報系統：（1）國人血鉛值通報系統（PRESS-BLLs）；（2）聽力損失通報系統（PRESS-NIHL）；（3）職業病通報系統（PRESS-WORD）。這些系統執行至今，已陸續將監測結果發表於MMWR及 Preventive Medicine等國際期刊上，並把相關成果與國際學術社群分享。

即使至今，恩師擔任監察院院長，有關公共衛生及環境職業醫學等學術團體年會，她都必定出席，對門生點名，養成大家與會必跟恩師報到的習慣。有時回想，若當時沒有高考制度與投入恩師門下，我不知現在會是怎樣的狀況？是以，必須知恩、感恩與惜福。

我告訴我的學生，我的老師比你的老師優秀，我也告訴我的恩師，我的學生比妳的學生優秀。祖孫三代，我需自省。

# 舉重若輕，擁抱群眾

江宏哲

時任　行政院衛生署參事

民國80年我從高醫借調到衛生署，長達四年擔任張博雅署長機要秘書，跟隨著她工作與學習。我發現不管甚麼時候，她總是精神奕奕地把每位同事當家人般帶領，讓我們自信面對署內大大小小的事。我尤其敬佩張署長抱著公共衛生工作的使命與服務民眾健康福祉的熱忱，所制訂與執行的每一項影響深遠的重大政策。

## 衛生行政實務，希望你來學

我的老師張博雅教授，擔任高雄醫學院醫學系公共衛生學科主任時，就是一位治學嚴謹踏實的學者。民國64 年，我申請進入公共衛生碩士班進修時，因為大學公共衛生期末考成績僅在及格邊緣，張教授收我的條件是碩士課程外，需從頭修習大學部公共衛生學的每一堂課，踏實地打好基礎，再進入研究領域。

後來，張教授榮任衛生署署長要職，民國80年她希望我前去衛生署擔任她的機要秘書，那時我剛從成功大學學士後醫學系畢業。她告訴我：「公共衛生我能教你的學問都教了，就只有衛生行政，因為學校沒有衛生行政的場域，所以沒有機會教你，現在有機會了，我希望你能來學。」這就是我們尊敬的「張署長」，她對部屬的關心，總是無微不至，也正因為這特質，讓曾在衛生署共事的同事們，至今仍保有不離不棄的情誼。

## 明確決策，舉重若輕

張署長於民國79年以嘉義市市長、立法委員、醫師，以及公共衛生學教授等專家身分與經歷，接下了衛生署署長一職，秉持著對公共衛生志業的熱忱與促進民眾健康福祉的責任，身先士卒全力投入。

她在衛生署署長任內，歷經了疫苗接種、推動三麻一風計畫與安寧療護、加強宣導後天免疫缺乏症候群、鼓吹器官捐贈及骨

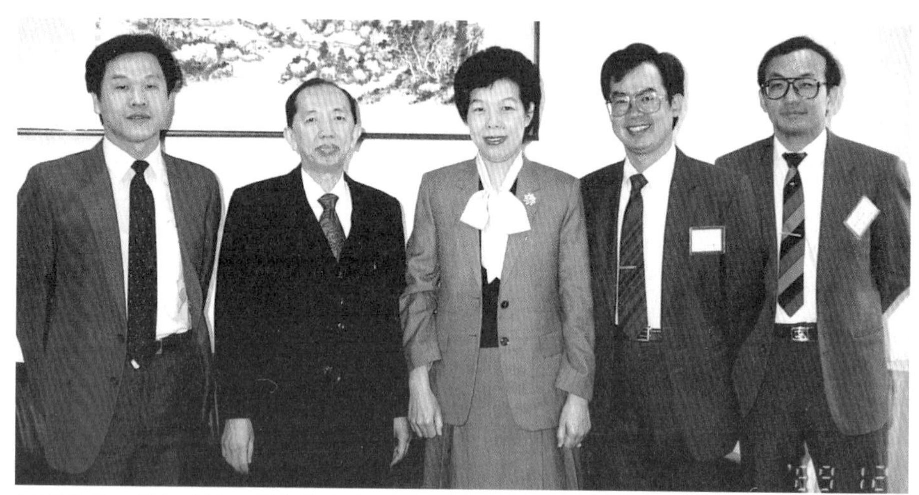
民國80年，參加高醫工業衛生大會。（右二為江宏哲）

髓移植觀念，立法創設財團法人國家衛生研究院、整合國內十三種保險制度、規劃二期健保及推動修憲、立法實施全民健康保險等等，政績豐碩、成果斐然。這些福國利民的健康政策，以及攸關民生的議題都必須擁抱民眾，積極做好溝通協調的工作。雖然在過程中，常有一些迄今仍讓當時參與任事的同仁，津津樂道回味再三的考驗，但是憑藉著張署長睿智、果決、勇於擔當的明確決策，卻也都能舉重若輕地擁抱群眾。

## 編纂台灣公衛史，為歷史見證

張署長上任後，對保存行政院衛生署過去的施政與發展軌跡，以作為未來施政借鏡念茲在茲。她常常跟大家提起，我國公共衛生工作，光復至今，長足進步有目共睹，民眾的健康與疾病型態也從急性傳染病的威脅，轉變為慢性疾病的型態，平均餘命明顯增加，這些貢獻都是來自於過去許多前輩先賢的努力。然而，這些公共衛生領域前輩們都上了年紀，若不趕快請他們共同整理過去的發展事蹟，未來很多歷史軌跡終將湮滅流失，現在不做，將來我們一定會後悔。

民國81年，張署長決定編纂《台灣地區公共衛生發展史》，指定由企劃室負責籌劃。民國82年2月在中央研究院以三天時間，召集國內從事公共衛生實務的六十幾位前輩共同集思廣益，並敦請顏春輝前署長、王金茂前署長、張智康前內政部衛生司

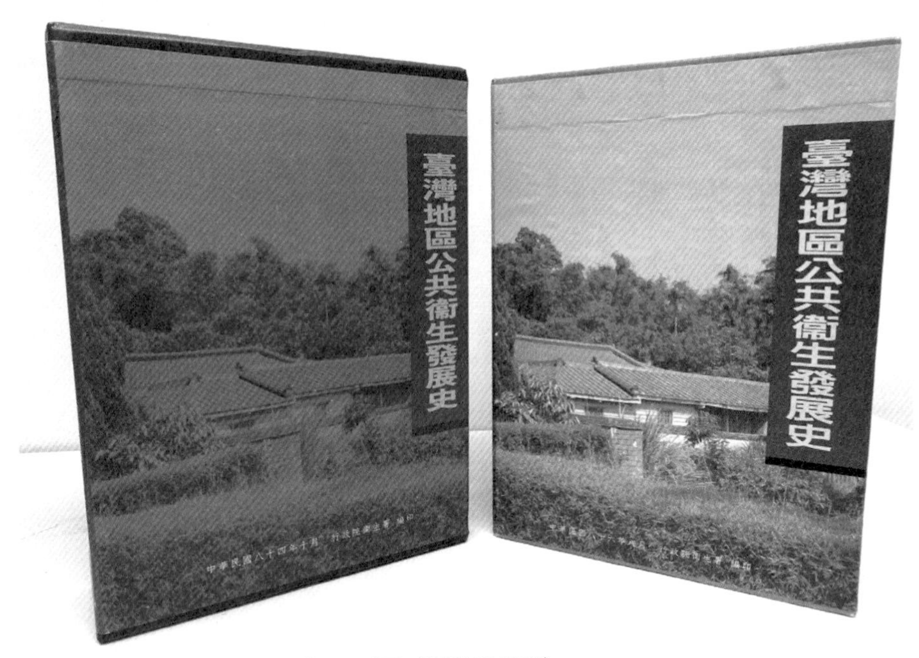


《台灣地區公共衛生發展史》。（圖／紀雪雲提供）

司長、李悌元前副署長及張署長本人擔任主席團。經過廣泛討論訂出編纂大綱，並指定老中青三代曾經或現任衛生署、省衛生處及衛生局的前輩擔任諮詢或編輯委員會委員，展開資料蒐集與編纂。這是一件非常艱鉅的任務，許多歷史事蹟資料不全，殘篇斷簡，只能藉由口述歷史相互補白印證。大家本著為歷史留下見證，再不做就來不及的心情，蒐集了許多珍貴資料，尤其是公共衛生歷史的老照片，把台灣光復後至民國84年間的史料做第一階段的整理。民國84年，在多次校稿訂正後，終於完成出版，讓張署長放下心中大石。她說公共衛生發展史最困難的部分終於完成了，作為學者從政總算能為歷史接續，盡一點綿薄之力。

## 擁抱民眾，睿智引領政策

我常認為公共衛生工作需熱心承擔，懷著擁抱民眾的特質。但是，有時候發現擁抱民眾往往會經歷一番磨練，需要堅強的意志力，才能有圓滿達成使命的成就感。

衛生行政每一件事都跟民生議題有關，尤其是已經習慣的邏輯或行為，要引進學理與科學實證改善或導正，往往會引起既得利益者的反彈。譬如當年發布大型魚類體內含汞量較高，原意是為提醒國人飲食安全，卻引起遠洋漁民的抗議；還有為了傳統中藥房的執業與傳承，當時想以正規之中醫藥教育加以導正，卻引來傳統經營者及接骨推拿整復業者的抗爭；甚至推動全民健保初

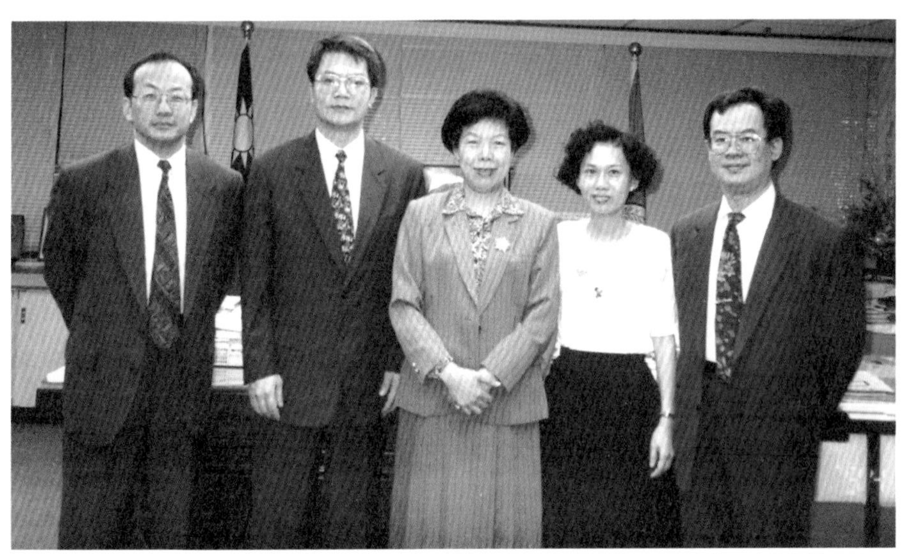

民國83年8月，與署長及主秘在署長辦公室合影留念。（左起：吳聰能、賴進祥、張署長、陳麗貞、江宏哲。圖／賴進祥提供）

期，因換卡不便的議題，引起報章雜誌的多方討論。這些都考驗著張署長施政方向的正確性與決心。

我們很欽佩張署長運用她的睿智，引領衛生署從民國79年走到民國86年，才請辭署長一職回鄉參選嘉義市市長，前後總共歷經七年三個月。她是歷任衛生署署長中，任期最長的，在其任內推動全民健康保險等多項提升民眾健康福祉的相關政策。我們能夠跟隨她的團隊學習與共同打拚，至感榮幸。

# 跟隨張署長那些年

陳麗貞

時任　行政院衛生署企劃處科長
簡任秘書
企劃室主任
參事
企劃處處長

日月如梭，調離衛生署，轉眼間已二十餘載。回顧過往，分享那些年在衛生署記憶深刻的點點滴滴，盼大眾能更瞭解認識張署長，一位勤政愛民、有能力的領導人。她是國家的公共財，是人民的福氣，更是同仁們尊重敬愛的長官。

人生旅程，服務公職三十餘載。其中何其有幸，有超過十年時間，能三度追隨，包括張署長及兩任張市長。在她的領導下，有機會訓練、磨練自己。不論在公領域工作過程中的專業學習、成長、精進；或在私領域中，張署長為人處世的原則態度、情緒管理、領導力、親和力等，都是我學習的典範。她在我的生命歷程中影響深遠，也是我最感佩、感恩的永遠長官。

## 高瞻遠矚，編纂台灣地區公共衛生發展史

張署長相當有遠見，且眼光獨到，重視歷史。為了從歷史中鑑往知來，獲得智慧，記取教訓，她指示編纂台灣地區公共衛生發展史。

民國81年，我調任衛生署企劃室科長，署長交付首要任務就是規劃編纂《台灣地區公共衛生發展史》。民國86年初，我時任企劃處處長，那時《台灣地區公共衛生發展史》已經編纂完成，署長告知已完成任內階段性任務，計劃回嘉義市參選市長。後來，果真依計劃辭官回嘉義參選。民國86年底她第三次當選市長，同樣啟動嘉義市誌的編纂。因為她的高瞻遠矚，留給了社會大眾、後人最有價值的資產。

《台灣地區公共衛生發展史》有系統地記載台灣地區公共衛生之演進與重要事蹟，留下歷史見證，彰顯先輩對台灣地區公共衛生工作之貢獻，讓後進瞭解公共衛生發展之軌跡與前人奮鬥的

精神，俾供各界推動衛生工作之參考。

該發展史前後花了約五年時間編纂，包括兩個階段。第一階段是從光復初期至民國59年（衛生署成立前），於民國84年10月出版；第二階段則從衛生署成立後（民國60年）至民國84年，於民國86年8月出版。

整個編纂過程耗時費力，在張署長的號召下，衛生醫療總動員，動員了退休前輩、現職、中央或地方、甚至跨部會人員。大家分工合作，貢獻所長，全力以赴，完成使命。

《台灣地區公共衛生發展史》編輯顧問。

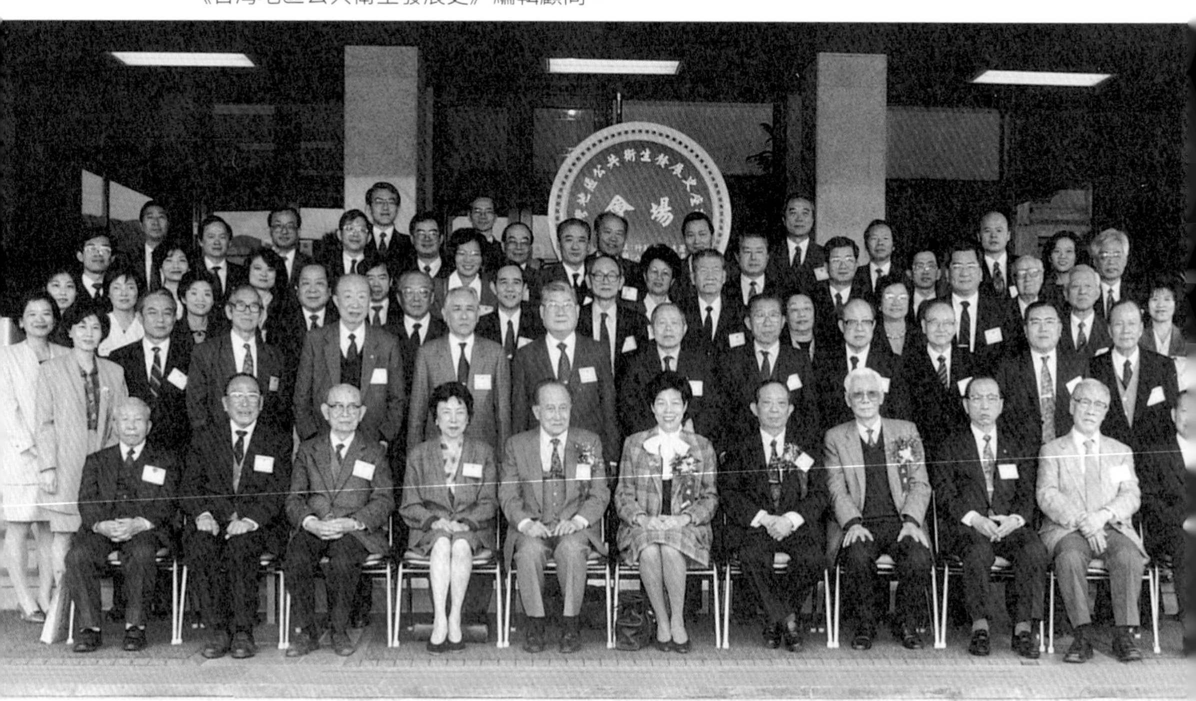

## 健全衛生組織體系，開辦全民健保

張署長可謂「多產」的署長，任內新修／設許多單位、機關／構，如衛生署企劃處、中醫藥委員會、管制藥品管理局、中央健保局、健保監理委員會、健保費用協定委員會、國家衛生研究院等，為健全衛生組織體系，奠定了良好基礎，推動全方位衛生醫療服務，帶領大家邁向新的里程碑。

民國84年，開辦全民健保，不僅締造台灣經濟奇蹟後另一社會奇蹟，更守護全民健康，造福全民。

健保開辦時，署長展現超級領導力，短短時間，如期完成不可能的超級任務，且成功執行，迄今健保已開辦二十五年，更成為台灣的驕傲，讓世界看見台灣。

健保推動過程也見識到署長的專業態度和溝通協調能力。舉凡立法院黨團、立委、政黨、行政院長官、考試院銓敘部、地方政府、工業總會、商業總會團體、媒體等等，她無不親自溝通協調，甚至全省走透透，參加各區開辦說明會。

當時，很多醫師憂心健保影響執業收入，張署長總是苦口婆心分享人生價值，收入只是存摺上數字的加減，提醒憂心的醫師要注重健康，那才是真財富。

猶記得立法院三讀通過健保法，當時審查的會議日以繼夜，通宵達旦，從前一天上午直到第二天早上。該次行政院總動員，甚至動員跨部會支援。那夜，國會連絡人買光附近超商所有茶葉蛋，都還不夠分配呢！

全民健保是鉅大的社會工程，當年慶幸有張署長的超級領導力，帶領大家齊心協力，排除萬難共創歷史。開辦後，健保之路還是有不少事情需要克服，包括當時健保要調降進口藥價，有媒體擔心影響張署長職務，善意提醒她說：「行政院有長官抱怨，擔心台灣被祭301條款…」。署長不假思索，立即明確告知行政院，我方是買方，堅持政策方向，事後證明張署長決策精準，同時也展現政務官對政策的責任態度與風範。

## 重視教育宣導，人才培訓

政策要落實，需要紮根，全民參與，才能實現，張署長非常重視教育宣傳，所有宣導文件，必定親自核准批示。她常告誡同仁：「錯誤的宣導比不宣導嚴重，文宣一定要完全正確，淺顯易懂，有可讀性。」她也創新文宣落款，使用「行政院衛生署關心您」，「關心您」這字句具親和力，直到現在仍普遍被引用。

另外，張署長也訂定迄今大家還耳熟能詳的衛生署標語：「健康是您的權利，保健是您的責任」，落實全民參與。

重視人才培育，將委外辦理之訓練統合，成立衛生人員訓練中心，擴大培訓能量，提升人員專業知能素質，在在都是署長任內高瞻遠矚永續的扎根工作。

## 親和的署長，大家的好長官

張署長在公務的要求非常嚴格；但私底下相處卻非常的親和。她關心大家，就如同家人，署內同仁都暱稱張署長「阿姨」，署長室同仁則暱稱她「姑姑」，大家如同家人，相聚共事。快樂職場，就因我們很幸運，有位好署長，好長官。

擔任張署長機要四年多，雖在署長室如赴戰場，卻是我公職生涯中最佳的磨練期，豐富我的人生閱歷。

貼身追隨署長多年，認識越多，越多感佩。張署長也是我人生的導師，永遠敬愛的長官。

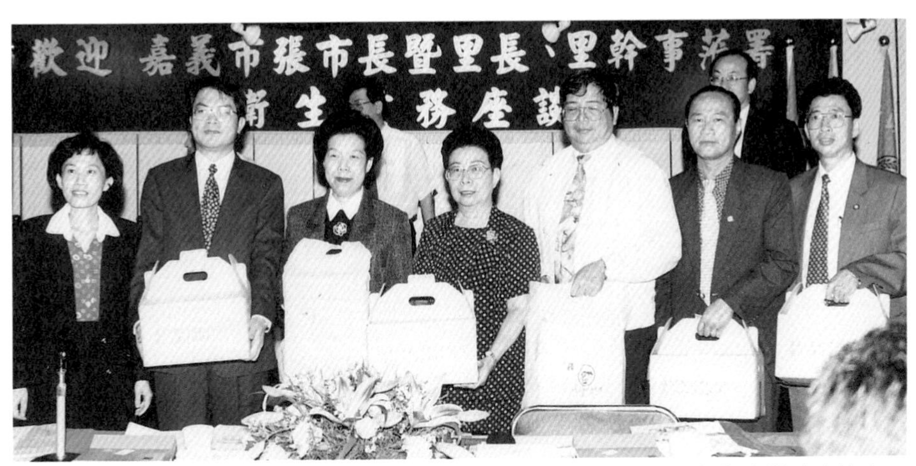


民國86年4月，嘉義市張文英市長暨里長、里幹事蒞臨衛生署，參加衛生業務座談會。（左一為陳麗貞）

# 專業女性形象，引領風潮

蕭美玲

時任　行政院衛生署藥政處處長

民國79年，衛生署迎來了，第一位經歷過市長、立法委員選戰洗禮的女性首長。對當時擔任署內業務單位的一級主管而言，這位具有政治敏銳度的長官，其領導風格為何？心中不免忐忑，但張署長的公共衛生背景，讓大家稍感寬心，認為理念應不至於相差太多。沒想到，到任第一天，她召集署內各處室主管開會，令人印象深刻的在會上宣布：「若做不好，要換人的……」

我追隨了張署長七年，一起面對藥政工作的艱苦挑戰。這段期間，不僅法規逐步與國際接軌，而藥事法的修正通過，更為藥品管理、藥事專業發展，奠定了現代化的基石。

## 環境丕變，內憂外患

我於民國78年接任藥政處處長，正逢解嚴之後，台灣政經環境丕變，那段期間，藥政業務特別複雜，可說是「內憂外患」。接踵而來的重大問題，包括安非他命流行、台美智慧財產權談判（藥品專利回溯保護）、中藥商列冊問題，以及藥師上街頭訴求醫藥分業等。回想這段期間，在處理各項藥政業務問題的決策部分，張署長基本上是完全信任藥政處所提出的方案，例如：為解決安非他命的流行問題，我們先將安非他命納入麻醉藥品管理，

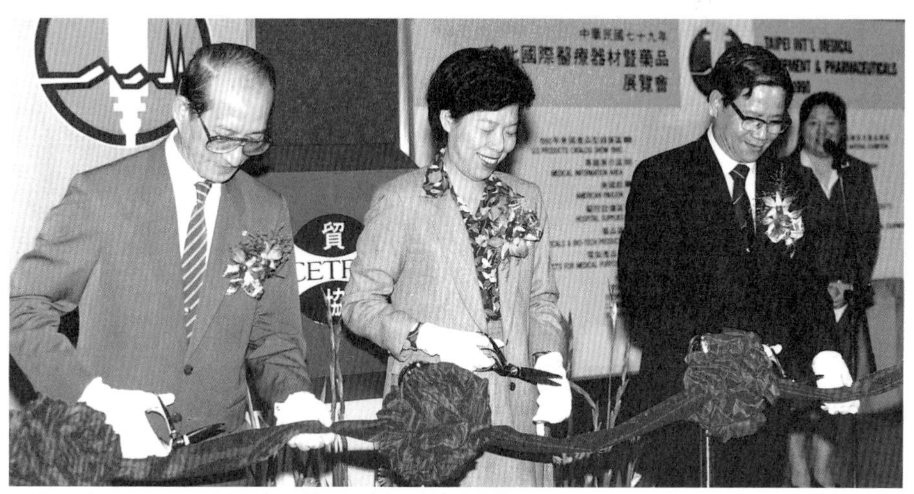

民國79年11月，國際醫療暨藥品器材展剪綵活動。

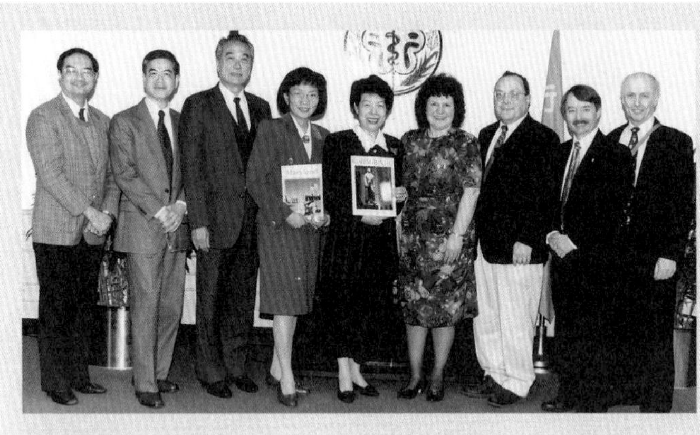

民國85年4月，藥檢局藥物濫用研討會與Dr. M. R. Boylor等人合影。（左四為蕭美玲）

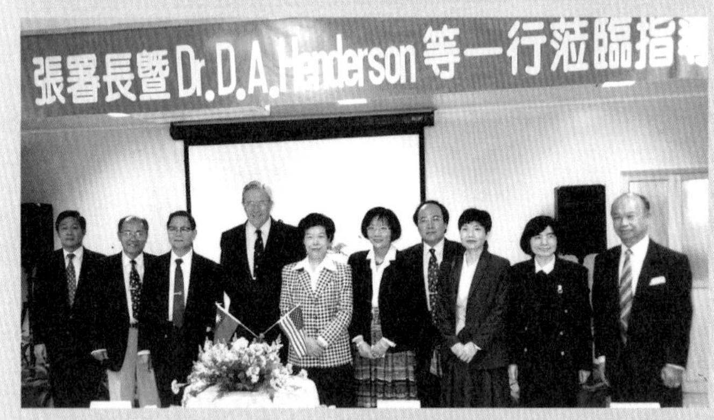


民國85年11月，陪同科技顧問Dr. D. A. Henderson等人參訪藥廠。

繼之，與教育部合作，仿照台北美國學校做法，在寒暑假過後，開學時進行學生尿液檢測等。至於台美智慧財產權談判，面對美方要求專利法修正後，研發中的新藥，給予專利回溯保護，而藥政處則建議以上市前的「臨床試驗」，取代上市後醫院的「臨床試用」。如此重大議題，張署長親自主持會議，邀集各大醫院會商定案。因此，使這議題得以在不修法的情況下，順利完成談判簽署，化危機為轉機，開啟了台灣建立臨床試驗制度的新頁，除引領台灣醫療機構參與多國、多中心試驗，也為台灣生技產業發展埋下萌發的種子。

## 解嚴之後，藥師走上街頭

擔任藥政處處長期間，最困難的問題，莫過於推動醫藥分業，此項工作緣起於全民健保的規劃實施，讓原來未能接到處方發揮「調劑」權作用的專業藥師，在民國78年解嚴之後，成為走上街頭的第一個醫藥團體，訴求實施「醫藥分業」。而民國82年所修訂完成的藥事法，第102條的實施已經勢在必行。張署長同時面臨來自醫界與藥界的巨大壓力。在實施期限前，至少舉行了十次以上的醫藥界協商，期望尋求可行方案，並於民國86年3月1日，宣布如期在台北市、高雄市先行上路。我相信這恐怕是張署長在她任內最困難的決策吧！

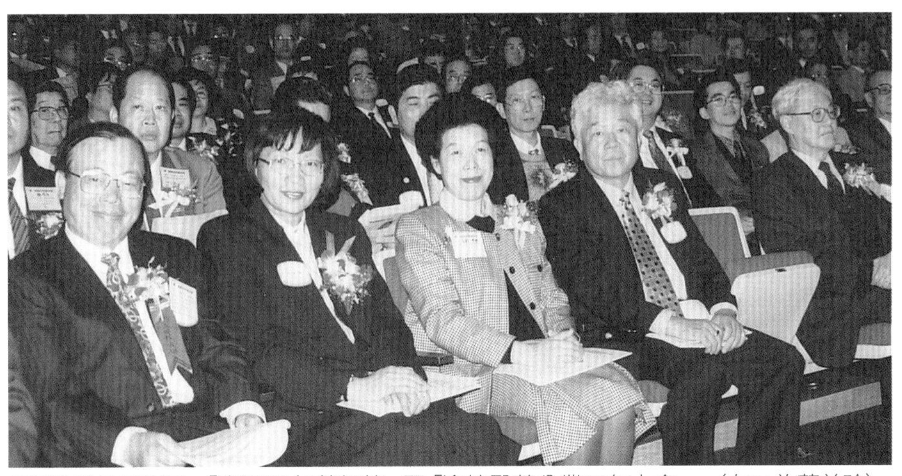

民國86年1月15日，「慶祝86年藥師節」暨「迎接醫藥分業元年大會」。(左二為蕭美玲)

從這項重大事件上，我體會到一位擔任過民意代表，經過選戰洗禮的首長，面對不同利益的相關團體，她如何折衝，如何達成政策性決定。我相信，以張署長公共衛生專業訓練的背景，在考量重大決定時，也為健全公共衛生的體系踏出了重要的一步。醫藥分業實施二十年之後，今天社區藥局的藥師得以親自在基層執行業務，發揮專業，誰能不佩服她當年的睿智與勇氣呢？

## 準時有效，專業娘子軍

在日常生活裡，我最佩服與認同張署長的，就是她的「準時」，不管主持或參加會議與活動，甚至餐會，她絕對準時出現。這看似簡單的行為，即使在今天的婚宴或其他場合，許多人仍然無法做到！但張署長從第一天到任起，就堅守此一原則，因為她認為，在政府單位做事，必須以身作則，改變並引導社會風氣。

同樣身為女性，我當然也會關注長官的服裝。張署長的標誌是合宜的套裝衣裙，西裝衣領上搭配各種不同樣式的別針。她也喜歡把西裝內的襯衫衣領翻出來，運用襯衫花樣和別針，緩和西裝的嚴肅風格。總而言之，她形塑出十分合宜的職業女性形象。日常生活中，我們也曾有共同採買「衣服」的互動經驗，到今天仍然印象十分深刻。

記得某一天，她找了我們幾位女性同仁，一同前往桃園地區某紡織廠的倉庫尋寶。那是她朋友的工廠，即將結束營業，正出清存貨。我記得我買了不少，原因是該工廠本來是替美國知名套裝品牌代工，外銷產品的尺寸齊全，比較容易找到適合我身材的大尺碼，而且又是較有變化的美國樣式。那趟採購，真是太開心了！另一次則是陪同張署長前往日本開會，她堅持必須等到會議全部結束才離開，會議結束離開會場時已近下午六點，我們搶搭計程車，以衝鋒陷陣的精神，趕往百貨公司，直上頂樓「催物場」（特賣部門）。由於百貨公司七點關門，在她一聲「解散」令下，大家趕赴不同目標，各取所需，雖然試穿也耗費時間，但在關門前五分鐘，大家（包括張署長）都拎了四、五套衣服，以輝煌戰績回到解散地點集合。顯見，在張署長領導下，一群訓練有素的娘子軍，無論在工作或生活上，總能迅速有效的行動，圓滿完成任務。

時光匆匆而逝，當年的團隊成員，早已陸續退休，反而是老長官才即將卸下公務重擔，日後，必然有較多機會相聚，笑談當年一些令人莞爾的小烏龍事件。相信在張署長心目中，那時的團隊，雖然年輕，也算認真吧！終究，在她調離署長這職位前，並沒有「撤換」過任何一位主管！

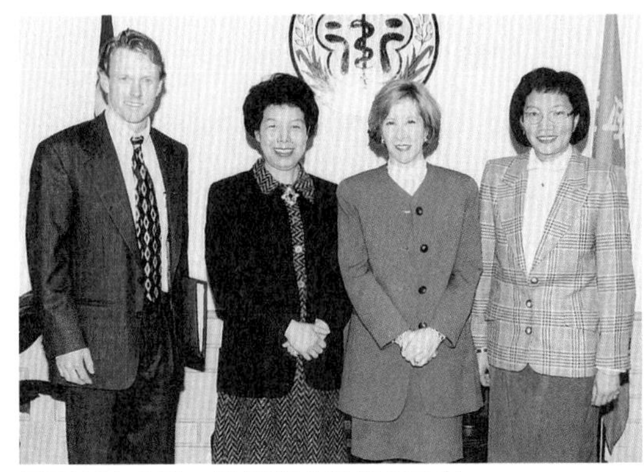

民國85年3月，美僑商會執行長來訪。

# 平易近人，不擺架子的張署長

陳陸宏

時任　行政院衛生署食品衛生處副處長

民國80年5月經張博雅署長核定，我轉調衛生署食品衛生處。工作性質與我之前工作的單位——藥物食品檢驗局完全不同，這單位需依法規制定，貫徹執行，並注意人際的溝通。公務生涯面對完全不同的態樣，也在此時期，感受到張署長的領導風格，堅持原則、尊重專業、待人以誠。

民國70年12月，我加入行政院衛生署藥物食品檢驗局。這單位是以檢驗科技為主的實驗室，主要是確保檢驗方法的適用性，以及檢驗結果的正確性和再現性，彈性較侷限。民國80年5月經張署長核定，轉調衛生署食品衛生處。這單位以行政管理業務為主，需依法令制定，貫徹執行，並注意人際的溝通，工作的性質與藥檢局不一樣。公務生涯面對完全不同的態樣，好在我的適應期很短，很快就上手。

在食品衛生處服務的十五年期間，感受到張署長的領導風格，堅持原則、尊重專業、待人以誠。這可從生活二三事中看出。

## 遺漏文宣未責備

就以民國82年8月隨張署長出國訪問一事說起。那次訪問，經美國前往阿根廷、智利、巴拉圭，主要是考察霍亂、屠宰衛生、口蹄疫等，同行的尚有檢疫總所吳聰能所長、國際合作組阮娟娟技正。張署長出國訪問，一向都會攜帶些衛生署業務介紹與文宣等出版品及禮物，送給拜訪單位。當年的文宣資料與禮物由隨行人員分別攜帶托運。不過，到美國舊金山機場提領行李時，我完全忘記有文宣資料與禮物這件事。提領自己的行李後，就辦理入關，大家也沒有當場再確認清點。等到我們一行人到達阿根廷後，文宣資料與禮物不夠分送，我才想起還有一袋行李在舊金山機場沒有提領。連忙打電話給當時在舊金山機場接我們的駐美

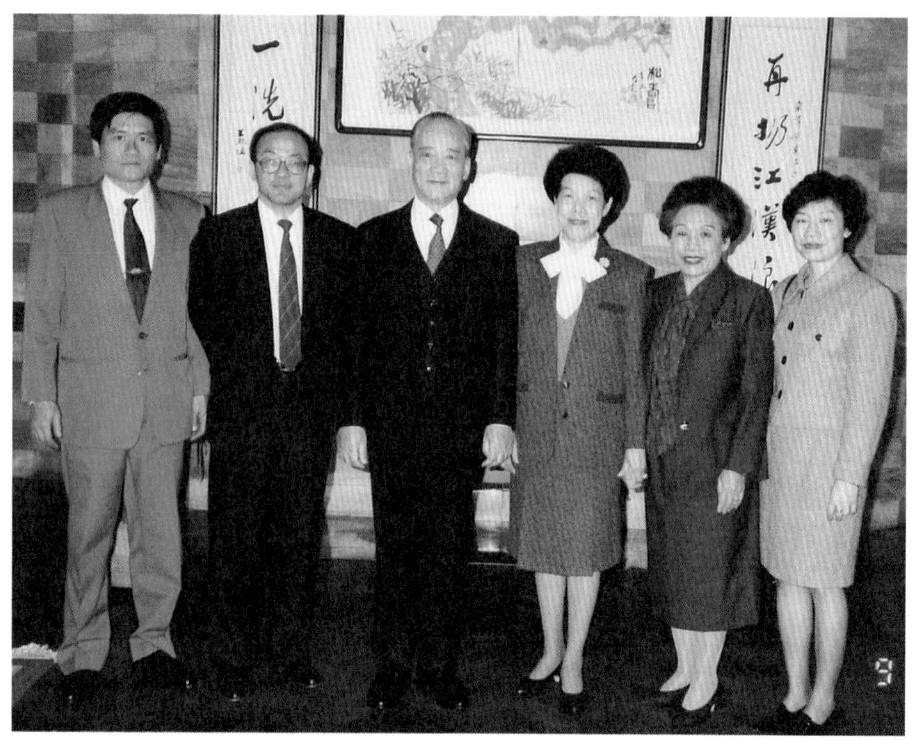

民國82年，出訪南美，考察當地檢疫及疾病防治措施，於巴拉圭與郭宗清大使伉儷在官邸合影。（左一為陳陸宏）

當地辦事處馬秘書，詳述行李袋及內容物，請他代為提領並用快遞寄送。由於南美洲的快遞很沒有效率，而隔幾天我們就要前往智利，就請馬秘書將該行李袋直接寄到行程最後一站——巴拉圭的旅社。在阿根廷、智利期間，文宣資料、禮物就省省的用，也省省的送，直到巴拉圭才恢復正常使用。這件事情到現在回憶起來，還是令人頗不好意思，但當時張署長沒有一句責罵。只是回到台灣，同事們知道這件烏龍事件後，被取笑多年。

隔年，我帶著家人到日本進行家族旅遊，抵達大阪的地鐵站時，大伙兒下了車，火車開走後，才發現還有兒子沒下車。我讓家人在月台等候，立刻搭下一班車，到下一站看看有沒有兒子的身影，沒有發現，又搭下一班，再到下一站尋找，也沒有看到。心裏開始發慌，只好搭回原下車地點，心想回旅館再考慮下一步怎麼走，誰知道兒子已坐回原會合地點。追問之下，原來當我們下車時，兒子正閉目養神，等他睜開眼睛時，火車已開動。他發現大家都下車了，只剩他一人，就趕緊在下一站搭回找我們。旅遊結束回到工作崗位，某天在辦公室遇見張署長時，就向她說：「報告署長，我不是只有在美國掉了行李，還在日本掉了兒子。」其實，說這句話的目的，只是希望稍稍減輕一下自己內心的罪惡感。掉行李與掉兒子的糗事，到現在還偶有人提起，唉！真難為情。

## 餵食動物小插曲

在南美洲的旅程中，某天兩、三小時的空檔，我們就相約到旅館的庭園散步，看看花草樹木。忽然，看見不遠處有一群像松鼠般的小動物，約二、三十公分大小，長得很可愛。一行人就緩緩靠近，拿手上的小餅乾餵食，這些小可愛也很配合跑過來吃，張署長一小片一小片地扔餅乾，牠們吃得很開心，大家也看得很高興。可能是小可愛有十餘隻，而張署長扔的餅乾不夠，僧多粥少，有些沒搶到餅乾的就開始靠近署長。在大家不注意之際，甚至有兩、三隻還跳到張署長身上，嚇得她花容失色，急晃手臂，想甩掉這些沒禮貌的傢伙，但是沒辦法擺脫。我們在旁也驚慌失措，不知道該怎麼辦。只聽吳聰能所長大喊一聲：「署長，把手上那袋餅乾全部扔掉。」如此才讓張署長身上的傢伙跳下去搶餅乾解圍。這時署長忽然問道：「剛才這畫面怎麼沒有拍下來？」一時之間，我們都不知道該怎麼回答才好，不記得是誰，臨機應變蹦出一句話：「救駕都來不及了，哪有時間拍照！」大伙笑成一團，這旅程中的小插曲，張署長應該還有印象。

在智利期間，某天下午未安排行程，一行人就到旅社附近的百貨公司逛逛。我在國外很少買東西，但張署長看到一件「千鳥結」圖案的休閒西裝，大約新台幣兩千元，力勸我買下來。回國後，看到藥政處同仁也有一件類似的衣服，好奇問起價格，發現在台灣買價格高達八千多元，而我只花了兩千元，心中頓然對署長更為感謝。

## 親切出遊搶合照

衛生署同仁都很瞭解張署長的平易近人，不擺架子。每當同仁到署長室報告時，署長一定從座位站起來，笑容可掬地討論，而不會自己坐著卻讓同仁站著。我太太對署長也很有好感，念念不忘有一年她生日，張署長還請我們吃飯。我退休十多年後，民

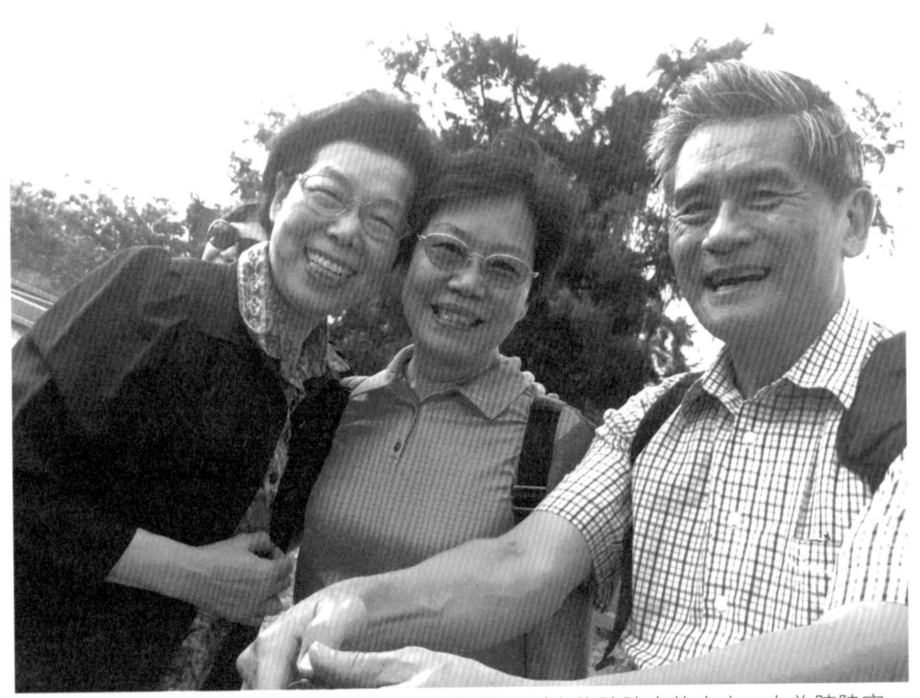

民國106年6月，受衛生署同僚邀請到台南旅遊。（中為陳陸宏的太太，右為陳陸宏。圖／陳陸宏提供）

國106年6月，衛生署舊同事在劉巡宇參事的招待下，前往台南旅遊。張署長也受邀參加，我太太見機不可失，趕緊要求與張署長合照。她很樂意接受，照片中大家笑得合不攏嘴，見證了張署長的平易近人。

# 最佳的女性領袖典範

戴桂英

時任　行政院衛生署健保規劃小組專門委員

何其幸運，能有機會在張博雅署長帶領下工作，從旁觀察與學習，看到的不只是外表的素雅端莊、挺直的身影，更有堅毅不屈、認真細心、溫暖待人、熱心公益的特質，是最佳的女性領袖典範。

民國79年6月2日，行政院衛生署來了一位女性署長張博雅。當時我只知道她曾是高雄醫學院公共衛生學教授、主任，也曾任嘉義市市長，剛任立法委員而被新任行政院院長郝柏村延攬入閣，可說是集公衛學者、醫師及政治人物於一身。衛生署歷任署長都是男性，從顏春輝署長、王金茂署長、許子秋署長到施純仁署長，而張署長是首位女性，在女性工作同仁居多的公共衛生界是令人振奮的事。

## 初掌衛署，展現魄力

當時行政院經濟建設委員會的全民健康保險研究計畫專案小組規劃全民健保，已進行兩年。準備結案報告的時候，民國79年6月才剛上任的行政院院長郝柏村於同年6月14日聽完經建會簡報後，裁示全民健保提前到民國83年實施，並指示必須以不浪費、不虧損的原則實施，有關健保費率、政府、雇主、被保險人的負擔情形必須妥為規劃，且落實宣導民眾部分負擔的觀念。當時張博雅署長勇敢主動接下全民健保第二期規劃工作，還包括整合公保、勞保和農保制度、讓全民納保等重擔，其面臨的困難實不亞於近年的年金改革（可參閱《超越醫療天塹：全民健保二期規劃紀實》，民國108年衛生福利部出版）。

在那時期，張署長策動署內重要主管，包括副署長、技監，以及各相關處室主管同心協力投入，也羅致參加第一期規劃的吳

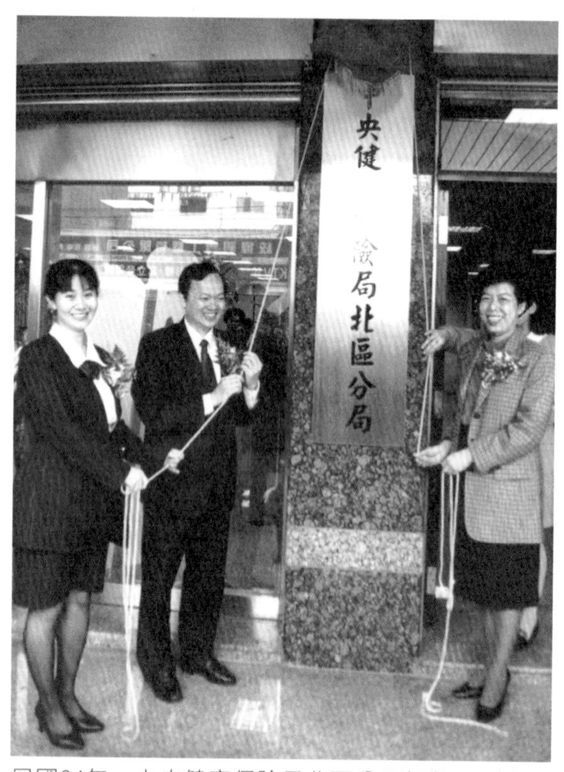

民國84年，中央健康保險局北區分局揭牌。（左為戴桂英）

凱勳教授、羅紀琼教授繼續參與第二期規劃，另外加邀李玉春教授、楊銘欽教授、黃乾全教授等人，帶領署內參與同仁和約聘研究人員組成全民健保規劃小組，共同努力朝目標前進。

從民國79年7月正式接手規劃，到民國84年3月全民健康保險正式開辦，歷經四年八個月。經過無數次行政院各部會局的協調、與立法院委員和各利害相關團體的溝通，張署長總是與規劃團隊一起努力，親力親為。其堅定的毅力、敏銳的政治決策，一直是我學習的標竿。

## 向菸說不，推動立法

每個國家都有吸菸的民眾，台灣也不例外。台灣最早只有公賣局販賣菸品，有的稱「長壽菸」，有的叫「新樂園」，很容易

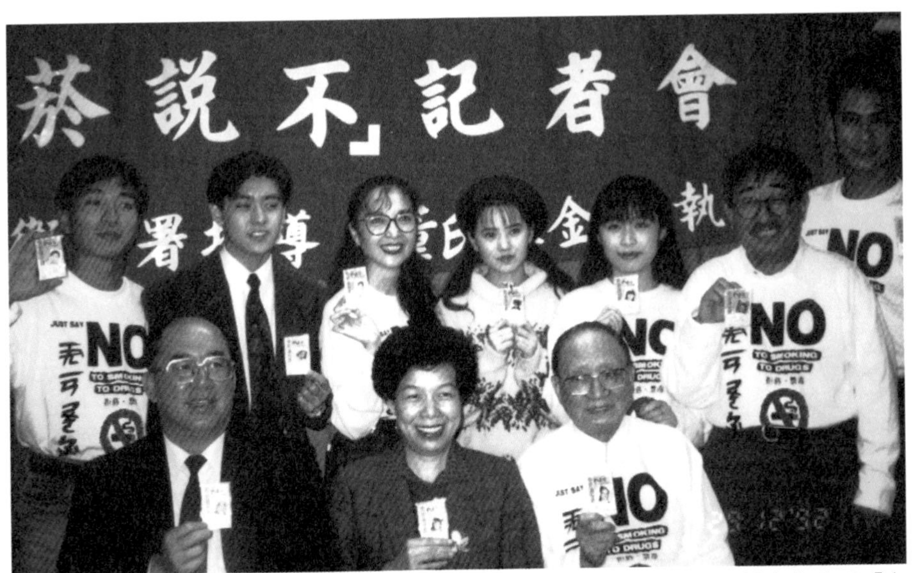


民國81年，董氏基金會邀請林志穎、伊能靜、黃平洋等藝人，拍攝公益廣告疾呼「向菸說不」，並發行「拒菸身分證」。（圖／董氏基金會提供）

讓人誤以為吸菸是不錯的事。民國76年又開放外國菸品進口，癮君子抽起外國廠牌的菸更自覺時尚。雖然公共衛生界已著手宣導吸菸有害健康，以及二手菸也會影響周遭人們的健康，請大家不吸菸，但當時各會議室，甚至立法院的會議桌上仍擺放菸灰缸。

張署長領導行政院衛生署時，下令收起會議室菸灰缸，不准與會人員吸菸，倡導衛生單位人員應以身作則，維護自己和周遭人員的健康。不只如此，她甚至在立法院委員會開會進行業務報告或備詢時，發言提醒立委諸公不宜在會議室吸菸。這看在列席的與會同仁眼裡，雖不便當場鼓掌叫好，但心裡對署長的佩服和讚許油然而生，看到了一位女性首長為了大家健康，不怕得罪立法院的癮君子委員。此外，民國81年間提出的菸害防制法草案，在當時要通過此法障礙相當大，菸商團體卯足力氣在立法院遊說，不讓法案通過。幸好張署長積極堅定地抗拒跨國菸商的壓力、堅定菸害防制的立場。她努力協調立法院、董氏基金會等民間反菸團體，鍥而不捨，終於通過此法，並於民國86年3月公布實施。

## 堅定原則，不畏強權

全民健康保險開辦一年半左右，藥品和醫療器材的核價原則，不斷地朝更合理化方向修訂，讓核價原則公開透明，但是廠商私下為了自身利益所提出的爭議仍不少。民國85年9月中下旬這類爭議浮上檯面，當年9月25日中國時報頭版報導：「醫療器材核價問題，美下最後通牒，衛署態度強硬」，同日聯合報第五版也報導：「醫療器材貿易爭議，美下通牒要我協商，張博雅：太過分就不買了」。原來是美商向其政府代表（美國貿易代表署）指控，我國中央健康保險局對進口醫療器材強制訂價構成貿易障礙一事，要求我國盡速派員到華府諮商解決有關問題，否則我國恐將難逃名列美國的「超級301」年度檢討名單。張署長強調我們是買方，並非賣方，哪有301的問題。這事件，因為我是健保局此業務的主管，被派領隊到華府協商，臨行張署長召見交代，可以藉著此次赴美機會，溝通說明我國健保的核價原則，對國內和各國廠商是公平待遇，此行無需顧慮強國祭出超級301條款的壓力，而作出不合理的承諾或讓步。

有了首長交代的立場，讓我們赴美諮商代表團六個成員的壓力緩解不少，而能較專業理性的協商。此次派員赴美決定快速，美國簽證經由美國在台協會協助也很快取得。那年的中秋節，我們是在長途飛行的空中看滿月渡過，小小遺憾無法和家人一起過節。經過9月27日、28日和美國貿易代表署官員密集溝通，美方對我國的核價大原則達成了解和共識，主要議題包括核價時應考慮國民待遇、透明化、公開度、可預期度、醫材功能性、費用控制等原則，其他若干疑慮也在回國後，以書面經葉金川總經理和張署長核可後送回美方，化解列入超級301觀察名單的壓力。張署長的堅定原則和不畏強權的態度神情，多年之後仍歷歷在目。

## 溫暖待人，熱心公益

張署長看起來像是具有鋼鐵般意志的女強人，但當我越有機會接近她，越發現她的細心、溫暖、親切和熱心公益。張署長時期，行政院衛生署為了推廣民眾健康識能，出版了許多衛生教育文宣和公共衛生史集，例如：《台灣地區公共衛生發展史》、《衛生白皮書》、《中華民國衛生年鑑》，還有宣導品如愛滋病全貌、口腔衛生、媽媽的親愛寶貝、意外事故預防手冊等，她相當注重內容的正確性，也注意圖片設計和用色等是否恰當，稿件

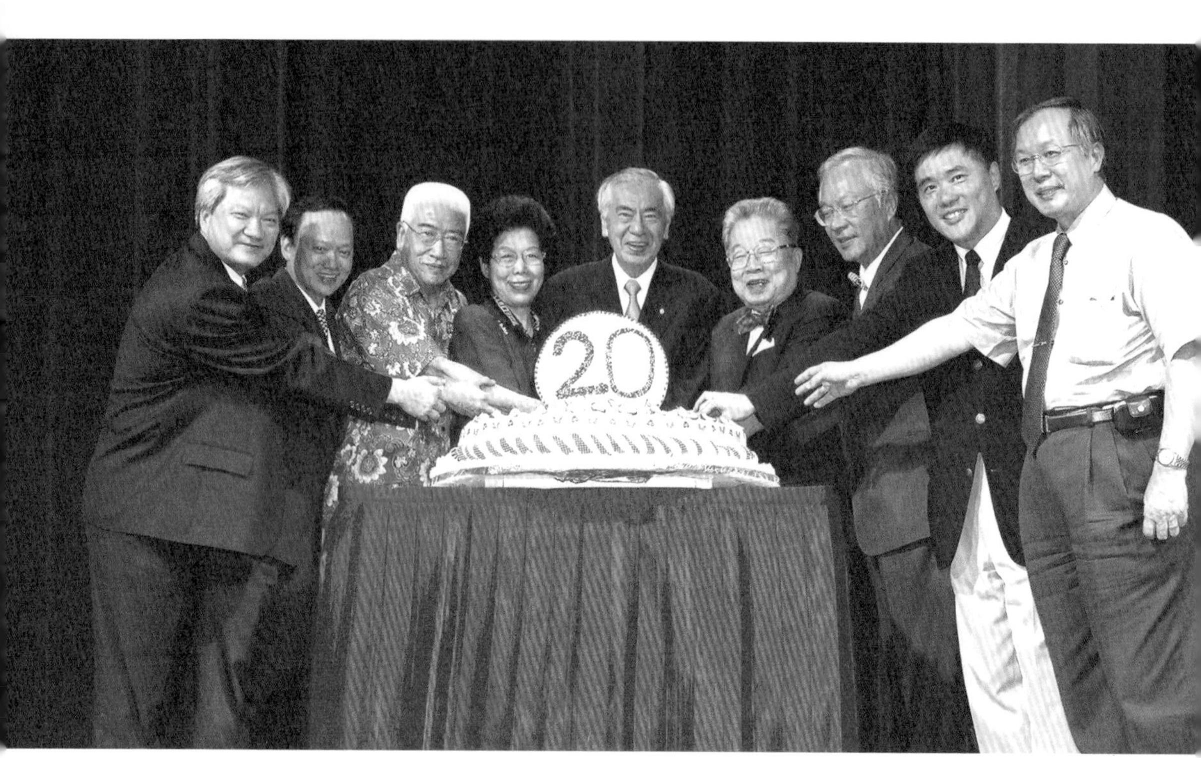
民國93年，暫卸官職的張博雅出席董氏基金會20周年活動。（圖／董氏基金會提供）

中難得的錯別字，她詳讀之後也必然會發現，做事細心由此可見。

張署長離開衛生署之後，不管在哪個崗位服務，當衛生署同仁舊識遇見她，總是親切的問候我們近況，包括工作或家庭成員狀況。若有機會到她的辦公室拜訪，還會把該單位的業務宣導作品、她個人或家人的著作贈予我們。她的溫暖親切待人，更像家人、老友，不像長官。

張署長於民國91年到97年間曾擔任世界和平婦女會台灣總會

理事長，那時雖然不在衛生署署長崗位，仍以民間團體立場，推廣全國校園及社區愛滋病防治宣導、關懷婦女、家庭與青少年，同時推行性教育、毒品與菸害防制等。最近六年我也加入此會成為會員，才發現張署長在卸任理事長職務後，為了支持該會的種種公益活動，多年來持續定期捐款，樂於布施的精神令人敬佩。

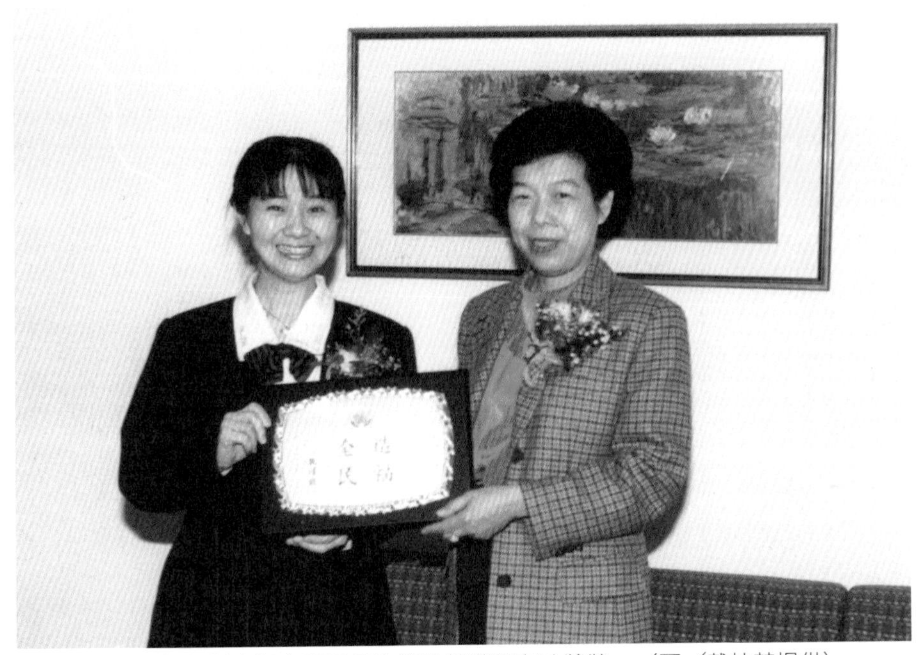

時任衛生署健保規劃小組專門委員的戴桂英獲頒有功獎牌。（圖／戴桂英提供）

# 小兵眼中的大將軍

沈茂庭
時任　行政院衛生署健保規劃小組科員

我有幸在服務公職期間，經歷全民健保制度規劃及開辦。於民國80年蒙張博雅署長同意，以公費赴英國進修一年。作為張院長的學生與部屬，我以一位當時初入公部門的基層科員，寫下我看到的、感受到的，作為我對張署長的感謝與懷念。

## 老天安排，師生成部屬

民國72年，就讀高雄醫學院藥學系四年級時，選修了「公共衛生學」，由公共衛生學科主任（現為公共衛生學系）張博雅教授授課。張教授當時已是名師，選修學生眾多，教室選在可容納兩、三百人的大講堂。這是我在藥學專業領域以外接觸到的通識課程，才領悟到原來衛生領域如此廣闊，也見識了張主任的學識涵養，尤其對數字的掌握，已經到了爐火純青的地步，不必看講稿就可以滔滔不絕地說出一堆統計數字，讓我感到非常佩服。這堂課讓我體認到衛生領域無限寬廣的議題，也開啟了我對衛生行政的興趣。只是，誰能料到學期中老師突然換人。同學也從報紙報導得知，張教授回故鄉嘉義競選市長了。

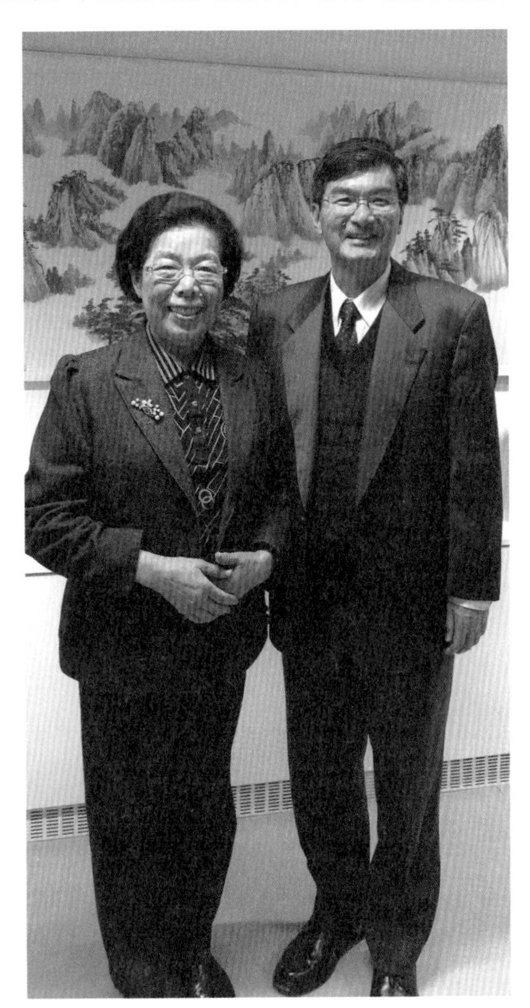

民國108年12月2日，時任監察院院長的張博雅訪問歐盟及歐洲議會，於中華民國駐歐盟及比利時代表處與沈茂庭合影。（圖／沈茂庭提供）

嘉義市許世賢市長素有「嘉義媽祖婆」之稱，深受市民愛戴。許市長歷任校長、市參議員、省議員及立法委員，於民國71年當選嘉義市升格省轄市後第一任市長。民國72年則因積勞成疾，於任期內去世。在各方勸進之下，張教授決定繼承母親衣缽，回故鄉為市民效力。在張教授順利當選嘉義市市長後，我跟張教授的師生緣，就在這短短的半年畫上句點。

人生際遇有時也很奇妙，套句現在的說法是「地球是圓的」。我因為對衛生行政感興趣，研究所轉念醫務管理，在服兵役期間幸運地高考及格。退伍後，承蒙當時衛生署醫政處楊漢湶副處長推薦，民國77年進入行政院衛生署服務，就此走上衛生行政之途。在衛生署服務第二年，也就是民國79年6月內閣改組，衛生署署長由無黨籍的張博雅立法委員接任，老天的安排讓我與張教授從師生轉成同事部屬。

## 快速調整身段，在位最久的署長

張教授擔任衛生署署長在當時是破天荒的大事。當時台灣剛解嚴，國內政治仍是一黨獨大，但民主運動風起雲湧。張署長以無黨籍身分入閣，以公正無私立場獲得各界接受，發揮穩定政局的效果。嘉義市自許市長以降，近三十年多為女性首長當家，坊間傳言係因嘉義市某一主要幹道名稱之故，成為茶餘飯後玩笑話。實際上，主要是張署長家族的能力及形象，受市民高度肯定。

張署長上任第一件事，就是由衛生署接手全民健保規劃的重責大任。因為是新增業務，我被調派支援新成立的「全民健康保險規劃小組」，也因此與張署長有比較密切的接觸。

張署長為人一絲不苟，可從她一貫整齊的套裝、梳得服服貼貼的髮型看出端倪。挺直高大的身影，遠遠的就讓人感受到壓力，加上是民意代表及地方首長出身，言詞犀利，讓人感受到這位長官的不一樣。記得剛上任時，她仍保有當民意代表及地方首長的口氣，開會像是在立法院質詢，讓同仁感受到很大的壓力。但張署長很快發現衛生署同仁與她是在同一條船上，馬上調整身段，融入並帶領衛生署這個大家庭，前後七年餘，應該是在位最久的衛生署長。

## 果斷決策，奠定健保基礎

在七年多的共事過程中，深刻感受到張署長的決斷能力。猶記得她上任不久，在與當時經建會郭婉容主委討論後，由行政院郝柏村院長裁定將全民健保規劃任務交由衛生署接辦，這需要有很大的魄力。因為全民健保需整合十三種已存在的保險制度，以及整併三個機構，使之成為一個機構。整合機構與制度在政府部門一向是燙手山芋，但是張署長勇於承擔，而且順利開辦。這歸功於她的判斷及魄力，奠定了今天全民健保單一制度的基礎。

張署長的果斷也表現在全民健保費率之決策上。當時已實施全民健保的國家，大多是論戶計費，台灣健保制度初期，也朝論戶計費設計。但當實際費率試算高達兩位數時，張署長敏感的政治神經馬上覺得不妥，與財務規劃幕僚討論後，毅然改用論人計費。這項改變的困難在於，當時全民健保立法草案已經送立法院審議，突然送審後變更政策是行政機關大忌；但為了全民健保順利推行，張署長運用累積多年的政治實力，順利地做了改變。在學理上雖難以說明清楚，但這項改變對推動全民健保是非常必要的。

另一件事更能看出張署長的魄力，依照最初的規劃，全民健保預定於民國89年實施，但每次內閣改組後，實施日期總會被提前一兩年，以致最後提前到民國84年實施。或許大家還記得，全民健保確定民國84年3月1日如期實施的指令是在同年2月25日確認。二月只有二十八天，因此只有三天時間緊急應變。當時的張署長及中央健保局葉金川總經理，兩人合作無間，憑著果斷的決策力及堅韌的執行力，讓全民健保如期開辦。這樣的結果，外人看來似乎水到渠成，但當初在行政院似乎另有人選的情況下，如果沒有張署長的堅持，推薦葉金川副署長擔任中央健保局籌備處處長，全民健保是否能如期開辦就很難說了。決策者及執行者之間完美無缺的搭配才是成功的關鍵。

全民健保是龐大的社會工程，牽涉的團體非常多，需要非常頻繁的溝通。張署長在緊要關頭，總會身先士卒，親自出馬。無論是面對工商團體、勞工工會、醫事團體或病患組織，總能發揮她擔任教授及民意代表的口才，說服與會人員取得共識。例如：說服工商界代表同意費率分擔比例及平均眷口數問題、說服醫界配合全民健保開辦以及支付標準等問題。

## 民眾利益優先，接地氣

張署長一生都以無黨籍身分從政，在當時一黨獨大情況下，張署長可說是第一位非執政黨人士擔任內閣閣員。正因為這種特殊的身分，讓我們不必為了每次選舉製造利多，或是隨著長官到處奔跑輔選。在大家為選舉忙成一團時，衛生署還能按部就班地推動政務。此外，張署長係基層出身，民眾利益為其首要考量。記得健保開辦第一年，我任職健保局台北分局時，有一位民眾的醫療服務事前審查經醫師審定不符資格，該民眾表示在勞保時期已經審查合格，何以全民健保開辦後變成不合格？張署長知悉此事後，通令凡是原來公、勞保等保險已核准之個案，應以病人權益優先考量並尊重原先之核定，這對當時全民健保順利銜接原有之十三種保險非常重要，以現在的說法就是「接地氣」。

張署長也是位細心的主管，同仁的公文經過層層審閱後，她還是會發現錯字。有次她開玩笑的說，以後發現一個錯字，負責總核稿的主任秘書要被罰五百元（苦主為當時賴進祥主秘）。每次開主管會議，署長除了對報告內容做指示，有時還會說「第幾頁第幾行有個錯字」，讓主管以後就不敢過於大意。

在衛生署及現在的衛福部服務三十年後，希望人生能有不一樣的經驗，在民國107年元月我自願請調派駐歐盟。民國108年12月張署長以監察院院長身分訪問歐盟，有緣再度見面，他鄉遇故知談起過去種種，別有點滴在心頭。張院長囑咐我寫下來。我以為只是隨口說說，她回國後應該就會忘了。幾天後，我接到院長辦公室王秘書婉貞的簡訊，提醒我交稿時間，再次驗證了院長的超強記憶力。

民國108年12月2日，張博雅院長於中華民國駐歐盟及比利時代表處與僑胞及留學生合影。（圖／沈茂庭提供）

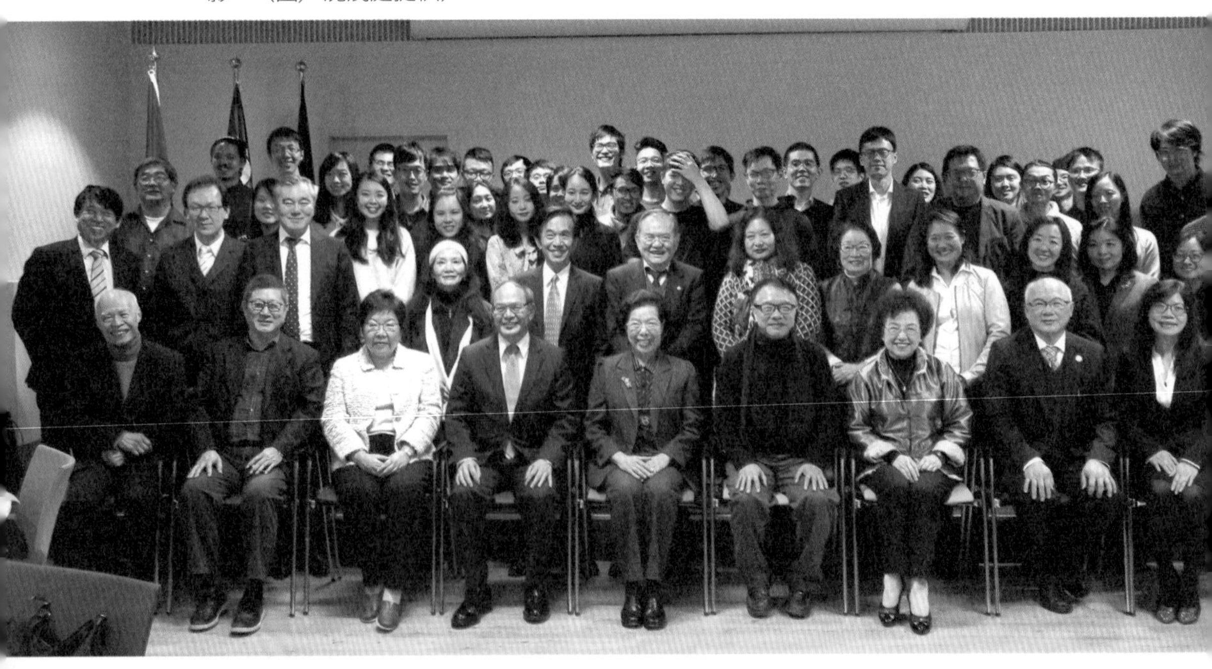

# 流金歲月的一段鍾煉

劉省作
時任　秘書兼國會聯絡人

水逝的日子，讓過去的大小事，全成為歷史的一部分；有些像錢塘江澎湃的潮水，更多的則似尋常農家的炊煙般，裊裊淡去！

張博雅署長的這一段事功，在角色分明、分工細膩間，讓每一位有潛力的基層與中層骨幹，可以在日常中學習、傳承進而飛躍成長。此所以在全民健保奉令倉促開辦的當下，面對排山倒海的質疑及不滿，從國會到基層的廣播電台，衛生署科長以上皆直接去面對挑戰，且能迅速消弭戾氣。這就叫戰場鍛鍊，練兵與用兵，精華在此。

國會聯絡的角色，可以是傳令，或也有扮演特命全權大使的機會。個人加入稍遲，參贊有限，謹以拾穗貢獻之！

## 轉換跑道，國會聯絡業務錘煉歷程

離開熟悉的情治工作，投身一無所悉的公共衛生領域，是從來沒有想過的事。當機緣忽然到來，也只答應試用三個月看看能不能進入狀況；此一決定，開啟了流金歲月裡，最重要的一段錘煉歷程。

猶記得到行政院衛生署上班的第一天，所上的第一個簽呈是要呈給石副署長曜堂博士的，當簽呈呈上，石副署長當即垂詢：「劉先生這個簽呈是誰寫的？」我當下報告：「是職寫的。」他接下來說：「你寫得出這種東西嗎？」我回道：「職可以換個方式表達一樣的意思。」副座隨即請翠芳秘書取來紙張，我自藉桌邊一角站著改寫完成雙手奉上簽呈。石副署長看後，給了一句話：「肚子裡有墨水！」幾個月後的某一天，奉口諭再到石副署長辦公室，石長官當我的面告訴翠芳秘書：「以後省作跟你要任何我的東西，包括印章你就給他，不必問為什麼！」年少輕狂的我，有幸得遇嚴明方正的長官，用身教、言教不停地督促與訓練、磨練、鍛鍊，此與往後的千錘百鍊，正是張署長帶領下的衛生署各長官們一致的領導風格。讓一個學機械的我，可以在很短的時間，藉著醫療法令彙編、國會公報與每日的國會聯絡事務的砥礪，逐步熟悉醫療、藥政、防疫、國民健康、檢疫、食品、麻醉藥品及相關檢驗的規範等等。這些常識、知識的累進，拜所有先進長官、同僚的不吝賜教，此後無論在衛生署的本業乃至國家衛生研究院或全民健保的議題演繹暨辯護方面，皆讓自己有尺寸之進，從而可以從容於國會聯絡的業務上。

回想在張署長領導下擔任行政院衛生署國會聯絡人的二千多個日子裡，在公關室因為前後任兩位參事兼主任——吳聰能與江宏哲博士皆在署長室戮力從公，平日就只有潘若蓮小姐與我兩人相依為命，國會與新聞聯絡既精簡卻也士氣高昂，無分你我日子過得飛快。雍容樂觀的潘姐，全心投入工作復能兼顧家庭，深得媒體朋友的信任，也得夫家寵愛。記得在張署長卸任時，親至公關室贈送一串珍珠項鍊給她；當時，美麗的潘姐，彷彿得了青天白日勳章的將軍般，滿懷欣喜，無盡的感謝與感動，晶瑩如珠光流溢，一切盡在不言中。檢視當年種種，有幾件可以分享的事，或可收觀微知著之效，謹報告如後。

## 通過藥事法，見證一個新時代的立院運作

首先是原名稱為「藥物藥商管理法」的「藥事法」修正案之審查，由於該法第一〇二條醫師得為自開處方藥品之調劑規定，在第二項條文中明訂：全民健康保險實施兩年後，前項規定以在省（市）衛生主管機關公告無藥事人員執業之偏遠地區或醫療急迫情形為限。該條文之協調過程，相關立委、醫師、藥師、官員等人竭盡心力，總希望能夠集思廣益尋求大家都可以接受的方案，張署長亦以大公無私的態度面對；在斡旋的過程，藥師公會全聯會陳威達

理事長寫了一張紙條：「每日三十人以下可以免釋出處方。」表示了最大的誠意；但是醫師公會全聯會理事長卻強硬的表達：「沒有五十人免談！」的態度，於是協調破裂，回到原點，三讀通過。全民健保實施兩年後，終於澈底完成醫藥分業。

一個修法的案例，完成了一件劃時代的工作，值得當事各方與相關官員從中習得寶貴的經驗。國會本來就是國家法令制定、修正、廢止的場域，也是國家年度資源分配的法定場所，醫師長期以來，在台灣社會享有崇高的身分、地位，藥師雖也是社會敬重的一群專業人士，惟終究在傳統上總認為醫師是醫療團隊的頭，加上醫師在養成過程也同樣修習藥物、藥理等相關學程，這個法的修正案若經適當退讓，本可以因地制宜的修正成有中華民國特色的一個醫藥分業模式。可惜，一盤散沙，只進無退的醫界大老們昧於時勢，雖在本條文中加了第二項文字，以為拖過一時，再圖修法不遲，最後卻被團結且進退有據的藥師團體，澈底擊潰，連主管官署想幫忙都難以著力。立委諸公的秉公處理，其實只是見證一個新時代立院運作模式的例子而已！

## 國衛院設置條例，立法影響深遠

其次是「財團法人國家衛生研究院設置條例」的立法過程，在張博雅署長的全力支持下，吳成文院士歷經規劃小組成立、行政院院會通過、籌備處設立到立法院三讀通過立法，近五年的時間，可謂殫精竭智卒底於成。回顧本條例的立法過程，由於大部分的立委在審查時，因不了解國家衛生研究院的功能與對國家醫學研究的關係，而多有誤會的言行；所幸在吳成文院長與葉明陽執行秘書竭盡所能的奔走下，終能在三個會期後的民國84年元月完成三讀設立。這是一段十分不容易，卻又影響極深遠的立法。

其實國衛院從規劃以迄籌備成立的過程，張署長率領吳成文院長、錢煦、李鎮源等十多位院士面報李總統登輝先生與行政院前後任院長郝柏村及連戰兩位先生，並跟總統府、行政院兩單位之秘書長蔣彥士先生、王昭明先生積極聯繫促成；兼且在中央研究院、國科會、研考會等等單位間周旋良久，才有後來組織條例送立法院審查之事。而在法案審查期間，吳成文以院士之尊，帶領著葉明陽教授逐一向朝野立委說明何以必須成立國家衛生研究院，理解的委員們大都慷慨地大表支持，但也有些成見早存的立委，並不容易溝通，在這些氛圍中，他們的耐心與苦候，最終可以在相對短的時間裡獲得立法三讀通過。國會三十多年的經歷，國際聲望崇隆卻身段虛心柔軟至此者，實所僅見。

## 參與擘劃國家重要資產，引以為榮

「藥事法」的修正，成就了全民健保實施以後醫藥分業的澈底分工，讓國人在享受健保完善的制度下，可以充分信任專業人士所提供的資訊及服務；而國家衛生研究院的設立，是國家在各方面條件皆許可的情況下，所建構的一個重要機構。在擔任行政院衛生署國會聯絡人的二千多個日子，因為只有一個人實質上在承擔行政與立法的溝通橋樑，每一件來自國會的聯絡或服務案件，皆是一次的磨練與複習，讓我清楚我所處的單位長官們是有使命感的鋼鐵領導，而整個衛生團隊也在井然有序的淬鍊下，個個能征善戰；時光荏苒走過廿來年，近年幾次公共衛生的大戰役，如醫療網的完善建構、全民健保的實施、IDS山地離島整合照護系統的落實、二代健保的調整實踐、健保局由國營事業改隸行政機關（整整比勞保局改制早了三年）、騎機車戴安全帽、菸害防制、愛滋病防治、H1N1及SARS的防治及現在發生的COVID-19病毒的抗戰，其中領軍指揮與衝鋒陷陣的戰將，幾乎全來自當年的團隊及其後起之秀。所謂江山代有才人出，由此可知，一心戮力從公的領導者其努力擘劃的事功是國家多重要的資產了，曾身為其中的小螺絲，我引以為榮。走筆至此，容我說一段國會聯絡的軼事，聊供茶餘。有一天有位立委找我問道：「你們衛生署的檢疫人員為什麼在檢疫的時候都要抓大鱸鰻驗？不能驗小隻的嗎？」我回應：「報告委員，機場的同仁檢驗水產品如活魚等，除了要驗違禁藥品像孔雀綠等外，也要驗重金屬含量，因為重金屬會累積，小隻的沒問題，不等於大隻的沒問題，若大隻的沒有超過標準，則小隻的就不會超標，不得已處，請委員鑒諒！」事情，煙消雲散。

編輯後記

# 跨世代的超前部署

**文／葉雅馨**（大家健康雜誌總編輯暨董氏基金會心理衛生中心主任）

《那些年那些事》可說是一本集體創作，講的是張博雅院長在她擔任衛生署長七年三個月任期內，帶領一群人投入衛生專業的心力紀實，共有26位當年在崗位上懷抱熱誠與理想的當事人，從那些事的描述中，看到張院長的恢弘視野、領導力、及用人、待人的處事原則。除了寫事，也寫當中許多人與張院長的互動，有許多生動雋永的故事。

這群人不只是集體創作了這本書，所建構的台灣衛生體系，打下了今日穩固的基石，像是為今日台灣COVID-19防疫的醫療公衛體系定錨，也可以說是為這次新冠病毒防疫的超世代「超前部署」。醫藥分業實施至今已邁入23年，社區藥局儼然成為民眾熟悉的健康守護者，也是這波防疫的要角。

近日正讀歐陽靖所寫的一本書《裏東京生存記》，書中一開始就說明日文中的「裏」（うら）這個字有事務內側的意思，也指無法輕易接觸到的部分，例如：裏Manu，指的就是餐廳沒有寫在菜單上的私房料理。她以社會觀察的角度，窺見東京較不為人熟悉的部分。我想安排出版《那些年那些事》一書，某個層次也是讓我們遇見一位不一樣的張博雅吧！

文中可以讀到張院長擔任衛生署長時期，推動了不少對全民健康、生命安全有重大助益的衛生政策，包括全民健保開辦、反毒、反菸、反檳榔、防治愛滋，全面施打小兒痲痺疫苗、食品衛生安全，以及衛生教育宣導等。另一方面，又積極規劃台灣公共衛生的創新與傳承、提升醫療衛生人才專業制度，包括編撰《台灣地區公共衛生發展史》、創立國家衛生研究院、醫療奉獻獎、醫療醫事人員任用條例等等，完成了許多影響極深遠的重大公共衛生工程。

這本書的編輯過程，正處於新冠病毒疫情防疫期間。我老爸2月14日因身體不適入住台大醫院，經歷了手術與復原，前後住院47天，讓我親身體驗在醫院裡的防疫是怎麼一回事。整個台大醫院基於防疫需要徵用隔離病房，使得有限的病床更難求、限時探病嚴格管制、陪病者只限一位，頓時讓我和妹妹輪流成了看護角色，好處是得以有更多時間陪伴老爸，和他在病房內看了好多電視新聞，每天按時收看阿中部長的疫情現況記者會，像是另類追劇。不過，心情常是忐忑的，看著口罩荒、實名制要求民眾拿著健保IC卡到社區藥

局才能買口罩、酒精常供不應求、遊輪停靠日本橫濱驚爆出現多例確診、台灣及全世界疫情愈演愈烈……，同時好擔心會有院內群聚感染而必須封院。當時也常看到公衛領域熟悉的面孔葉金川、楊志良、李龍騰、張鴻仁、邱弘毅等等，分別在不同媒體新聞及各談話性節目，輪番上陣說明這波疫情如何因應……。

截至這本書付印的前夕，全球新冠肺炎染疫確診人數破八百萬例，拉美國家病例數直線飆升，死亡人數超過40萬。而北京疫情再起，五天確診106例，宣布為「戰時狀態」，各國人民不只在生活自由度、便利性受影響，還要面臨生命存活的威脅，經濟層面的打擊……。這場戰疫尚未止盡，但以過去台灣防疫經驗，我相信我們會繼續找到與病毒共存之道及守護全民健康，很感謝張博雅院長在衛生署長任內，領頭為防疫做的跨世代超前部署。

文末，我要特別感謝寶佳公益慈善基金會的賴進祥董事長，他對於這本書除細心策劃外，在每篇文章進稿時，就和編輯小組一同分擔校潤及相關工作，甚至補充敘事讓紀實更完整。讓我深刻感受到他對那些年那些事的精準知悉，及對本書的用心與執著。

閱讀本書，不單是看到那段可敬的歲月、可敬的人物，也是閱讀一段台灣醫療衛生發展的歷史。

附 錄

# 在張博雅署長任內推動之國際合作與交流

民國79年8月，南非衛福部部長來訪。

歡 迎
南 非 共 和 國
衛 生 部 部 長
兼白人議院衛生服務部部長
范德閣下率團蒞臨
WELCOME THE VISIT OF
H.E.DR ELIZABETH HENDRINA VENTER
MINISTER OF NATIONAL HEALTH AND OF
HEALTH SERVICES: HOUSE OF ASSEMBLY OF
THE REPUBLIC OF SOUTH AFRICA
中華民國八十年四月一日
APRIL 1 1991
'91 4
民國80年4月，南非共和國衛生部范德部長來訪。

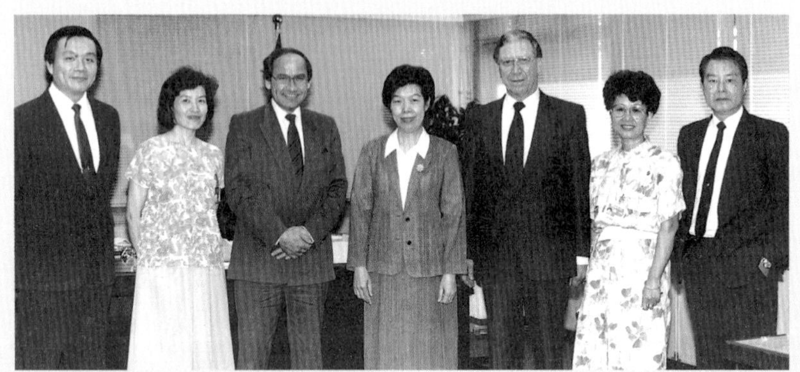

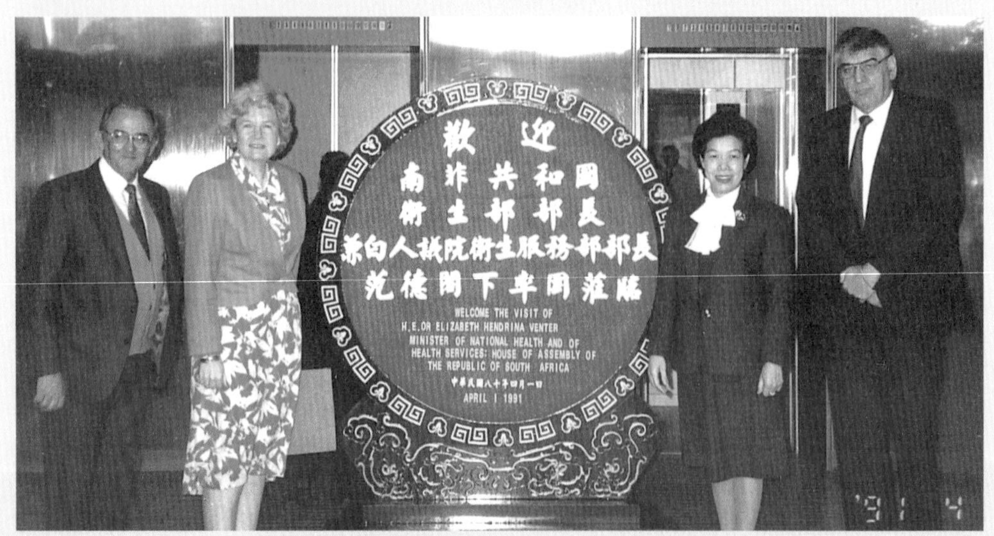

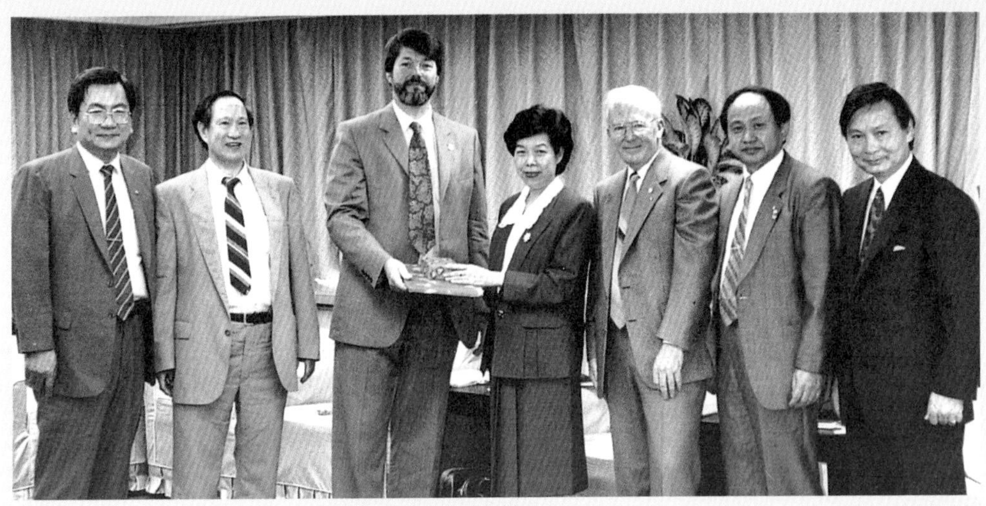

民國80年6月，加拿大哥倫比亞省衛生部部長來訪。

民國81年4月，貝里斯衛生暨城市開發部部長Dr. Theodore等人來訪，力促雙方醫療衛生交流活動。

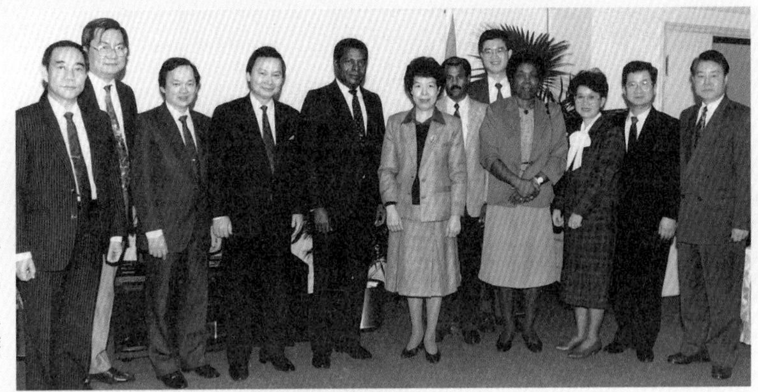

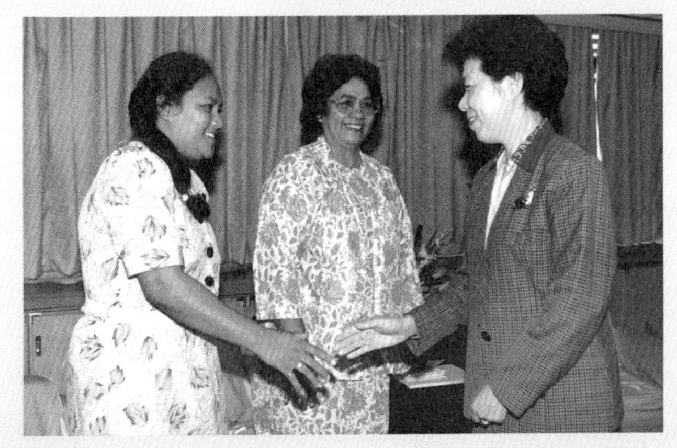

民國81年9月，吐瓦魯衛生暨人力資源發展部部長Naama Maheu Latasi來訪。

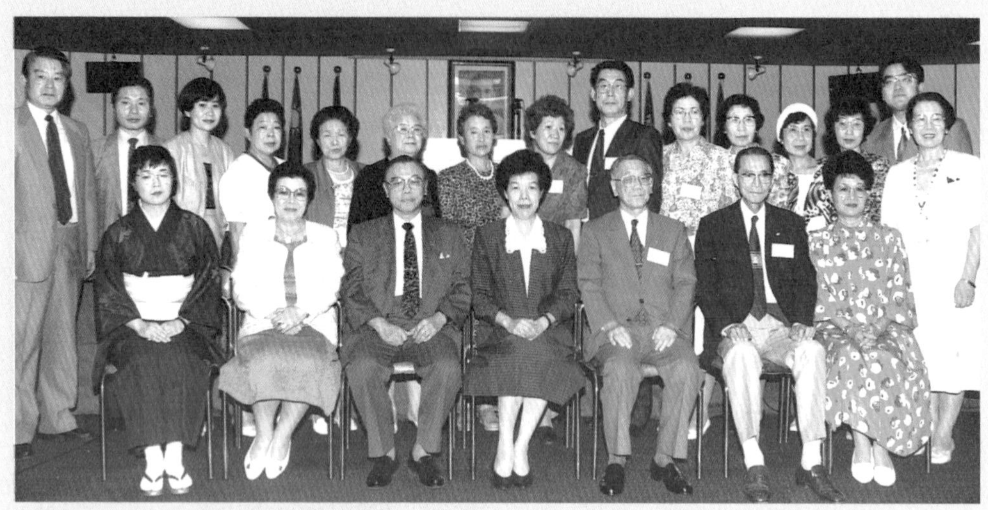

民國81年9月，日本FP家族計畫協會19人來訪。

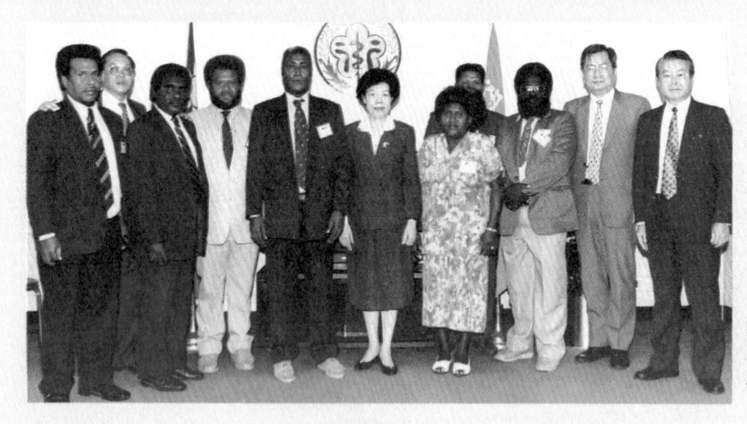

民國81年10月，索羅門群島外交暨貿易關係部部長Hon. Job. Duddley Tausinga等人來訪。

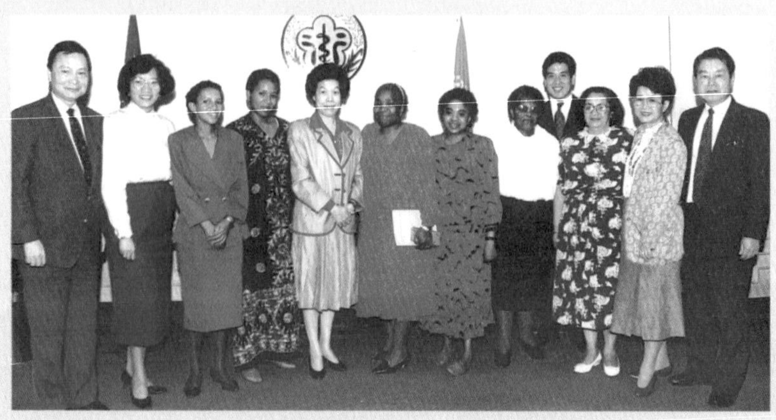

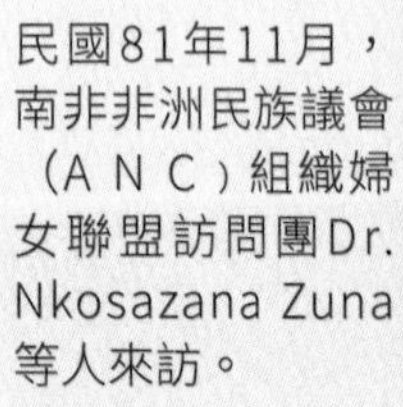

民國81年11月，南非非洲民族議會（ANC）組織婦女聯盟訪問團Dr. Nkosazana Zuna等人來訪。

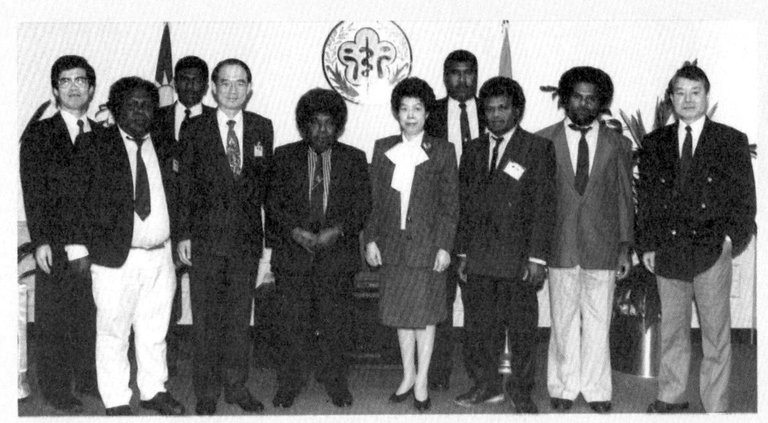

民國82年1月，索羅門群島馬瑪羅尼Hon. Solomon Mamaloni總理來訪。

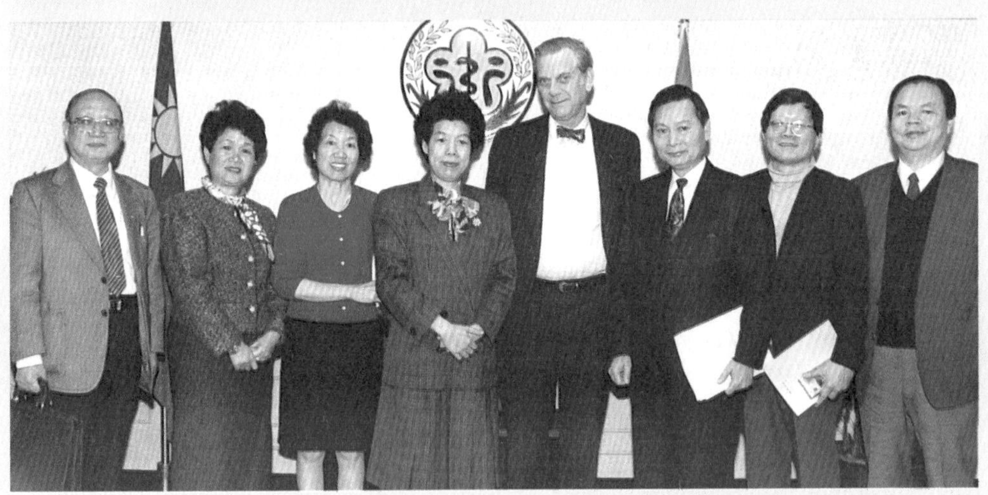

民國82年2月，美國麻州防癌協會主席 Dr. Blake Cady來訪。

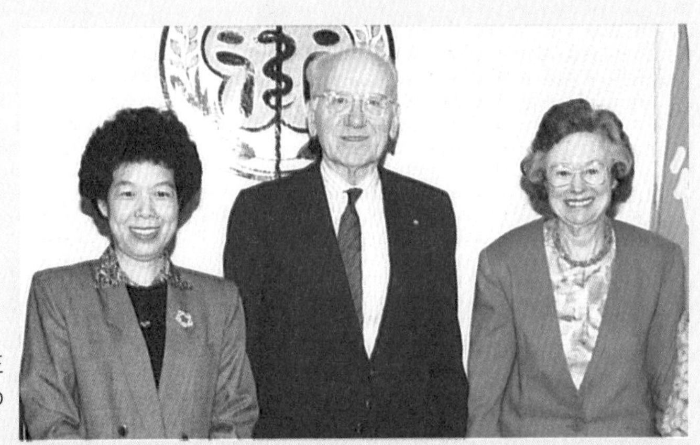

民國82年4月，尼加拉瓜衛生部部長Lic. Marta Ligia Palacio Fernandez來訪。

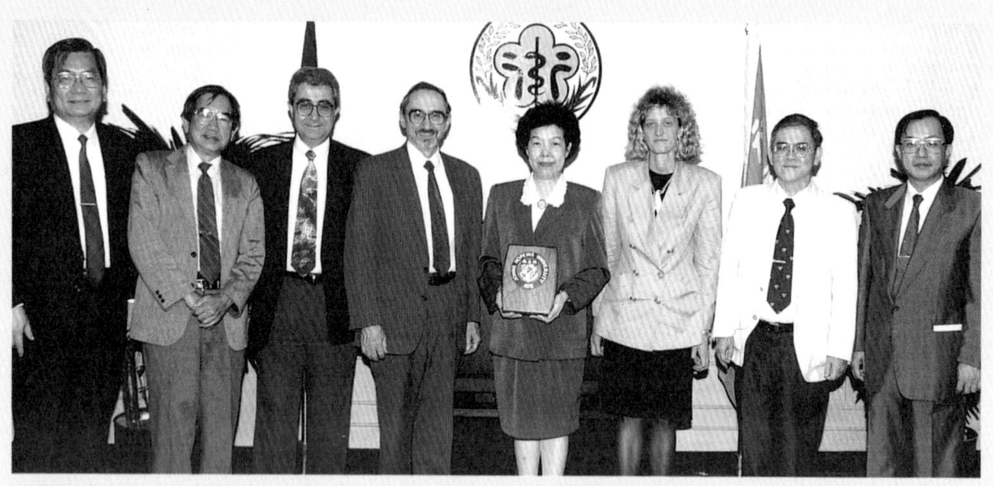

民國82年5月，約翰霍普金斯大學Dr. Henry Mosley等學者來台頒發獎牌給張博雅署長。

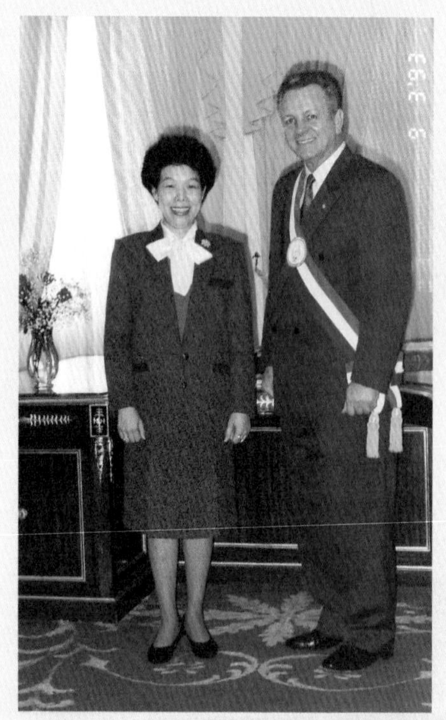

民國82年9月，張博雅署長訪問巴拉圭，拜會巴拉圭總統H.E. Juan Carlos Wasmosy Mont。

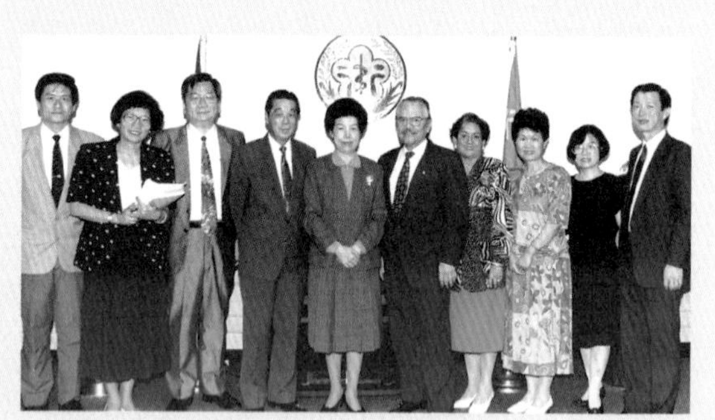

民國82年7月，巴拿馬衛生部部長Dr. Guillermo Rolla Pimentel伉儷來訪，了解我國衛生醫療現況。

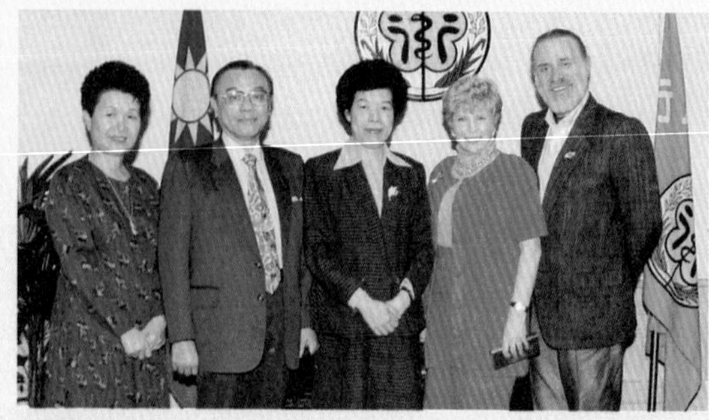

民國82年10月，金賽性學報告作者Dr. June M. Reinisch夫婦來訪。

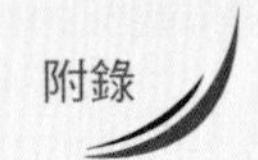

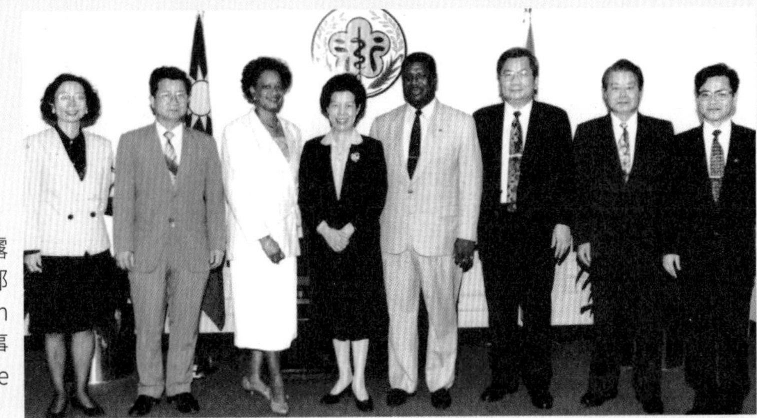

民國83年5月，聖露西亞衛生暨新聞部部長H.E. Stephenson King、法務暨婦女事務部部長H.E. Lorraine B. Williams來訪。

本電梯停奇數樓
電梯停偶數樓
歡迎
巴拿馬共和國衛生部
李蓓拉部長蒞臨
WELCOME
HE DR AIDA LIBIA DE RIVERA
MINISTER OF HEALTH
REPUBLIC OF PANAMA
2 NOVEMBER 1995

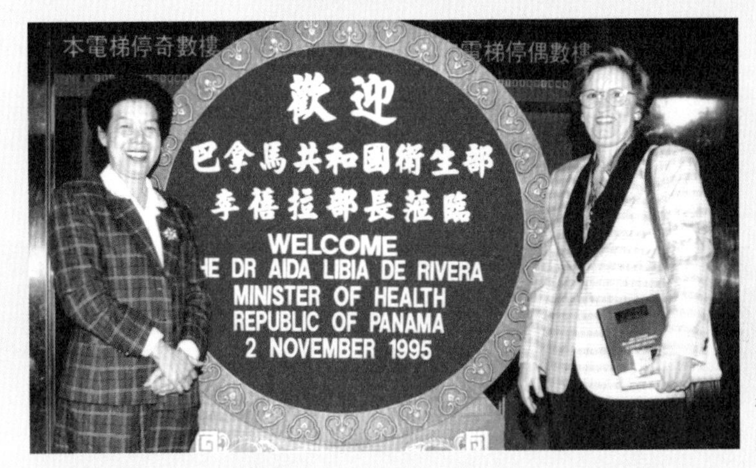

民國84年11月，巴拿馬衛生部部長H.E. Dr. A. Libia來訪。

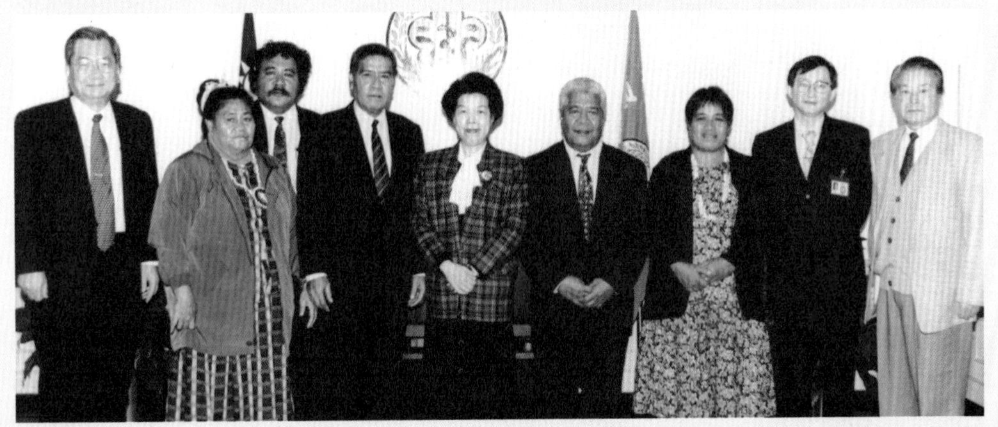

民國84年12月，吐瓦魯衛生部部長魯卡及勞工部部長耶雷等人來訪。

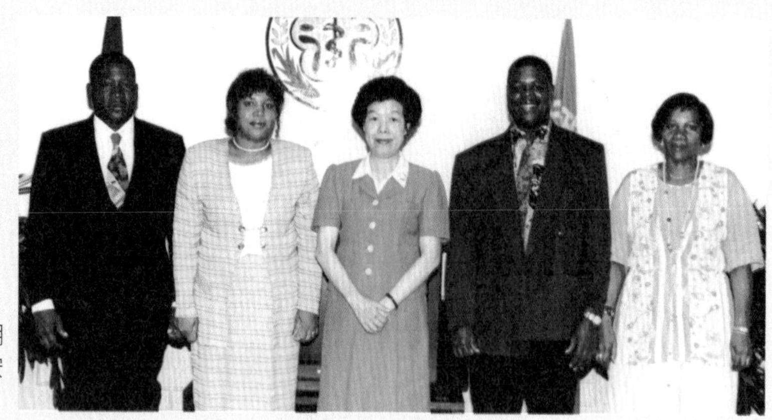

民國84年8月，多明尼克衛生、社會安全部部長來訪。

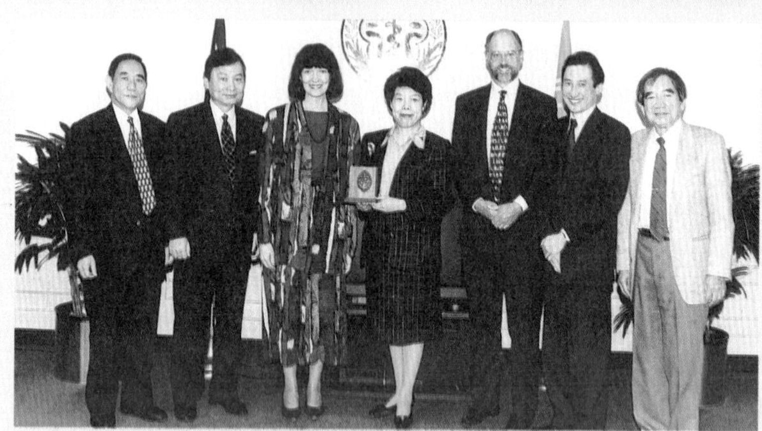

民國85年4月，約翰霍普金斯大學公共衛生學系教授周聯彬來訪。

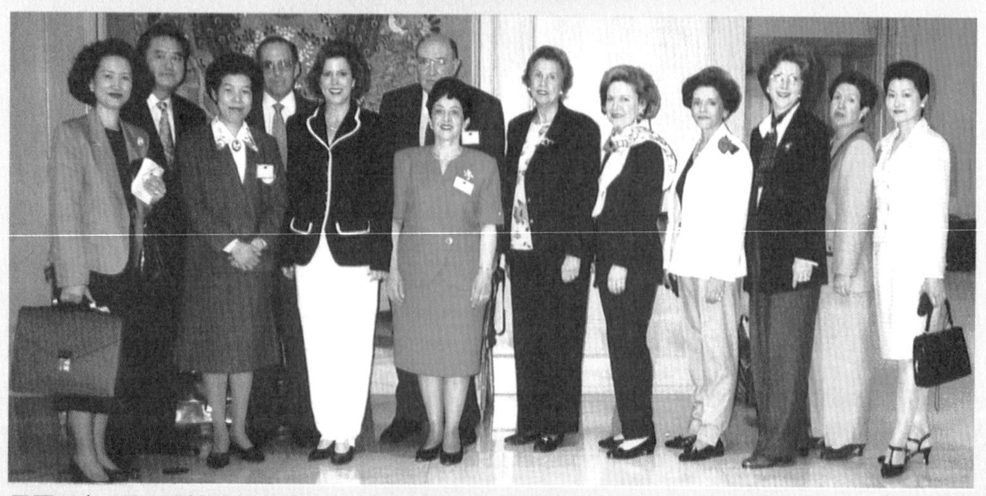

民國85年5月，張博雅署長接待巴拿馬巴雅達雷斯總統夫人。

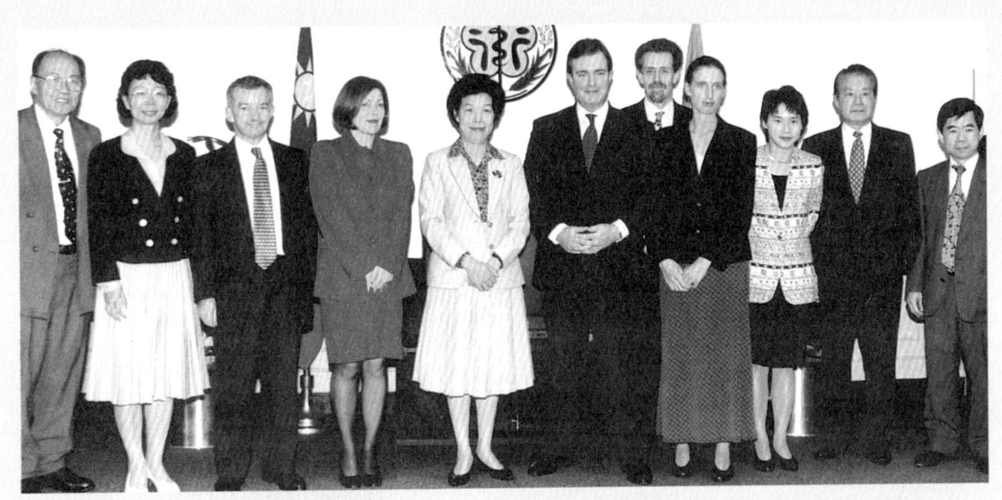

民國85年9月，英國衛生部次長來訪。

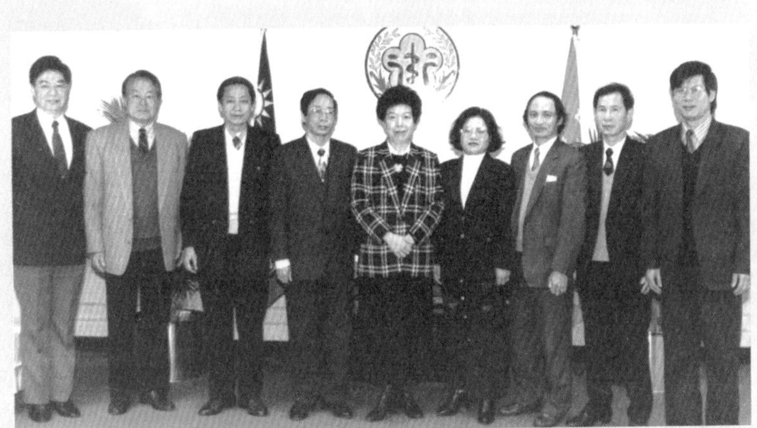

民國86年2月，越南家計訪問團（第二梯次）來衛生署取經。

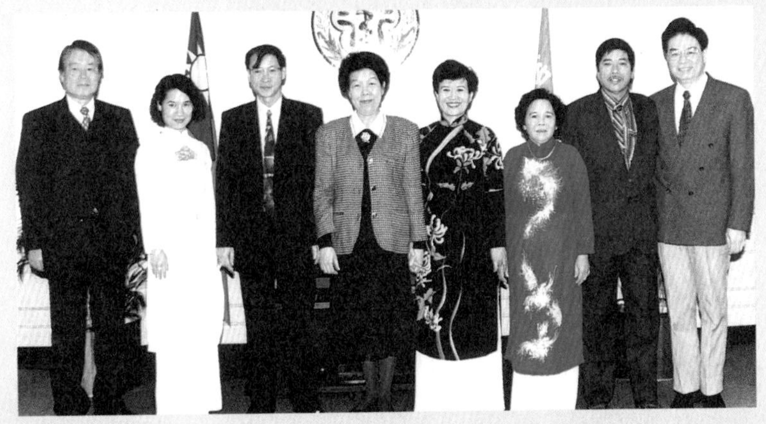

民國86年3月，越南家庭計畫訪問團，針對婦幼衛生保健議題來台取經。

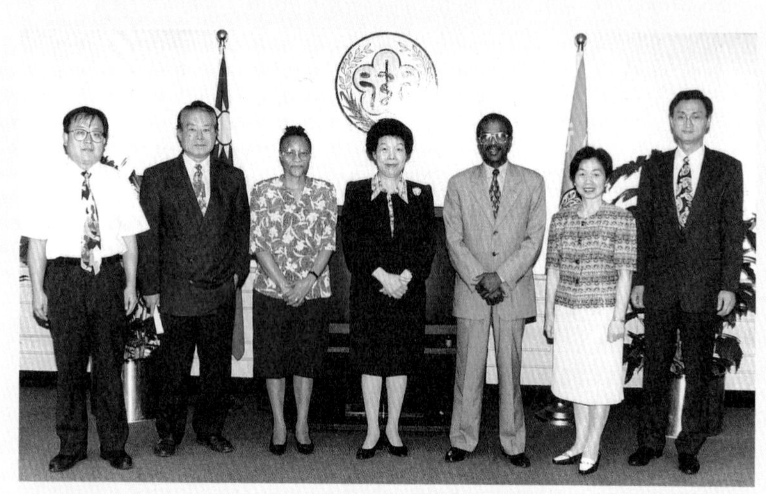

民國86年7月，馬拉威共和國外交部次長孟泰利伉儷來訪，瞭解我國家庭計劃實施現況。

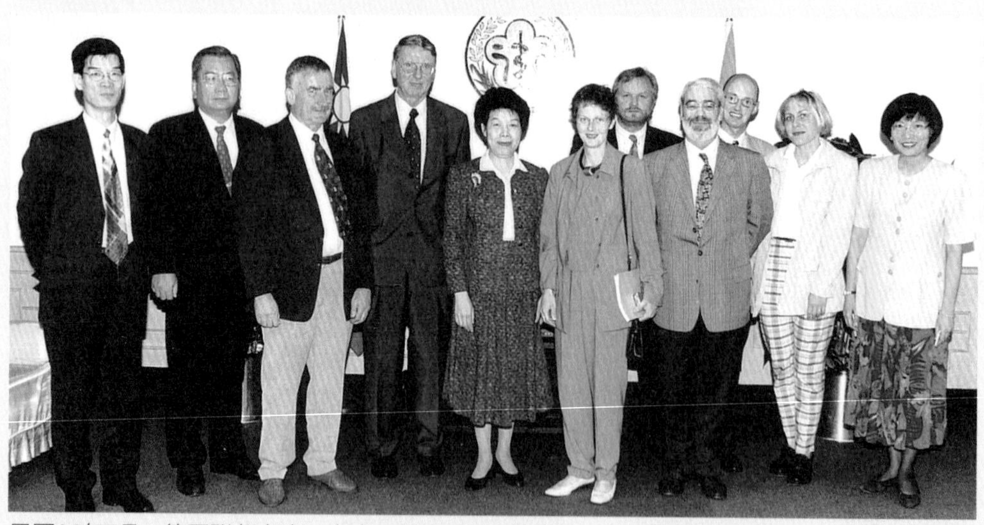

民國86年7月，德國聯邦家庭、老人、婦女及青年部部長 Mrs. Claudia Nolte等人來訪。

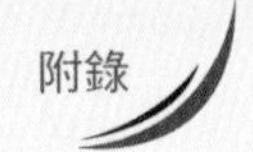

附　錄

# 在張博雅署長任內通過之法案與子法規

79 年 6 月 2 日至 86 年 8 月 31 日

| 項次 | 總統令公布日期 | 法案名稱 | 條文數 |
|---|---|---|---|
| 1 | 79.12.7 | 精神衛生法 | 52 |
| 2 | 79.12.17 | 後天免疫缺乏症候群防治條例 | 22 |
| 3 | 80.5.17 | 護理人員法 | 57 |
| 4 | 80.5.27 | 化妝品衛生管理條例 修正 | 10 |
| 5 | 80.11.22 | 麻醉藥品管理條例 修正 | 2 |
| 6 | 81.4.6 | 行政院衛生署預防醫學研究所組織條例 修正 | 1 |
| 7 | 81.4.27 | 助產士法 修正 | 5 |
| 8 | 81.5.8 | 營養師法 修正 | 7 |
| 9 | 81.7.29 | 醫師法 修正 | 11 |
| 10 | 82.2.5 | 藥事法 | 106 |
| 11 | 82.3.8 | 藥事法 更正 | 2 |
| 12 | 82.5.21 | 人體器官移植條例 修正 | 4 |
| 13 | 83.8.9 | 全民健康保險法 | 90 |
| 14 | 83.10.3 | 全民健康保險法 修正 | 3 |
| 15 | 83.12.30 | 行政院衛生署中醫藥委員會組織條例 | 18 |
| 16 | 83.12.30 | 中央健康保險局組織條例 | 29 |
| 17 | 84.1.18 | 行政院衛生署檢疫總所組織條例 修正 | 1 |
| 18 | 84.1.13 | 麻醉藥品管理條例 修正 | 2 |
| 19 | 84.2.3 | 財團法人國家衛生研究院設置條例 | 18 |
| 20 | 84.2.3 | 物理治療師法 | 60 |
| 21 | 84.8.9 | 緊急醫療救護法 | 55 |
| 22 | 85.1.10 | 行政院衛生署藥物食品檢驗局組織條例 修正 | 12 |
| 23 | 86.3.19 | 菸害防制法 | 30 |

| 項次 | 總統令公布日期 | 法案名稱 | 條文數 |
|---|---|---|---|
| 24 | 86.4.11 | 行政院衛生署組織法 修正 | 10 |
| 25 | 86.5.7 | 藥事法 修正 | 2 |
| 26 | 86.5.7 | 食品衛生管理法 修正 | 2 |
| 27 | 86.5.21 | 職能治療師法 | 61 |

## 行政院衛生署發布之行政命令
### （依法規名稱排列，計50項74案）

79 年 6 月 2 日至 86 年 8 月 31 日

| 項次 | 發布日期 | 法規命令名稱 | 條文數 | 備註 |
|---|---|---|---|---|
| 1 | 79.7.18 | 食品業者製造調配加工販賣貯存食品或食品添加物之場所及設施衛生標準 修正 | | ○ |
| 2 | 83.4.20 | 食品業者製造調配加工販賣貯存食品或食品添加物之場所及設施衛生標準 修正 | 12 | |
| 3 | 79.8.8 | 優良藥品製造標準 修正 | 2 | ○ |
| 4 | 79.8.20 | 國際港埠檢疫規則 修正 | | ○ |
| 5 | 80.8.16 | 國際港埠檢疫規則 修正 | 1 | |
| 6 | 83.1.21 | 國際港埠檢疫規則 修正 | 1 | |
| 7 | 80.2.13 | 領有醫師證書之外國人及華僑執業管理辦法 修正 | 2 | ○ |
| 8 | 80.2.13 | 行政院衛生署藥物食品檢驗局辦事細則 修正 | | ○ |
| 9 | 81.10.14 | 行政院衛生署藥物食品檢驗局辦事細則 修正 | | |
| 10 | 85.12.7 | 行政院衛生署藥物食品檢驗局辦事細則 修正 | 25 | |
| 11 | 80.6.28 | 醫療發展基金收支保管及運用辦法 | 17 | ○ |
| 12 | 86.7.30 | 醫療發展基金收支保管及運用辦法 修正 | 5 | |
| 13 | 80.9.27 | 後天免疫缺乏症候群防治條例施行細則 | 11 | ○ |
| 14 | 80.10.23 | 精神衛生法施行細則 | 23 | ○ |
| 15 | 81.3.20 | 化妝品衛生管理條例施行細則 修正 | 26 | ○ |
| 16 | 81.3.27 | 行政院衛生署精神疾病防治審議委員會組織規程 | 8 | ○ |
| 17 | 82.6.18 | 行政院衛生署精神疾病防治審議委員會組織規程 修正 | 1 | |
| 18 | 81.4.29 | 護理人員法施行細則 | 35 | ○ |

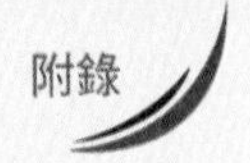

| 項次 | 發布日期 | 法規命令名稱 | 條文數 | 備註 |
|---|---|---|---|---|
| 19 | 81.12.31 | 營養師法施行細則 修正 | 2 | ○ |
| 20 | 82.8.18 | 麻醉藥品管理條例施行細則 修正 | 7 | ○ |
| 21 | 84.1.13 | 麻醉藥品管理條例施行細則 修正 | 1 | |
| 22 | 82.8.27 | 護理機構設置標準 | 14 | ○ |
| 23 | 85.3.27 | 護理機構設置標準 修正 | 1 | |
| 24 | 82.11.5 | 行政院衛生署中央健康保險局籌備處暫行組織規程 | 11 | ○ |
| 25 | 83.4.25 | 行政院衛生署中央健康保險局籌備處暫行組織規程 修正 | 1 | |
| 26 | 84.5.26 | 行政院衛生署中央健康保險局籌備處暫行組織規程 廢止 | | |
| 27 | 83.2.23 | 舉發及緝獲安非他命案件發給獎金標準 | 4 | ○ |
| 28 | 83.5.2 | 藥物樣品贈品管理辦法 修正 | 1 | ○ |
| 29 | 83.5.16 | 醫事機構聘僱外國人從事醫事專門性技術性工作許可及管理辦法 | 13 | ○ |
| 30 | 83.6.29 | 藥品容器管理辦法 廢止 | | ○ |
| 31 | 83.6.29 | 生物製劑管理辦法 廢止 | | ○ |
| 32 | 83.6.29 | 原料藥分裝辦法 廢止 | | ○ |
| 33 | 83.6.29 | 藥師執行中藥業務管理辦法 廢止 | | ○ |
| 34 | 83.9.7 | 食品衛生管理法施行細則 修正 | 26 | ○ |
| 35 | 83.9.21 | 藥事法施行細則 | 54 | ○ |
| 36 | 83.11.23 | 人工協助生殖技術管理辦法 | 21 | ○ |
| 37 | 86.3.19 | 人工協助生殖技術管理辦法 修正 | 2 | |
| 38 | 83.12.28 | 精神復健機構設置管理及獎勵辦法 | 30 | ○ |
| 39 | 83.12.28 | 大陸地區衛生專業人士來台從事衛生相關活動許可辦法 | 12 | ○ |
| 40 | 83.12.28 | 行政院衛生署專業獎章頒給辦法 修正 | 12 | ○ |
| 41 | 84.1.23 | 全民健康保險緊急傷病自墊醫療費用核退辦法 | 11 | ○ |
| 42 | 84.11.8 | 全民健康保險緊急傷病自墊醫療費用核退辦法 修正 | 1 | |
| 43 | 85.1.24 | 全民健康保險緊急傷病自墊醫療費用核退辦法 修正 | 1 | |
| 44 | 85.10.9 | 全民健康保險緊急傷病自墊醫療費用核退辦法 修正 | 2 | |
| 45 | 84.1.28 | 全民健康保險法施行細則 | 72 | ○ |
| 46 | 84.8.2 | 全民健康保險法施行細則 修正 | 2 | |

| 項次 | 發布日期 | 法規命令名稱 | 條文數 | 備註 |
|---|---|---|---|---|
| 47 | 84.1.28 | 全民健康保險監理委員會組織規程 | 13 | ○ |
| 48 | 85.6.12 | 全民健康保險監理委員會組織規程 修正 | 3 | |
| 49 | 86.2.19 | 全民健康保險監理委員會組織規程 修正 | 1 | |
| 50 | 84.1.28 | 全民健康保險爭議審議委員會組織規程 | 10 | ○ |
| 51 | 85.6.12 | 全民健康保險爭議審議委員會組織規程 修正 | 12 | |
| 52 | 84.2.24 | 全民健康保險醫療辦法 | 47 | ○ |
| 53 | 84.6.5 | 全民健康保險醫療辦法 修正 | 2 | |
| 54 | 84.3.21 | 行政院衛生署全民健康保險小組設置要點 | 6 | ○ |
| 55 | 84.4.10 | 中央健康保險局保險安全準備管理委員會設置辦法 | 7 | ○ |
| 56 | 84.6.29 | 行政院衛生署檢疫總所辦事細則 修正 | 1 | ○ |
| 57 | 86.4.1 | 行政院衛生署檢疫總所辦事細則 修正 | 1 | |
| 58 | 84.7.12 | 物理治療師法施行細則 | 24 | ○ |
| 59 | 84.8.30 | 中央健康保險局聯合門診中心組織規程 | 22 | ○ |
| 60 | 84.12.20 | 行政院衛生署緊急醫療救護諮詢委員會組織規程 | 9 | ○ |
| 61 | 85.1.29 | 行政院衛生署中醫藥委員會辦事細則 | 24 | ○ |
| 62 | 85.2.14 | 行政院衛生署辦理兒童及少年性交易防制教育宣導辦法 | 8 | ○ |
| 63 | 85.5.22 | 醫療機構設置標準 修正 | 30 | ○ |
| 64 | 85.5.22 | 藥物製造工廠設廠標準 修正 | 30 | ○ |
| 65 | 85.5.27 | 藥物製造工廠檢查辦法 修正 | 1 | |
| 66 | 85.5.29 | 行政院衛生署中醫藥委員會委員遴聘辦法 | 5 | ○ |
| 67 | 85.7.3 | 緊急醫療救護法施行細則 | 17 | ○ |
| 68 | 85.8.14 | 公共場所禁菸辦法 修正 | 2 | ○ |
| 69 | 86.9.17 | 公共場所禁菸辦法 廢止 | | |
| 70 | 85.10.9 | 全民健康保險醫療費用協定委員會組織規程 | 17 | ○ |
| 71 | 86.5.14 | 全民健康保險醫療費用協定委員會組織規程 修正 | 1 | |
| 72 | 85.11.27 | 行政院衛生署台灣地區醫療網推動委員會組織規程 廢止 | | ○ |
| 73 | 85.11.27 | 行政院衛生署國民衛生諮詢委員會組織規程 廢止 | | ○ |
| 74 | 85.12.4 | 物理治療所設置標準 | 8 | ○ |

說明：
一、備註「○」指79年6月2日至86年8月31日期間首次出現的法規命令，共計50項。
二、部會之子法規依法須報立法院備查，故立法院可將備查案改審查案。

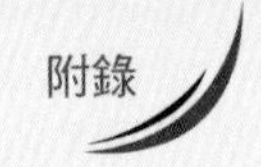

附　錄

# 在張博雅署長任內衛生署大事記

整理／戴怡君

**民國79年**

- **6月2日** 行政院衛生署新卸任署長交接典禮，由政務委員黃昆輝監交，新任署長張博雅宣誓就職。
- **6月16日** 張博雅署長率團赴美參加第十七屆國際衛生會議，並赴加拿大出席第十六屆精神衛生會議。
- **6月17日** 南非自治家邦 KANGWANE 衛生福利部長 Dr. Maduna 一行三人來我國訪問。
- **7月1日** 行政院衛生署將設立國家衛生研究院納入國家建設六年計畫。
- **9月20日** 行政院衛生署與台灣省政府衛生處及美國哈佛大學合辦「人類反錄病毒與 AIDS 研討會」。
- **9月21日** 行政院衛生署召開省市衛生處局長及縣市衛生局長業務座談會。
- **11月12日** 南非醫科大學校長 Prof.L.T.Taljaard 夫婦來我國考察醫藥、牙科等醫學教育及醫院設施。
- **12月3日** 行政院衛生署成立「醫藥分業推動小組」。
- **12月4日** 行政院衛生署與私立高雄醫學院合辦「紀念世界衛生組織宣布台灣地區瘧疾根除 25 週年國際瘧疾研討會」。
- **12月26日** 行政院衛生署設置「醫療發展基金」，以獎勵民間於民間醫療資源缺乏地區投資設立醫院。

**民國80年**

- **2月21日** 行政院核定「台灣地區菸害防制五年計畫」。
- **3月20日** 行政院衛生署發行《衛生報導》創刊。
- **3月25日** 美國哈佛大學公共衛生研究院院長 Dr. Frineberg 來訪。
- **4月18日** 張博雅署長率同保健處賴美淑副處長赴美接受約翰霍普金斯大學頒發 1991 年傑出校友公共衛生領導獎。

- **5 月 28 日** 張博雅署長率同有關人員前往新加坡、馬來西亞考察檢疫及防疫業務。
- **6 月 4 日** 行政院衛生署舉辦「健康促進研討會」，邀請美國公共衛生學會理事長 Dr. William Keclc 等十二位國際學者專家參加。
- **6 月 22 日** 張博雅署長赴美參加第十八屆國際衛生會議，發表「中華民國婦女保健之過去、現況及未來」專題演講。
- **6 月 27 日** 行政院衛生署與台灣省立桃園醫院、私立高雄醫學院合作舉辦愛滋病國際學術研討會。邀請美國國家衛生研究院蓋洛博士（Dr. Gallo）等六位學者專家參加。
- **7 月 9 日** 「衛生新訊」電視節目開播。
- **7 月 26 日** 行政院核准辦理「三麻一風」根絕計畫，並同意免除預防接種受益付費。
- **8 月 20 日** 行政院衛生署與中華民國婦幼衛生協會及國際家庭計畫聯盟（I.P.P.F）合辦人口與家庭計畫研討會，有馬來西亞等六國參加。
- **8 月 30 日** 行政院資訊發展推動小組決定於民國 82 年開始推動全國醫療資訊網推廣計畫。
- **10 月 1 日** 行政院衛生署完成醫事人員管理系統建置主機作業。
- **12 月 1 日** 行政院衛生署訂每年 12 月 1 日為愛滋病預防日。
- **12 月 9 日** 美國國家衛生研究院副院長 Dr. Philip Chen 應邀來訪，提供我國設置國家衛生研究院之規劃意見。
- **△** 自本年度起新生兒至國民小學一年級兒童，全面改為免費 B 型肝炎預防注射。

**民國 81 年**

- **2 月 1 日** 張博雅署長接受英國 Yorkshire 電視公司專訪，談我國菸害防制計畫執行概況。
- **2 月 19 日** 美國國家衛生研究院醫學專家 Dr. Roger Held 等一行 4 人來訪，對於我國籌設國家衛生研究院交換意見。
- **3 月 16 日** 日本環境毒物學者井上尚英教授等一行三人前來我國瞭解烏腳病防治概況。
- **4 月 3 日** 美國疾病管制中心流行病學專家 Dr. Robert Chen 前來我國協助研討嬰幼兒預防接種與不明死亡原因。

- 6月11日　行政院衛生署假民航局舉辦「中美藥物濫用研討會」，邀請美、日、韓、香港、新加坡、斯里蘭卡及澳洲等國派員與會。
- 6月1日　行政院衛生署成立「全民健康保險法研議小組」。
- 6月26日　我國藥援白俄羅斯共和國。
- 8月6日　行政院核定「健全醫療服務體系，加強輔導社區藥局－推動試辦醫藥分業方案」。
- 10月1日　行政院衛生署全面實施醫事人員暨專科醫師證書電腦發證作業。
- △　行政院衛生署決定每年滿15個月大之幼兒、國民小學一年級至六年級及國中三年級學生，免費接種一劑MMR疫苗。

**民國82年**

- 1月1日　行政院衛生署開始實施「衛生所資訊系統示範計畫」及首度公布衛生白皮書。
- 2月15日　行政院衛生署召開「台灣地區公共衛生發展史座談會」。
- 2月16日　美國馬利蘭大學名譽教授Dr. Twigg及副教授Dr. Schlimme應邀來訪，指導並舉行「冷凍食品加工技術研討會」。
- 4月4日　行政院衛生署為根除小兒麻痺症，於各地衛生所加強辦理「幼兒口服小兒麻痺疫苗全面接種活動」。
- 5月8日　世界衛生組織愛滋病專家Dr.James Chein來我國指導有關愛滋病防治事宜。
- 8月17日　行政院衛生署首次出刊《衛生白皮書》。<br>行政院成立籌設財團法人國家衛生研究院指導小組。
- 9月1日　行政院衛生署將加強復健醫療及長期照護服務列入「醫療網第二期計畫」。
- 12月29日　行政院衛生署設置中央健康保險局籌備處。

**民國83年**

- 1月24日　行政院核定「後天免疫缺乏症候群防治計畫」。
- 2月3日　美國哈佛大學愛滋病專家Dr. Essex來我國訪問，並與相關單位研商我國愛滋病人才培訓五年計畫。
- 2月18日　行政院衛生署出版《台灣撲瘧紀實》一書。
- 3月1日　行政院衛生署以任務編組方式，成立國家衛生研究院籌備處。

3月7日　澳洲衛生部醫療用品管理局稽查科長 Tribe 來台瞭解我國執行 GMP 情況。

3月25日　台灣省政府通過提升烏腳病防治中心層級。

4月18日　行政院核准實施衛生署所訂「癩病防治五年計畫」。

5月14日　行政院衛生署盛大辦理全國口服小兒麻痺疫苗活動，對象為台閩地區所有未滿 6 歲之幼兒。

6月7日　行政院衛生署與美國約翰霍普金斯大學公共衛生學院簽署合作協議。

7月1日　山地及離島地區衛生所全面比照群體醫療執業中心模式辦理門診業務。

△　行政院衛生署為整合結核病人之登記，建立「全國結核資料庫」。

△　本年開始免費為國小六年級學童肝炎預防注射。

△　行政院衛生署開始逐年推廣「衛生所資訊系統」。

**民國84年**

1月1日　中央健康保險局正式在台北市成立。

1月6日　行政院衛生署長張博雅與中央健康保險局總經理葉金川將中華民國第一張全民保險卡親自送給李登輝總統。

3月1日　我國正式實施全民健康保險，邁入社會安全制度國家。

6月7日　行政院衛生署首次對台灣省 30 個山地鄉 15 個月大之幼兒提供免費注射 A 型肝炎疫苗。

10月18日　行政院衛生署推出第 1 版的全球資訊網－「台灣衛生網路」，奠定便民資訊服務的基礎。

10月　行政院衛生署出版《台灣地區公共衛生發展史》（一）及（二）。

**民國85年**

5月20日　中央健康保險局發行《全民健康保險雙月刊》創刊號。

7月1日　為加強國人糖尿病之控制，行政院衛生署首次於宜蘭縣試辦糖尿病共同照護網模式。

9月26日　中央健康保險局派員赴美諮商「全民健康保險特殊材料核價制度」，以因應美國超級 301 條款。

- 10月11日　為解決全民健保藥價差問題，行政院衛生署核定「全民健康保險藥品核價原則」，並自85年11月1日起實施。
- 11月13日　哥斯大黎加國會副議長布連奈私 Mr. Victor Julio Brenes Roja 等一行8人拜會行政院衛生署，瞭解我國衛生醫療現況。
- 12月9日　瓜地馬拉國會第2副議長巴瑞奧斯伉儷 Dr. Rafael Educardo Barros Flores 來訪，瞭解我國公共衛生現況。

**民國86年**

- 2月26日　新加坡衛生環保部部長姚照東來訪，以瞭解我國衛生醫療現況。
- 3月1日　行政院衛生署「藥物、食品通關自動化管理資訊系統」與海關連線作業正式啟用。
- 3月17日　加拿大卑詩省衛生廳官員 Mr. Stephen R. Kenny 及 Mr. Michael Hsieh 來訪。
- 3月28日　哥斯大黎加共和國駐聯合國及國家組織常任代表大使 Mr. Mannel B. Dengo 來訪，瞭解我國衛生醫療及全民健康保險現況。
- 5月5日　張博雅署長率團前往日內瓦，首次以「中華民國」名義宣達我加入 WHO 意願。WHA 大會首度就台灣入會案進行投票。
- 6月10日　張博雅署長教授獲約翰霍普金斯大學頒贈學術院院士獎章。
- 6月14日　行政院衛生署「署長電子信箱」正式啟用。
- 7月24日　馬拉威共和國外交部次長伉儷 Mr. & Mrs. B. Munthali 來訪，瞭解我國家庭計畫實施現況。
- 7月28日　馬拉威共和國衛生部次長 Mr. T. R. O'Dala 等一行7人來訪，瞭解我國衛生醫療現況。
- 7月31日　東加王國衛生部長 Dr. T. Puloka 來訪，瞭解我國衛生醫療現況。
- 8月21日　行政院衛生署出版《衛生白皮書－跨世紀衛生建設》。
- 8月26日　行政院衛生署出版《台灣地區公共衛生發展史》（三）、（四）、（五）。
- 8月27日　行政院衛生署首次確認經由甲魚媒介傳染的 O-139 霍亂弧菌感染病例。
- 9月1日　張博雅署長離職，詹啟賢接任署長一職。

# 那些年那些事 張博雅任衛生署長的一步一腳印

總編輯／葉雅馨
編輯校潤及採訪整理／陳質采、李碧姿
照片及圖說審訂／紀雪雲
執行編輯／戴怡君
人物攝影／許文星
編輯／蔡睿縈、張郁梵
封面設計／比比司設計工作室
內頁排版／陳品方

照片提供／張博雅、葉金川、賴進祥、楊漢淥、吳成文、葉明陽、洪其璧、紀雪雲、蕭美玲、陳陸宏、戴桂英、沈茂庭、董氏基金會(依文章先後順序)

合作出版／財團法人寶佳公益慈善基金會
出版發行／財團法人董氏基金會《大家健康》雜誌
發行人暨董事長／謝孟雄
執行長／姚思遠
地址／臺北市復興北路57號12樓之3
服務電話／02-27766133#253
傳真電話／02-27522455、02-27513606
大家健康雜誌網址／http://www.healthforall.com.tw
大家健康雜誌粉絲團／https://www.facebook.com/healthforall1985

郵政劃撥／07777755
戶名／財團法人董氏基金會

總經銷／聯合發行股份有限公司
電話／02-29178022#122
傳真／02-29157212

法律顧問／首都國際法律事務所
印刷製版／緯峰印刷股份有限公司


出版日期／2020年7月6日初版
2020年7月24日二刷
2021年5月10日三刷
定價／新臺幣380元


國家圖書館出版品預行編目(CIP)資料

那些年那些事：張博雅任衛生署長的一步一腳印 / 葉雅馨總編輯. -- 臺北市：董氏基金會<<大家健康>>雜誌, 2020.07
面； 公分
ISBN 978-986-97750-5-2(平裝)
1.公共衛生 2.衛生政策 3.臺灣

412.133 109008459